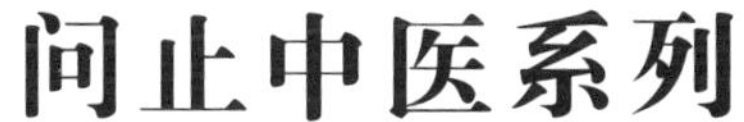

解析本草

主编　林大栋（美）
编委　张灿宏　王人庆（美）　陈志耿

全国百佳图书出版单位
中国中医药出版社
·北　京·

图书在版编目（CIP）数据

解析本草 /（美）林大栋主编. -- 北京 : 中国中医药出版社，2024. 7. --（问止中医系列）.（2024.7 重印）

ISBN 978-7-5132-8822-4

Ⅰ. R281

中国国家版本馆 CIP 数据核字第 2024ZZ1822 号

中国中医药出版社出版

北京经济技术开发区科创十三街 31 号院二区 8 号楼

邮政编码　100176

传真　010-64405721

河北品睿印刷有限公司印刷

各地新华书店经销

开本 787×1092　1/16　印张 22　字数 522 千字

2024 年 7 月第 1 版　2024 年 7 月第 2 次印刷

书号　ISBN 978-7-5132-8822-4

定价　88.00 元

网址　www.cptcm.com

服务热线　010-64405510

购书热线　010-89535836

维权打假　010-64405753

微信服务号　zgzyycbs

微商城网址　https://kdt.im/LIdUGr

官方微博　http://e.weibo.com/cptcm

天猫旗舰店网址　https://zgzyycbs.tmall.com

如有印装质量问题请与本社出版部联系（010-64405510）

前言

医生欲精准遣方用药，先要掌握本草的知识、方剂的临床运用技巧。古来记载药物的著作，包括图谱之类，称为“本草”。本草记载的药物有植物、动物、矿物、酿造之后的再生产物等，其中以草类为多，所以中医学科里的中药学又被称为“本草学”。

“本草”一词最早见于研究《诗经》的著作中，在《诗经》中有很多关于植物的记载，本草指的主要是草本植物。这个名词后来就为中药学所用。后来，随着中药学的发展，本草的涵盖范围逐渐扩大，包括了动物、矿物等药物。

在古代，本草学是医学的重要组成部分。古代医生在诊断和治疗疾病时，首先要了解药物的性质和功效，才能合理地应用药物。因此，本草学在古代医学中具有重要的地位。而历代的本草著作很多，研究的内容随先人的生活范围不断扩大而丰富起来。加上历代临床的经验积累，本草学的内容更是庞大。

历来有关本草的书籍已经这么多，那么我们这本《解析本草》的定位和特点是什么呢？

这要从问止中医在整个中医大脑开发过程中对于中药的体会来谈起。这也是我们为什么出版这一本与众不同的本草学的初衷。

本草学中各个药物的重点，当然是其临床功用，而决定功用分类的就是所谓药的性味。我们都知道“四气五味”的重要性，四气（四性）就是寒、热、温、凉四种药性，仔细分析起来，这其实就是寒热在程度上的分别，而五味则指辛、甘、酸、苦、咸。五味也在一定程度上决定药物的功能，而四性多强调对药物温热寒凉的判别。不过，细考历代本草，可以看得出来除了寒热之外，补泻也是药性的重点。但真正在临床上，除了“寒、热、补、泻”之外，我们还会整理出每个单味药的动力学特性，也就是药性的“升降”（向上或向下）和药性的“收散”（向内或向外）。当然，另外一个和临床密切相关的药性就是药物对于水液的调节性能，即“润燥”，这往往也是一个要考虑的重点。于是我们总结出，如果要在临床上充分解析一个方剂，那么对于其中组成方剂的单味药，必须在寒热、补泻、升降、收散、润燥这十个药性方面对其有清楚的界定。

比方说，同样是祛风湿药，纵然药性有升有降，但此类药本身的功能决定了它的药性不会是收性。大部分药在中药动力学上的收散性分布是一致的，作为祛风湿药，基本偏于散性、燥性，在临床具体运用时，可能还会有寒热补泻的不同，这时如果能够同时掌握所有常用祛风湿药的寒热补泻分布，在选药的时候就会比较准确。（参考下表）

【祛风湿药：药性寒热补泻分布表】

药性	温热药	平药	寒凉药
补药	狗脊☀	桑寄生	
平药	乌头，威灵仙☀	桑枝☀	
泻药	独活☀		防己☀，秦艽☀，络石藤☀

【祛风湿药：药性升降收散动力分布表】

药性	升性药	平药	降性药
散性药	独活☀，狗脊☀	乌头，秦艽☀，桑枝☀，桑寄生	防己☀，威灵仙☀，络石藤☀
平药			
收性药			

【祛风湿药：药性燥湿分布表】

湿性药	中性药	燥性药
		独活，防己，乌头，威灵仙，秦艽，络石藤，桑枝，桑寄生，狗脊

对于很多方剂，如果能够细细考虑其中所有单味药的药性，我们就能更好地理解古人选取这些药物来组方的理由。而在临床加减的时候，对于每一味加入或去掉的药物之各种药性，也都可以列入医者的逻辑判断中综合考量。

虽然说“医者意也”，但是人工智能的中医大脑还是必须有比较明确的药性界定，这样在中医大脑做智能加减的时候才会有比较明确的计算和选择。其实对于一般医者而言，这同样是提升用药准确性的关键。

我们收集并检索历代本草学著作，发现其中除了对于药物的“寒热补泻”会有比较清楚的记载之外，对于升性、降性、收性、散性、润性、燥性并没有非常完整的记载。但在临床上，这些药性却是决定疗效不可或缺的重要信息。

问止中医经过大量数据分析，对各单味药的功能有了深刻理解，以四气五味对应的药性为经纬，对所有单味药的十种药性（寒、热、补、泻、升、降、收、散、润、燥）做出清楚的界定。这样，当我们回头观望整个本草学的时候，就会有一种总览全局、探骊得珠的观感。

除了对于药性整体结构的分析和把控，临床更重要的是细分单味药的具体功能。比方说，同样是祛痰的药，到底哪一个最适合现在这位患者，毕竟除了身患痰饮之外，每个人的体质也是有分别的。究竟是要用偏热性的药，还是偏降性的药，都有值得细细考量的地方，这也是《解析本草》的一个重点，就是要让大家在临床时可以轻松运用。

虽然对于本草研究略有心得，但我们不敢自秘，只想和各位朋友分享我们的一点努力成果。虽说是野人献曝、敝帚自珍，还是尽量把问止中医在本草学上的独到之处与笔者在本草学上的学习心得汇聚一处，提炼出这本《解析本草》，希望能够在众多本草著作中别开蹊径，略站一席之地。限于笔者有限之学力，自有未及之处，尚待前辈先贤多予赐教是幸。

凡例

1.《解析本草》的脉络是依据中药学的一般分类，具体为解表药、清热药、泻下药、祛风湿药、利水渗湿药、温里药、理气药、消食药、止血药、活血化瘀药、化痰止咳平喘药、安神药、平肝息风药、开窍药、补虚药、收涩药、涌吐药、杀虫止痒药、化湿药。我们把学界最常见的这种分类方式拿来用，这个分类方式虽然不是最好，但是可以给我们一个比较清楚的方向。比方说，在理气药中，虽然具体药性各有千秋，但大方向基本一致。当然，有些药不仅在某一个分类里面，某个化湿药也可以补虚。

2. 本书中各药物分类中的【药性寒热补泻分布表】、【药性升降收散动力分布表】、【药性燥湿分布表】主要针对在本书中讨论到的药物。前两表中可见之“☀”“☂”符号分别代表“燥”“润”二药性，但为了更清楚标示，我们再增加了【药性燥湿分布表】来区分润燥药性。

3. 一味药物常有数种不同名称，再加上因炮制而造成的名称分歧更多，我们尽量选取在学术上常用的中药名为基础。

4. 本书中所列各单味药之【快速笔记】可供读者迅速掌握某单味药之特点。读者可对照该单味药之“性味、归经、主治、运用”来参看。

5. 本书最后特意把《伤寒论》中常用的一些单味药整理出来列为附录，提供给研究经方的同道参考！对于较不常用的经方用药，我们并未收录。

6. 本书中所列各单味药之“相关药对”以在历代方剂中常见的组合为挑选原则。中医各派别中必有其特殊的药对组合选取，我们也在尽力收集，但必有遗珠之憾，还望诸君海涵。

目录

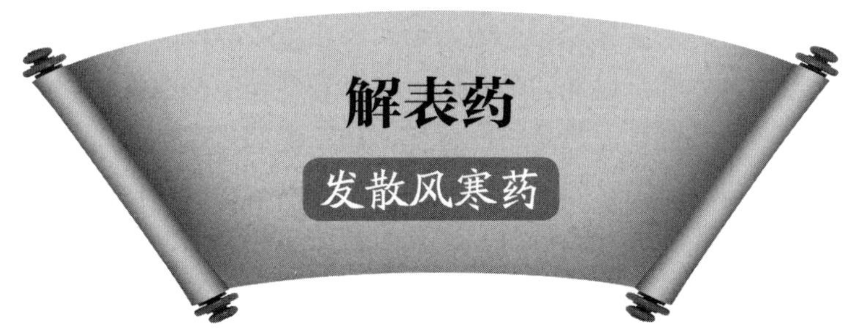

解表药有两个分类，一个是发散风寒的药，一个是发散风热的药。表证，一般是指外感，也就是感冒了。风邪进入身体之后，我们体内会有一些变化，有些会造成风寒的感冒，有些会造成风热的感冒，一寒一热，它们相对应的药也就有些不同，所以就有两个分类。

《伤寒论》里面的太阳病都是在讲风寒的问题，接着我们就发散风寒的细节来跟大家说明此类药物的性味、属性，以及它们之间的关系。

【药性寒热补泻分布表】

药性	温热药	平药	寒凉药
补药	桂枝，生姜		
平药	藁本☀，葱白		
泻药	麻黄，细辛，紫苏，香薷，荆芥，防风，羌活☀，白芷☀，苍耳子☀，辛夷		

【药性升降收散动力分布表】

药性	升性药	平药	降性药
散性药	生姜，防风，羌活☀，藁本☀，白芷☀，苍耳子☀，葱白，辛夷	麻黄，桂枝	细辛，紫苏，香薷，荆芥
平药			
收性药			

【药性燥湿分布表】

湿性药	中性药	燥性药
		麻黄，桂枝，细辛，紫苏，生姜，香薷，荆芥，防风，羌活，藁本，白芷，苍耳子，葱白，辛夷

我们将各药按照药性分列在寒热补泻分布表、升降收散动力分布表、燥湿分布表里，那个像太阳的符号表示燥性的药，像雨伞的符号表示湿性的药。

因为发散风寒药基本都是燥性的药，所以可以看到表中全都是太阳。

这些发散风寒药全部都是温热药，没有寒凉药；全部是散性药，没有收性药。因为要治风寒，所以药性当然偏热；因为是发散的药，所以药性当然偏散。但它们之间还是有些不同，这里面的温热药有补也有泻，这里面的散性药有升也有降。

基本上来说，表中都是温热的散性药，符合发散风寒药的特色。

上面是总表，下面是分述，虽然都是发散风寒药，但每个药临床有不同的使用时机。

麻黄

麻黄	
性味	辛、微苦，温
归经	肺、膀胱
主治	发汗解表，宣肺平喘，利水消肿
运用	1. 用于风寒表实证。2. 用于咳喘实证。3. 用于风水水肿
药性	热　泻　散　燥

麻黄快速笔记

- 麻黄是治喘之要药。
- 麻黄是发汗之第一要药。
- 麻黄常造成心悸，在使用上要注意心脏不好者禁用。
- 石膏是中风伤寒的用药，得麻、桂而助青龙（麻黄）之力；得知母、甘草有白虎之号。
- 麻黄与石膏同用就不会导致大汗出而衰竭。
- 麻黄配桂枝则发汗，配石膏则行水，配射干则定喘。
- “太阳无汗代麻黄汤”：苍术三钱，防风二钱，炙甘草一钱（神术散）；易苍术为白术→代桂枝汤（白术散）。
- 还魂汤其实就是麻黄汤，只是麻黄汤里的桂枝要改成肉桂。
- 四季咳嗽用药建议：
  - 春季：旋覆花、款冬花。
  - 夏天：麦冬、五味子、人参。
  - 秋天：麻黄、黄芩。
  - 冬天：麻黄根、干姜。
- 辛温解表、宣肺利尿之要药：麻黄。

- “夏月麻黄”：香薷。
- 麻黄科植物：麻黄＋麻黄根。

麻黄是一个很重要的药，熟悉《伤寒论》的人都知道，它是太阳伤寒麻黄汤的君药。麻黄是治喘的要药，现代医学也以从麻黄中提取的麻黄碱作为治喘的要药，这是我们中医的智慧。有喘的人用一点麻黄发肺阳，效果往往非常好。

麻黄是发汗的第一要药，它是发汗力很强的药，所以麻黄又叫青龙，这个名字听起来就很威猛，因为青龙是治水的，所以它就会导致发汗。这么强的药当然容易造成心悸，所以心脏不好的人要小心使用，或者用替代品。

生附子、麻黄的比较

药名	同	异
生附子	强心阳	温心阳，心脏搏动力量加强（搏动速度不会加快）
麻黄		发阳，会使心脏搏动的速度加快

麻黄有几个配伍很重要：

麻黄配石膏，这样就不会导致人体大汗出而衰竭。因为麻黄是利水祛水的，麻黄用得多之后人会大汗，就会容易衰竭，体内水分会快速消失，可是跟石膏一起用就没事，因为石膏是补水的。麻黄配桂枝的发汗力就比较强，可以把外邪以发汗的形式排出去；麻黄配石膏则能行水，很多时候会造成尿解，也就是把外邪从小便排出去；麻黄配合射干，定喘更好。麻黄虽然发汗力很强，可是没有桂枝带着它走向全身，就没有办法做出一个全身性发汗的动作，所以此时麻黄要和桂枝同用，麻黄汤里面有甘草、麻黄、桂枝、杏仁，就是这么用的。

麻黄是辛温解表、宣肺利尿之要药，也是泻热散燥的一个药。所以有些人认为夏天不适合用麻黄，此时应该改用有夏月麻黄之称的香薷来作为发汗药。

麻黄相关药对

- 麻黄＋桂枝：治疗四肢水肿、外感风寒表实证。
- 麻黄＋杏仁：治疗咳喘。
- 麻黄＋石膏：治疗邪热壅肺的咳喘、全身水肿。
- 麻黄＋熟地黄：治疗肺肾阴虚咳喘。
- 麻黄＋炮附子：治疗阳虚外感或风寒痹痛。
- 麻黄＋白术：治疗水肿初起或风湿痹证。
- 麻黄＋薏苡仁：治疗风湿身疼痛。
- 麻黄＋硫黄：治疗水肿、全身水肿。
- 麻黄＋细辛：治疗头痛，四肢疼痛，腰痛，鼻流清涕，咳嗽痰清稀。
- 麻黄＋苍术：治疗全身水肿、颜面水肿如光镜者。
- 麻黄＋炮附子＋细辛：素体阳虚，外感风寒证。

- 麻黄根 + 浮小麦：1. 体虚多汗、自汗诸症；2. 阴虚有热、盗汗等症。
- 射干 + 麻黄：1. 痰涎壅盛，气道不得宣畅，以致气逆而喘、喉中痰阻、如水鸡声样痰鸣等症；2. 慢性气管炎，支气管哮喘，偏于寒者可用。
- 麻黄 + 浮萍：1. 水肿为病，症见发病急骤、发热恶风、面目四肢浮肿、骨节疼痛、小便不利者；2. 急性肾炎，表现为腰以上肿甚，而兼见表证者；3. 感受风寒，风疹瘙痒等症。

桂枝

桂枝	
性味	辛、甘，温
归经	肺、心、膀胱
主治	发汗解肌，温经通脉，通阳化气
运用	1. 用于外感风寒表证。2. 用于寒凝血滞的痹证、脘腹冷痛、痛经、经闭等症。3. 用于胸痹、痰饮、水肿及心动悸、脉结代
药性	**热　补　散　燥**

桂枝快速笔记

- 桂枝治疗甚广，是经方的要药！
- 桂枝走四肢，在治疗四肢问题时是引经药。
- 桂枝常用来治风寒湿痛。
- 桂枝是治胸闷痛、气上冲的要药。
- 桂枝的一字联想：行。
- 桂枝汤证而有渴的时候就加瓜蒌根（瓜蒌又称栝楼、栝蒌），因肠胃的津液不够而发炎←瓜蒌根能够消炎。
- 麻黄配桂枝则发汗，配石膏则行水，配射干则定喘。
- “太阳无汗代麻黄汤”：苍术三钱，防风二钱，炙甘草一钱（神术散）；易苍术为白术→代桂枝汤（白术散）。
- 还魂汤其实就是麻黄汤，只是麻黄汤里的桂枝要改成肉桂。
- 桂枝用在心阳虚，肉桂用在肾阳虚。
- 指（趾）麻的单味药使用：气虚，药用黄芪；血虚，药用白芍；寒，用桂枝、附子。
- 樟科植物：桂枝 + 肉桂 + 荜澄茄 + 乌药 + 樟脑。

桂枝在经方中是运用最多的药，它的治疗甚广，是经方的要药！

桂枝能往四肢走。桂枝的一字联想是“行”，就是说它会走，走到我们的四肢，也就是这个特性，使它跟麻黄来配合成为发汗最好的搭档。桂枝走窜四肢，常用来治疗风寒湿痹造成的痛。

桂枝是治疗胸闷痛、气上冲的要药，因为它能够强心阳，还能够去心动悸、脉结代等问题。

除了桂枝本身，它的同一棵树的其他部分，像肉桂、桂皮、桂心也都是药，但是其中以桂枝的行走四肢的力量最强，肉桂则是强心肾之阳的力量比较强。

当我们要治手上的风湿病，就可以加点桂枝，它就会将药力带到手上，效果就会很好。如果有患者觉得手有点僵，而且只是这一两天的事，这时候便可以吃点桂枝汤，手的僵硬会很快缓解。

桂枝相关药对

- 麻黄 + 桂枝：治疗四肢水肿，外感风寒表实证。
- 桂枝 + 芍药：治疗外感风寒表虚证。
- 桂枝 + 炙甘草：治疗心阳虚之心悸气短，其人欲两手交叉覆盖，喜按心胸部位。
- 桂枝 + 吴茱萸：治疗冲任虚寒，少腹痛，月经痛。
- 牡丹皮 + 桂枝：治疗血瘀之经闭、痛经。
- 茯苓 + 桂枝 + 白术 + 炙甘草：治疗中阳不足之痰饮。胸胁支满，目眩心悸，短气而咳，舌苔白滑，脉弦滑或沉紧。
- 羌活 + 川芎 + 桂枝：治疗后头痛。
- 桂枝 + 白芍 + 当归：治疗左肩膀僵硬。
- 桂枝 + 白芍 + 黄芪：治疗右肩膀僵硬。
- 葛根 + 炮附子 + 桂枝 + 白芍 + 羌活：治疗膏肓痛、背痛。
- 桂枝 + 苍术：治疗风湿痛，退化性关节炎等。
- 大黄 + 桂枝：治疗下腹拘急硬痛、小便自利、夜晚发热，谵语烦渴、甚则如狂，以及血瘀经闭，痛经，产后恶露不下，脉沉实或涩。
- 牡丹皮 + 川芎 + 赤芍 + 桂枝 + 炮姜：治疗血瘀证，痛经，闭经。
- 桂枝 + 炮附子 + 苍术：治疗全身痹痛。
- 桂枝 + 炮附子：治疗寒凝血滞的痹证。全身疼痛，或脘腹冷痛，或痛经、闭经。
- 枳实 + 薤白 + 桂枝：治疗胸痹，心中痞气，气结在胸，胸满，胁下逆抢心。
- 桂枝 + 猪苓 + 泽泻：治疗眩晕，口渴，小便不利。
- 茯苓 + 桂枝 + 白术 + 炙甘草 + 姜半夏：治疗眩晕证，小便不利，舌苔白腻而滑。
- 桂枝 + 苍术 + 薏苡仁：治疗风湿，全身疼痛，身体沉重，苔白腻。
- 醋鳖甲 + 郁金 + 党参 + 桂枝：治疗慢性肝炎。
- 桂枝 + 白芍 + 葛根：治疗肩背痛。
- 泽泻 + 桂枝：治疗水饮内停证。水肿，小便不利，泄泻，舌苔白而滑。
- 桑枝 + 桂枝：治疗中风、半身不遂，或上肢麻痹。
- 桂枝 + 龙骨 + 牡蛎：治疗气上冲，失眠，肝阳上亢。

- 桂枝 + 牡蛎：1. 痛风病；2. 胃、十二指肠溃疡，证属虚寒型者。

细辛

细辛	
性味	辛，温；有小毒
归经	肺、肾、心
主治	祛风解表，散寒止痛，温肺化饮，通窍
运用	1. 用于外感风寒及阳虚外感证。2. 用于头痛、痹痛、牙痛等痛证。3. 用于寒饮咳喘
药性	**热　泻　降　散　燥**

细辛快速笔记

- 细辛之治症必有水泛（湿）。
- 细辛可在有寒湿时用于止痛。
- 细辛的一字联想：水。
- 治寒饮伏肺之要药：细辛。
- 鼻渊及其引起之头痛：辛夷、苍耳子、细辛。
- 马兜铃科植物：细辛 + 寻骨风 + 关木通 + 青木香 + 天仙藤 + 马兜铃。（关木通、青木香、天仙藤、马兜铃、广防己因所含成分毒性较大，已被禁用，特此说明，下不赘述）。

细辛有小毒，所以有“细辛不过钱”的说法。事实上，在《伤寒论》里面，细辛的用量远比一钱大很多。现在临床上很多人比较谨慎，所以用量比较少，我倒觉得不用太过在意，而且细辛本身是个很好用的药。由于细辛之毒在高温水溶液里会挥发一部分，所以汤剂用量比散剂可适度大一些，煎煮时最好开盖，大剂量使用时煎煮时间要加长。岐黄之术，至精至微，学者当用心体会，不可浮于表浅。

细辛治症必有水泛，有湿，所以它的主治是祛风解表，散寒止痛，温肺化饮，通窍。饮是水饮，所以它跟湿有关，在寒湿的时候，可以用细辛来止痛。事实上，发散风寒的药中，很多都可以用来止痛，因为寒主缩引，缩引就会痛。细辛的一字联想是“水”，它有个很有名的药对——干姜 + 细辛 + 五味子，这是祛水饮的重要药对，也就是治疗体内水饮很多造成咳嗽的药对，著名的小青龙汤里面就有这个药对。当然小青龙汤里面还有半夏，半夏也是可以祛寒饮的，所以有时候我们会把干姜 + 细辛 + 五味子 + 半夏作为一个治疗水饮的强力药对。治寒饮伏肺之要药就是细辛。

在中医里，水、湿、饮、痰是四个阶段。体内正常或略微偏多的津液叫水，水太多就叫湿，湿聚而黏则成饮，最后就变成痰。细辛是在痰饮比较轻，也就是饮的阶段用的。

鼻渊及其引起的头痛，可以用细辛、苍耳子、辛夷，这三个药都在发散风寒药里，都是治鼻病的。

细辛是一个温泻的药，注意！它跟麻黄一样是有泻的性。温补的有桂枝，温泻的有麻黄跟细辛。细辛是降性，要把水往下带，麻黄、桂枝是平性。一般祛水饮的药都是降性为多，因为它要把水往下带，从小便而去。

细辛相关药对

- 细辛 + 五味子：治疗寒饮造成的咳喘之症。
- 干姜 + 细辛 + 五味子：治疗寒咳之证。痰白清稀或久咳无痰，舌质白淡，舌苔白，脉弦紧。
- 细辛 + 白芷 + 羌活：治疗头痛。
- 干姜 + 细辛：治疗寒饮证的咳嗽气喘，舌淡白苔白滑，脉弦紧。
- 细辛 + 白芷：治疗牙痛。
- 麻黄 + 细辛：治疗头痛，四肢疼痛，腰痛，鼻流清涕，咳嗽痰清稀。
- 麻黄 + 炮附子 + 细辛：素体阳虚，外感风寒证。
- 石膏 + 细辛：1. 内蕴郁热，随经上窜，以致牙痛、牙龈肿痛、口舌生疮等症；2. 感受风热，上窜清窍，以致头痛诸症。
- 细辛 + 生地黄：1. 风火头痛，偏头疼，牙痛诸症；2. 三叉神经痛（面痛）；3. 崩中漏下（子宫出血）；4. 口舌生疮（口腔溃疡）。
- 黄连 + 细辛：1. 牙痛、齿龈肿痛，证属胃火上炎者；2. 口舌生疮、溃疡，证属心火上炎者。
- 熟地黄 + 细辛：治疗腰痛。
- 细辛 + 乌药：治疗下腹诸痛证。
- 细辛 + 炮附子：治疗脚冷、脚麻、频尿等。

紫苏

紫苏叶 – 紫苏	
性味	辛，温
归经	肺、脾
主治	发汗解表，行气宽中，解鱼蟹毒
运用	1. 用于外感风寒证。2. 用于脾胃气滞证。3. 用于食鱼蟹中毒
药性	热　泻　降　散　燥

紫苏快速笔记

- 紫苏的一字联想：气。

- 紫苏子消胃胀气、解胸闷、治尿失禁。
- 鱼蟹中毒：紫苏、生姜。
- 梅核气证：绿萼梅、紫草、半夏、紫苏。
- 唇形科植物：紫苏＋香薷＋荆芥＋薄荷＋夏枯草＋黄芩＋藿香＋丹参＋益母草＋泽兰＋紫苏子。
- 安胎用药：
  紫苏（气滞胎动）
  黄芩（胎热胎动）
  砂仁（气滞胎动）
  苎麻根（胎热、胎漏胎动）
  竹茹（胎热胎动）
  白术（脾虚气弱胎动）
  杜仲（肝肾虚亏）
  桑寄生（肝肾虚亏）
  续断（肝肾虚亏）
  菟丝子（肾虚）

紫苏是一个行气的药，能够行气宽中，它的发汗解表力量虽然比不上麻黄，但是行气宽中特别好用。半夏厚朴汤里面就有紫苏，因为紫苏是去气滞的，半夏厚朴汤主治梅核气，就是在咽喉有异物感，觉得胸口非常闷，觉得堵堵的，也就是所谓的气滞。紫苏可以行气宽中，所以紫苏的一字联想是“气”，紫苏能把郁结的气都散掉。

鱼蟹中毒，可以用紫苏和生姜，所以我们在吃海鲜的时候，常常会放一点紫苏叶。

紫苏相关药对

- 姜半夏＋厚朴＋茯苓＋生姜＋紫苏叶：治疗咳喘，一直有痰_白色黏痰（此为中医大脑数据格式，下画短线前后数据分别为上下级分类关系，后文兹不赘述），痰白或清稀，苔白腻而滑。
- 砂仁＋紫苏叶＋黄明胶＋黄芪：治疗习惯性流产。
- 砂仁＋紫苏叶＋黄芪：治疗气虚的习惯性流产。
- 砂仁＋紫苏叶＋黄明胶：治疗血虚的习惯性流产。
- 香附＋紫苏：1. 气血不调、脘腹胀满不舒等症；2. 妊娠呕吐、腹胀等症。
- 紫苏＋桔梗：治疗一切气机不畅，以致胸闷不舒、气逆等症。
- 紫苏＋藿香：1. 脾胃不和，气机不畅，湿滞中阻，以致胸腹满闷、纳食不化、嗳气呕吐等症；2. 夏日伤暑，呕吐泄泻等症；3. 小儿泄泻。

生姜

生姜	
性味	辛，温
归经	肺、脾
主治	发汗解表，温中止呕，温肺止咳
运用	1. 用于外感风寒表证。2. 用于多种呕吐证。3. 用于风寒咳嗽
药性	**热 补 升 散 燥**

生姜快速笔记

- 生姜的一个字联想：逆。
- 四季料理用姜：春天嫩姜，夏天生姜，秋天老姜，冬天干姜。
- 生姜作用在胃，炮姜作用在小肠，干姜作用在大肠（肺）。
- 治疗尿毒需发汗，用大量的“生姜”。
- 生姜用来散胃中的水，半夏用来散胃外面的水。
- 皮肤白斑（白癜风）：白附子跟补骨脂泡酒、泡水、煮水皆可，用生姜蘸之来做局部涂抹。二者可以刺激黑色素的分泌。内服没有效果！（补骨脂酊是用 25% 的酒精 600mL，来配白附子一两，补骨脂一两和生姜五钱。）。
- 半夏、天南星、芋头这类天南星科植物都含有丰富的生物碱，接触到皮肤就会产生瘙痒，甚至引起红肿热痛的反应。解决之道：生姜第一，其次是盐。
- “呕家圣药”：生姜。
- 鱼蟹中毒：紫苏、生姜。
- 胃寒呕吐：丁香、生姜、吴茱萸、高良姜、沉香。

对于非常重要的用药，我常用一字来联想，这可以帮助记忆，所以我把这个小技巧也跟大家分享。

生姜的一字联想是“逆”，逆就是逆气而上，也就是胃气上逆，消化道内的饮食正常应该是往下走，胃气应该往下，如果往上走，人就会恶心想吐。呕家圣药就是生姜，所以想吐或已经在吐了，或觉得恶心的时候，切一片薄薄的生姜，多厚就依据个人能够忍受的程度，以个人能够承受的辣度再多一点点为原则。一含生姜，恶心就会减少，吐就会停止。止呕还有另外一个药是半夏，半夏、生姜合起来叫小半夏汤，尤其是对孕吐非常有效。一般先用生姜就可以了，生姜容易取得，所以很方便。

生姜、干姜的比较

药名	同	异
干姜	散寒	作用在肺，质轻在上。偏温肺化饮。去阴实之寒
生姜		作用在胃，质重在下。偏温中散寒。去阳虚之寒

胃寒呕吐会用到的药有丁香、生姜、吴茱萸、高良姜、沉香。

生姜相关药对

- 生姜＋姜半夏：治疗寒饮呕吐，失眠，容易焦躁紧张、心惊。
- 生姜＋大枣：治疗风寒感冒（入表药），胃脘不舒呕吐（入健脾药）。
- 姜半夏＋厚朴＋茯苓＋生姜＋苏子：治疗咳喘，一直有痰_白色黏痰，痰白或清稀，苔白腻而滑。
- 姜半夏＋厚朴＋茯苓＋生姜＋紫苏叶：治疗咳喘，一直有痰_白色黏痰，痰白或清稀，苔白腻而滑。
- 生姜＋竹茹：治疗呕吐，恶心想吐。
- 吴茱萸＋炮姜＋肉桂＋生姜：治疗腹部寒证，腹痛，喜温喜按，舌淡苔白，脉弦紧。
- 吴茱萸＋生姜：治疗寒凝肝脉诸痛，如头顶痛。
- 大黄＋生姜＋生半夏＋茯苓：治疗肾衰时的恶心呕吐。
- 生姜＋姜半夏＋茯苓：寒饮呕吐。

香薷

香薷	
性味	辛，微温
归经	肺、胃、脾
主治	发汗解表，化湿和中，利水消肿
运用	1. 用于阴暑证。2. 用于水肿
药性	热　泻　降　散　燥

香薷快速笔记

- 香薷的二字联想：阴暑。
- “夏月麻黄”：香薷。
- 阴暑证：香薷（阴者湿重，香薷入脾胃、肺而化湿）。
- 唇形科植物：紫苏＋香薷＋荆芥＋薄荷＋夏枯草＋黄芩＋藿香＋丹参＋益母草＋泽兰＋紫苏子。

香薷被称为夏月麻黄，因为有些人认为夏天的时候用麻黄发汗会太过，为安全起见宜用香薷，但其实只要配伍得当，用麻黄也是可以的。

香薷的二字联想是“阴暑”，其中的“暑”是因为此药在夏天的时候用得比较多，

“阴”是因为多用于水湿重。香薷能化湿和中，利水消肿。阴者湿重，香薷入脾胃、肺而化湿。

香薷是后世时方派用得比较多的发散风寒药。

荆芥

荆芥	
性味	辛，微温
归经	肺、肝
主治	祛风解表，透疹止痒止血
运用	1. 用于外感表证。2. 用于麻疹透发不畅，风疹瘙痒。3. 用于疮疡初起兼有表证。4. 用于吐衄下血
药性	热 泻 降 散 燥

荆芥快速笔记

- 荆芥、防风二者常合而用之，一降一升活泼气机而发散风寒。
- 荆芥、桑叶具抗组织胺的成分。
- 妇女月经过多、崩漏、胎漏下血、肾小球肾炎之血尿：止血三炭（荆芥炭、蒲黄炭、艾叶炭）。
- 发表散风通用药：荆芥。
- “风病、疮病、血病为要药”：荆芥。
- 透疹：荆芥、薄荷、牛蒡子、蝉蜕、升麻、葛根、浮萍、芦根、紫草。

荆芥和防风常常合而用之，它们都是散性的温泻药。合用的重点是，防风是升性药，荆芥是降性药，一升一降，活泼气机而发散风寒。如果有学过中药动力学或圆运动理论，或黄元御先生的学说，就知道药有升有降，气机就会活泼，就是张锡纯说的大气能够动起来。这两个发散风寒药一升一降，气机活泼，发散风寒的效力就会更好，所以我们常常放在一起用。

荆芥和桑叶都具有抗组织胺的成分。

荆芥除了祛风解表，还能透疹止痒，以及止血。透疹止痒是皮肤的问题。过敏的时候，西医都会用抗组织胺，尤其对于风疹一类的，荆芥也可以达到这个效果，桑叶也是。荆芥是发表祛风的通用药，它是风病、疮病、皮肤病、血病之要药。因为荆芥在用于止血的时候，是烧成炭来使用的，荆芥炭止血非常快。比方说妇女月经淋沥不止，都已经八九天了，还在滴滴答答，这时候用荆芥炭，马上就会收起来。

荆芥也是透疹大队里面的一员，水痘、麻疹发不透是很危险的事情，要让它透发出来，透疹的药有荆芥、薄荷、牛蒡子、蝉蜕、升麻、葛根、浮萍、芦根、紫草。

荆芥相关药对

- 荆芥 + 防风：四时感冒，发热恶寒，无汗，鼻塞声重，头身疼痛等症。
- 蝉蜕 + 荆芥 + 防风：各种皮肤病、皮肤痒、风疹等症。为治皮肤病的要药。
- 荆芥 + 黄芩：感冒、流行性感冒，证属外感风寒，内有郁热者，恶寒发热，身痛无汗，口渴烦躁，脉浮紧或浮数。
- 僵蚕 + 荆芥：感冒风寒，恶寒发热，鼻塞流涕，无汗头痛等症；风疹（类似荨麻疹），皮肤瘙痒等症；赤白带下诸症；崩漏诸症，属风热乘脾者；中风失音。
- 蒺藜 + 荆芥：1. 荨麻疹；2. 皮肤瘙痒症；3. 阴部瘙痒症。
- 大黄 + 荆芥：1. 风秘（由于风搏肺脏，传于大肠，津液干涸所致。症见大便燥结，排便艰难，多见于老年体弱及素患风病者）；2. 癃闭，大小便不通，小腹急痛，肛门肿痛；3. 风热疮疖，咽喉肿痛；4. 急性肠炎，细菌性痢疾，证属热泄者；5. 前列腺增生（肥大），症见小便不畅、排尿困难者。

防风

防风	
性味	辛、甘，微温
归经	膀胱、肝、脾
主治	祛风解表，胜湿止痛止痉
运用	1. 用于外感表证。2. 用于风寒湿痹证。3. 用于破伤风
药性	**热　泻　升　散　燥**

防风快速笔记

- 荆芥、防风二者常合而用之，一降一升活泼气机而发散风寒。
- 抗过敏药（皮肤病常用）：连翘、蝉蜕、僵蚕、防风、地龙、金银花、玄参、桑白皮。
- “太阳无汗代麻黄汤”：苍术三钱，防风二钱，炙甘草一钱（神术散）；易苍术为白术→代桂枝汤（白术散）。
- 治风通用药：防风。
- 治破伤风常用药：防风、蝉蜕、天南星、白附子、天麻、全蝎、蜈蚣。
- 伞形科植物：防风 + 羌活 + 白芷 + 藁本 + 胡荽 + 柴胡 + 独活 + 小茴香 + 阿魏 + 川芎 + 前胡 + 羊红膻 + 当归 + 北沙参 + 明党参 + 蛇床子。

防风也是发散风寒药，它是一个皮肤病常用的抗过敏药。荆芥是抗组织胺，防风是抗过敏，两个合起来，当然对皮肤病很好。抗过敏药有好多，包括连翘、蝉蜕、僵蚕、防风、地龙、金银花、玄参、桑白皮。

防风是治风通用药，跟荆芥是一组的。

治疗破伤风的大队里面有防风、蝉蜕、天南星、白附子、天麻、全蝎、蜈蚣。

防风相关药对

- 荆芥＋防风：四时感冒，发热恶寒，无汗，鼻塞声重，头身疼痛等症。
- 黄芪＋防风：治疗气虚自汗，虚人外感者。
- 蝉蜕＋荆芥＋防风：各种皮肤病、皮肤痒、风疹等症。为治皮肤病的要药。
- 防风＋防己：手脚抽筋。
- 防风＋乌梅：1. 荨麻疹；2. 过敏性鼻炎；3. 过敏性皮炎、湿疹；4. 哮喘，证属过敏所致者。
- 苍术＋防风：1. 水泻（便泄如水之状）、飧泻（又名水谷利，指泄泻完谷不化）诸症；2. 外感风寒，发热无汗等症。
- 白芍＋防风：1. 痛泻（症见腹痛欲泻，泻后痛止，久久不愈）、肠鸣诸症，证属肝脾不和者；2. 产后营血不足，肢体酸痛，证属营卫不和者。

羌活

羌活	
性味	辛、苦，温
归经	膀胱、肾
主治	发散风寒，胜湿止痛
运用	1. 用于外感风寒表证。2. 用于风寒湿痹证
药性	**热　泻　升　散　燥**

羌活快速笔记

- 羌活、独活皆为祛风湿药，羌活作用在上半身（发散风寒），独活作用在下半身（腰膝）。（故羌活又为发散风寒药。）
- 风湿寒痹、肩臂疼痛：羌活。
- 太阳头痛：羌活。
- 伞形科植物：防风＋羌活＋白芷＋藁本＋胡荽＋柴胡＋独活＋小茴香＋阿魏＋川芎＋前胡＋羊红膻＋当归＋北沙参＋明党参＋蛇床子。

羌活能发散风寒，胜湿止痛，所以它也是祛水的。羌活又能够祛水，又能够散风，所以是祛风湿药，常常跟独活被一起提出来讲。特别有趣的是，羌活作用在上半身，风寒湿痹、肩臂疼痛用羌活，独活作用在下半身，腰膝的风湿用独活。

太阳头痛的时候，也就是后头痛时，我们也会用羌活。

羌活相关药对

- 细辛 + 白芷 + 羌活：治疗头痛。
- 羌活 + 川芎 + 桂枝：治疗后头痛。
- 葛根 + 炮附子 + 桂枝 + 白芍 + 羌活：治疗膏肓痛、背痛。
- 羌活 + 石膏：1. 流行性感冒，上呼吸道感染，证属风寒闭遏肌表，里有蕴热者；2. 暑温、暑湿，证属风寒外束，肌表受累，内有郁热者；3. 乙型脑炎，邪在卫分，或卫气同病者。
- 羌活 + 菊花：冠心病心绞痛、心痛彻背等症。
- 羌活 + 独活：1. 风痹为患，周身窜痛、项背挛急、疼痛等症；2. 外感风寒，以致发热恶寒、项背拘急、疼痛，头痛、关节疼痛者；3. 历节风（为痹证的一种，多由风寒湿邪侵袭经络，流注关节所致，症见关节肿痛、游走不定、痛势剧烈、屈伸不利、昼轻夜重，邪郁化热，则见关节红肿热痛）。

藁本

藁本	
性味	辛，温
归经	膀胱、肝
主治	祛风散寒，胜湿止痛
运用	1. 用于外感风寒，颠顶头痛。2. 用于风寒湿痹
药性	热　升　散　燥

藁本，就记一个“痹”字，痹是一种痛症，风寒湿痹都可以用藁本。

白芷

白芷	
性味	辛，温
归经	肺、胃
主治	祛风散寒，通窍止痛，消肿排脓，燥湿止带
运用	1. 用于风寒感冒，头痛，牙痛。2. 用于鼻塞，鼻渊。3. 用于疮疡肿毒。4. 用于寒湿带下
药性	热　泻　升　散　燥

白芷快速笔记

- 白芷的一字联想：通。
- 白芷祛白带，椿根皮止黄带。
- 阳明头痛：白芷。
- 伞形科植物：防风＋羌活＋白芷＋藁本＋胡荽＋柴胡＋独活＋小茴香＋阿魏＋川芎＋前胡＋羊红膻＋当归＋北沙参＋明党参＋蛇床子。

白芷是排脓的，而且通窍止痛，所以一字联想是个“通”字，如果有孔窍不通，里面有脓，白芷可以把它排出来。

白芷也是燥湿止带的，它是燥性药，所以能够祛湿；它是升性药，所以可以祛带。带就是我们的身体没有办法固守一些分泌物，所以让其跑出体外了。白芷一般是祛白带用的，椿根皮是止黄带的，这两个有一点差别。

阳明头痛，也就是前头痛，可以用白芷，白芷能够入肺、胃经，胃经是阳明经。

白芷也常常用在美容保养上面，因为它可以美白皮肤。

白芷相关药对

- 细辛＋白芷＋羌活：治疗头痛。
- 葛根＋川芎＋白芷：治疗前头痛。
- 细辛＋白芷：治疗牙痛。
- 川芎＋白芷：治疗头痛。
- 辛夷＋炒苍耳子＋白芷：治疗鼻塞，流清鼻涕。
- 白芷＋僵蚕：1. 前额痛、眉棱骨痛、牙痛，证属风热为患者；2. 妇人带下绵绵等症；3. 黧黑斑、黄褐斑、肝斑（颜面色素沉着）。
- 川芎＋白芷＋菊花：1. 面神经麻痹（面瘫）、面肌痉挛、三叉神经痛（面痛）证属风邪入络者；2. 头痛、头晕、目痛流泪等症，证属血虚肝旺受风而致者；3. 糖尿病视网膜病变所引起的视物模糊，视力下降者。

苍耳子

炒苍耳子－苍耳子	
性味	辛、苦，温；有小毒
归经	肺
主治	祛风解表，宣通鼻窍，除湿止痛
运用	1. 用于风寒表证及鼻渊。2. 用于痹证
药性	热　散　燥

苍耳子快速笔记

- 苍耳子的一字联想：通。
- 头皮屑、头皮痒、头皮出油的水煮洗液：麻杏甘石汤＋苍耳子、苦参根、苦参、黄柏、百部、连翘。（这几味药有抑制细菌、病毒生长的效果。）
- 鼻渊及其引起之头痛：辛夷、苍耳子、细辛。
- 菊科植物：苍耳子＋鹅不食草＋牛蒡子＋菊花＋蒲公英＋野菊花＋漏芦＋千里光＋青蒿＋豨莶草＋雪莲花＋佩兰＋苍术＋茵陈＋木香＋鹤虱＋小蓟＋大蓟＋艾叶＋红花＋刘寄奴＋旋覆花＋紫菀＋款冬花＋白术＋墨旱莲。

苍耳子能通鼻窍，除湿止痛。大部分的发散风寒药都能够除湿止痛。

苍耳子在补泻方面是平药，在升降方面也是平药，它是比较平和的药，但是有散性。

治疗鼻渊及其引发的头痛时，可以用辛夷、苍耳子、细辛。

苍耳子相关药对

- 辛夷＋炒苍耳子：治疗风寒鼻渊，鼻塞，鼻流清涕。
- 辛夷＋炒苍耳子＋白芷：治疗鼻塞，流清鼻涕。

葱白

葱白	
性味	辛，温
归经	肺、胃
主治	发汗解表，散寒通阳
运用	1. 用于外感风寒表证。2. 用于阴盛格阳证
药性	热　升　散　燥

葱白快速笔记

- 葱白的一字联想：通。
- 百合科植物：葱白＋知母＋重楼＋土茯苓＋芦荟＋薤白＋川贝母＋浙贝母＋韭菜子＋百合＋麦冬＋天冬＋玉竹＋黄精＋大蒜。

葱白是一个升性、散性、燥性的药。葱白是把气往上提升的，它也可以通鼻窍。它能发汗解表，散寒通阳。通阳就是让阳气能够输布全身，不会阻滞。

葱白就是一根葱接近根部的白色那一段。

《伤寒杂病论》里面有个白通汤，非常有名，里面就有葱白。

葱白相关药对

- 葱白 + 淡豆豉：1. 外感病初起，邪在卫分者，症见恶寒发热（或微恶风寒）、头痛、四肢酸痛、苔薄白、脉浮数，或鼻塞、咳嗽等；2. 妇人妊娠，胎前、产后感冒；虚人风热感冒，伏热发温。

辛夷

辛夷	
性味	辛，温
归经	肺、胃
主治	发散风寒，宣通鼻窍
运用	1. 用于风寒头痛鼻塞。2. 用于鼻渊头痛
药性	热　泻　升　散　燥

辛夷快速笔记

- 辛夷的一字联想：通。
- 鼻渊头痛之要药：辛夷。
- 鼻渊及其引起之头痛：辛夷、苍耳子、细辛。
- 木兰科植物：辛夷 + 厚朴 + 五味子。

辛夷也是治鼻渊头痛的要药，所以一字联想的部分还是放个“通”字。

在治疗鼻渊及其引发的头痛的药物辛夷、苍耳子、细辛中，苍耳子是平药，细辛是降药，辛夷是升药，一升一平一降，有升有降就会让气机活泼起来，鼻子就会通得特别快。

辛夷相关药对

- 辛夷 + 炒苍耳子：治疗风寒鼻渊，鼻塞，鼻流清涕。
- 辛夷 + 炒苍耳子 + 白芷：治疗鼻塞，流清鼻涕。
- 川芎 + 辛夷：治疗风寒头痛、鼻塞。
- 辛夷 + 苍术 + 石菖蒲：治疗鼻塞，流清涕。

以上是发散风寒药，虽然都是温热药、散性药，但在补泻升降方面还是有差异。了解这些药的差异，在需要发散风寒的场合，就可以酌情筛选比较适用的那味药。

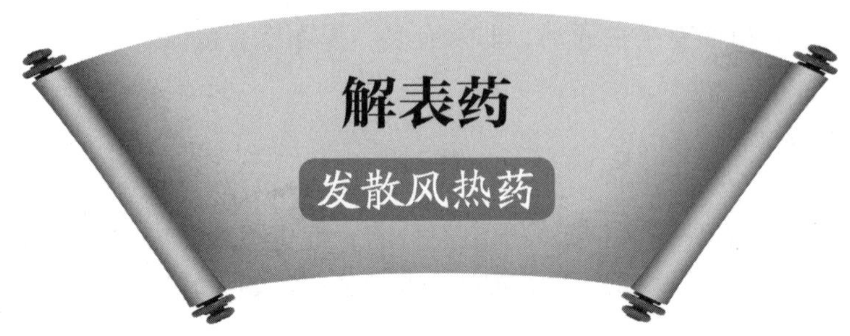

遇到外感，在身体呈现出来的是热象的时候，相对应的中药是解表药中的发散风热药，接下来我们就来介绍发散风热药的分辨和选取。

【药性寒热补泻分布表】

药性	温热药	平药	寒凉药
补药			葛根，淡豆豉
平药			
泻药			柴胡，薄荷，牛蒡子↑，蝉蜕，桑叶，菊花，升麻，浮萍

【药性升降收散动力分布表】

药性	升性药	平药	降性药
散性药	葛根，柴胡，升麻	蝉蜕，浮萍	淡豆豉，薄荷，牛蒡子↑，桑叶，菊花
平药			
收性药			

【药性燥湿分布表】

湿性药	中性药	燥性药
淡豆豉，牛蒡子	葛根，蝉蜕，升麻	柴胡，薄荷，桑叶，菊花，浮萍

发散风寒药都是温热药，发散风热药都是寒凉药，两者正好相反。发散风热药基本是散性药，只有少数如浮萍是平性的，发散力就不强。凉药、散性，符合发散风热的功能。发散风热药的选择，要看它的药性，因为有补有泻，有升有降，如葛根是补药，柴胡则是泻药，葛根是升性的药，淡豆豉、薄荷则是降性的药，药性有差异，补泻有差异，功能上也有不同。

解表药＿发散风热药的比较

药名	同	异
葛根	发散风热、发热	下利、肌肉僵硬、痉病角弓反张
柴胡		胁肋问题、肝病、往来寒热、发烧、黄疸
淡豆豉		心烦、失眠、元气衰吸收差
薄荷		咽喉病、皮肤痒、眼睛红
牛蒡子		咽喉肿痛、皮肤溃疡、不易咳出的浓痰＿黏痰、疮疡毒
蝉蜕		眼睛红、各种皮肤病、眼易流泪
桑叶		眼睛红、咳嗽、视线模糊、眩晕、口鼻干燥
菊花		各种眼部疾患、多泪、气上冲、眼睛痒
升麻		气陷、月经崩漏、痔疮、口疮
浮萍		风疹、皮肤痒、小便不利、水肿

葛根：下利、肌肉僵硬、角弓反张、痉病。

柴胡：胁肋问题、肝病、往来寒热、发烧、黄疸。柴胡七证——咽干、口苦、目眩，往来寒热、胸胁苦满，默默不欲饮食、心烦喜呕，这些都是柴胡剂常面对的问题。

葛根、柴胡是两员大将。

淡豆豉：心烦、失眠、元气虚衰吸收差。

薄荷：咽喉病、皮肤痒、眼睛红。

牛蒡子：咽喉肿痛、皮肤溃疡、不易咳出的浓痰或黏痰、疮疡毒。牛蒡子有解毒的功能。

蝉蜕：眼睛红、各种皮肤病、易流眼泪。眼睛问题、皮肤问题，都可以用到蝉蜕。

桑叶：眼睛红、咳嗽、视线模糊、晕眩、口鼻干燥。

发散风寒药很多跟鼻病有关系；发散风热药很多跟眼睛有关系。

菊花：各种眼睛疾患、眼睛痒、多泪、气上冲。菊花也跟眼睛有关系。多泪，也就是一直流眼泪、流泪不止、眼泪很多，可以用菊花。

升麻：气陷（例如脏腑的下陷）、月经崩漏（也算是一种气陷）、痔疮、口疮。浮萍：风疹、皮肤病、小便不利、水肿。虽然都是发散风热的药，可是它们的功能有差别，所以在使用时机上要注意。

葛根

葛根	
性味	甘、辛，凉
归经	脾、胃
主治	解肌退热，透发麻疹，生津止渴，升阳举陷
运用	1. 用于外感发热，头痛项强。2. 用于麻疹透发不畅。3. 用于热病烦渴，内热消渴。4. 用于热泄热痢，脾虚久泻
药性	**寒　补　升　散**

葛根快速笔记

- 葛根的二字联想：升、解。
- 声音沙哑、失音者，可用葛根汤＋蝉蜕、诃子。
- 葛根与升麻不同，葛根根实，故升津不升气，升麻根空，有孔道以行气，故升气而不升津。（唐容川）
- 瓜蒌根生津，葛根升津。葛根常配合瓜蒌根等治疗消渴。
- 同为热利，葡萄球菌感染的食物中毒，用葛根芩连汤。阿米巴痢疾用白头翁汤（里急后重）。
- 颈椎的药物是葛根跟狗脊。
- 活化脑细胞用当归、丹参、葛根。
- 葛根：增加脑血流量。
- 丹参：脑血管扩张。
- 当归：激发人体多余的血液往脑部流。
- 治项背强痛之要药：葛根。
- 项背强痛：葛根。
- 透疹：荆芥、薄荷、牛蒡子、蝉蜕、升麻、葛根、浮萍、芦根、紫草。
- 升阳举陷：升麻、柴胡、葛根、黄芪。
- 豆科植物：葛根＋淡豆豉＋决明子＋苦参＋苦豆子＋山豆根＋绿豆＋番泻叶＋海桐皮＋鸡骨草＋刀豆＋槐花＋降香＋鸡血藤＋苏木＋儿茶＋皂荚＋合欢皮＋黄芪＋白扁豆＋甘草＋补骨脂＋沙苑子＋胡芦巴。

葛根就是“升、解”，它是解肌的，并且可以把水往上升，带到头面来，所以可以治疗口渴。说到把水升上来，瓜蒌根生津，葛根升津，一个是产生津液，一个是提升津液，带往头面，所以葛根与瓜蒌根常常一起配合治疗消渴。

声音沙哑、失音时，可以用葛根汤加蝉蜕、诃子。

葛根的往上提升与升麻的往上提升也不一样，因为葛根的根是实心的，升津不升气，只把水液带上来，但升麻的根是空心的，有孔道以行气，升气而不升津。

葛根也可以在热利的时候使用，如果是葡萄球菌引起的食物中毒，用葛根芩连汤，如果是阿米巴痢疾、里急后重，则用白头翁汤。

颈椎的药物是葛根与狗脊。

治疗项背强痛的要药就是葛根，它可以让横纹肌放松。

透疹也会用到葛根。升阳举陷会用到升麻、柴胡、葛根、黄芪，这些都是往上提升的药，这四个要特别记起来。

葛根相关药对

- 葛根＋黄连：治疗湿热痢疾。
- 葛根＋升麻：治疗疹出不畅，麻疹初起。
- 葛根＋川芎＋白芷：治疗前头痛。
- 葛根＋炮附子＋桂枝＋白芍＋羌活：治疗膏肓痛、背痛。
- 葛根＋黄芩＋黄连：治疗湿热下利；或糖尿病、高血压等症，兼有肩颈疼痛僵硬、舌苔黄腻、脉数。
- 葛根＋川芎：治疗各种头痛。
- 葛根＋苍术＋炮附子：治疗腰背疼痛。
- 天花粉＋葛根：治疗消渴证。口渴，口干，舌红而干。
- 丹参＋川芎＋葛根：治疗胸口刺痛。
- 补骨脂＋菟丝子＋葛根：治疗肾精不足引起的闭经，即雌激素不足。
- 桂枝＋白芍＋葛根：治疗肩背痛。
- 桔梗＋石膏＋天花粉＋葛根：治疗口干、咽干，舌质红，脉数。
- 枳壳＋葛根：治疗气陷脱肛。
- 川芎＋葛根＋丹参＋三七：治疗心肌梗死。
- 葛根＋丹参：1. 糖尿病，表现有瘀血指征（舌质暗，或有瘀点、瘀斑，舌下静脉瘀滞等）者用之最宜；2. 冠心病心绞痛，证属血脉瘀滞者；3. 肝炎，症见黄疸，高胆红素血症。
- 牡蛎＋葛根：1. 高血压病，表现为阴虚肝旺、肝阳上亢、头晕目眩、心悸怔忡、烦闷失眠、舌质暗、脉滞者宜用；2. 冠心病心绞痛，证属肾虚而致者；3. 妇人更年期综合征，偏于肾阳虚者。

柴胡

柴胡	
性味	苦、辛，微寒
归经	肝、胆
主治	疏散退热，疏肝解郁，升举阳气，清胆截疟
运用	1. 用于少阳证，外感发热。2. 用于肝郁气滞，胸胁疼痛，月经不调。3. 用于气虚下陷，久泻脱肛，胃、子宫下垂。4. 用于疟疾
药性	寒　泻　升　散　燥

柴胡快速笔记

- 黄连、黄芩性味相似，常协调作用。但黄芩善通，黄连善固，一动一静，是以小柴胡汤之柴胡为升提之动力药，配合的是黄芩而非黄连。
- 苍术加泽泻可以解酒。另一药对是柴胡、郁金（用于解酒，清肝脏之毒）。
- 远志令人镇静，柴胡郁金舒解心情。
- 黄精含有卵磷脂令神经休息。菖蒲令呼吸量增加而镇静。远志吸收钙质而能镇静。黄芪、柴胡则是治自律神经失调而阳虚嗜睡。
- 治肝胆疾患及少阳证之要药：柴胡。
- 退虚热：知母、黄柏、牡丹皮、青蒿、白薇、地骨皮、银柴胡、胡黄连、秦艽、龟甲、鳖甲。
- 升阳举陷：升麻、柴胡、葛根、黄芪。
- 治疟疾：柴胡、青蒿、草果、鸦胆子、槟榔、何首乌、常山。
- 伞形科植物：防风＋羌活＋白芷＋藁本＋胡荽＋柴胡＋独活＋小茴香＋阿魏＋川芎＋前胡＋羊红膻＋当归＋北沙参＋明党参＋蛇床子。
- 石竹科植物：银柴胡＋瞿麦＋王不留行＋太子参。

柴胡相关药对

- 柴胡＋枳壳：治疗胸闷腹痛，食欲不振，大便不调。
- 柴胡＋黄芩：治疗邪在半表半里之少阳证，往来寒热。
- 升麻＋柴胡：治疗气虚下陷之脱肛、子宫下垂、胃下垂、崩中带下，以及久利。
- 柴胡＋黄芩＋川芎＋蔓荆子：治疗偏头痛、两侧头痛。
- 柴胡＋白芍＋枳实＋炙甘草：治疗肝脾气郁证。胁肋胀闷疼痛，脘腹疼痛，脉弦。
- 柴胡＋白芍＋枳实＋石斛：治疗阴虚证兼有胁肋痛、胃痛，舌质红，脉弦细数。
- 柴胡＋酒白芍：治疗胁肋痛，或月经不调，乳房胀痛，脉弦细。
- 柴胡＋黄芩＋连翘：治疗发热，或反复发烧。
- 石膏＋柴胡＋黄芩：治疗感冒发高烧，反复发烧。舌质红，脉浮弦数。
- 柴胡＋青蒿：1. 外感病，邪传少阳，症见往来寒热，头痛，周身酸楚，汗出不彻者；2. 疟疾。
- 柴胡＋牡蛎：1. 慢性肝炎，症见食欲不振、消化不良、胸胁痞满、脘腹胀满等症；2. 慢性胃炎，证属肝气犯胃者；3. 慢性结肠炎，证属肝气郁结，横逆犯脾土者；4. 汗闭证，证属营卫不和，毛窍开合失司者。
- 柴胡＋黄芩＋郁金＋龙胆草：治疗肝病。此为治肝四宝。

淡豆豉

淡豆豉	
性味	甘、辛，凉
归经	肺、胃
主治	解表，除烦
运用	1. 用于外感表证。2. 胸中烦闷，虚烦不眠。3. 护胃和中
药性	**寒　补　降　散　润**

淡豆豉快速笔记

- 淡豆豉的一字联想：烦。
- 豆科植物：葛根＋淡豆豉＋决明子＋苦参＋苦豆子＋山豆根＋绿豆＋番泻叶＋海桐皮＋鸡骨草＋刀豆＋槐花＋降香＋鸡血藤＋苏木＋儿茶＋皂荚＋合欢皮＋黄芪＋白扁豆＋甘草＋补骨脂＋沙苑子＋胡芦巴。

  淡豆豉主治心烦、胸中烦闷、虚烦不眠，或是在大病初愈、身体虚弱时也会用到。

淡豆豉相关药对

- 栀子＋淡豆豉：外感风热，或温病初起诸症。
- 葱白＋淡豆豉：1. 外感病初起，邪在卫分者，症见恶寒发热（或微恶风寒）、头痛、四肢酸痛、苔薄白、脉浮数，或鼻塞、咳嗽等；2. 妇人妊娠，胎前、产后感冒；虚人风热感冒，伏热发温。
- 杏仁＋淡豆豉：1. 外感表证，不论寒、热，凡见咽痒者均宜选用；2. 温热在表，邪郁于肺，症见发热，咽喉作痒，胸闷咳嗽等。

薄荷

薄荷	
性味	辛，凉
归经	肺、肝
主治	发散风热，清利咽喉，透疹解毒，疏肝解郁
运用	1. 用于外感风热及温病初起的发热、微恶风寒、头痛者。2. 用于风热上攻所致头痛目赤，咽喉肿痛。3. 用于麻疹初起透发不畅，或风疹瘙痒。4. 用于肝气郁滞，胸闷胁痛，月经不调等症
药性	**寒　泻　降　散　燥**

薄荷快速笔记

- 薄荷是清除口臭的要药。
- 薄荷有疏肝的作用。
- 利咽：薄荷、牛蒡子、板蓝根、射干、山豆根、马勃、玄参、巴豆、牛黄、胖大海、桔梗。
- 透疹：荆芥、薄荷、牛蒡子、蝉蜕、升麻、葛根、浮萍、芦根、紫草。
- 唇形科植物：紫苏＋香薷＋荆芥＋薄荷＋夏枯草＋黄芩＋藿香＋丹参＋益母草＋泽兰＋紫苏子。

薄荷气味清新，要口气清新便会用到薄荷，它是除口臭的要药。薄荷归肝经，又有疏肝的作用，也是利咽、透疹药物里面的一员。

薄荷相关药对

- 钩藤＋薄荷：1. 风热感冒，或温病初起，症见发热，微恶寒、无汗、头痛、身痛者；2. 内伤、外感咳嗽，且久久不愈者；3. 风热上扰，症见头昏、头痛、视物不明者；4. 肝阳上扰，以致头胀头痛、头晕目眩等症；5. 小儿夜寐不安，惊抖，咳嗽。
- 薄荷＋石膏：外感病，证属风热为患，以致恶寒轻，或恶风，发热重，或昼凉暮热，久久不退等症。
- 蝉蜕＋薄荷：1. 风热为患，温疫发疹；2. 麻疹初起，疹出不透者；3. 风疹块（类似荨麻疹），皮肤瘙痒症；4. 小儿夜啼不眠之症。

牛蒡子

牛蒡子	
性味	辛、苦，寒
归经	肺、胃
主治	发散风热，宣肺透疹，利咽散结，解毒消肿
运用	1. 用于外感风热，见咳嗽、吐痰不利等。2. 用于麻疹初起，透发不畅及风热发疹等。3. 用于风热或热毒上攻所致的咽喉肿痛。4. 用于热毒疮疡及痄腮
药性	**寒　泻　降　散　润**

牛蒡子快速笔记

- 牛蒡子常用来治疗咽喉痛。

- 润剂之别：
  - 瓜蒌清而润。
  - 苏子温而润。
  - 莱菔子消而润。
  - 麦冬补而润。
  - 牛蒡子、杏仁散而润。
- 利咽：薄荷、牛蒡子、板蓝根、射干、山豆根、马勃、玄参、巴豆、牛黄、胖大海、桔梗。
- 透疹：荆芥、薄荷、牛蒡子、蝉蜕、升麻、葛根、浮萍、芦根、紫草。
- 菊科植物：苍耳子 + 鹅不食草 + 牛蒡子 + 菊花 + 蒲公英 + 野菊花 + 漏芦 + 千里光 + 青蒿 + 豨莶草 + 雪莲花 + 佩兰 + 苍术 + 茵陈 + 木香 + 鹤虱 + 小蓟 + 大蓟 + 艾叶 + 红花 + 刘寄奴 + 旋覆花 + 紫菀 + 款冬花 + 白术 + 墨旱莲。

牛蒡子常用来治咽喉痛，也是透疹药里面的一员。需要发散风热，并且又有喉咙痛时，就会用到薄荷或牛蒡子。

牛蒡子相关药对

- 浮萍 + 牛蒡子：1. 外感风热，咽喉肿痛等症；2. 麻疹透发不畅诸症；3. 风热瘾疹瘙痒等症。
- 牛蒡子 + 连翘：1. 热聚上焦，以致口舌生疮、牙龈肿痛、咽喉肿痛等症；2. 痈肿疮疡诸症；3. 风热痒疹、斑疹等症；4. 面瘫（面神经麻痹）初期；属病毒感染，耳后乳突、翳风穴周围疼痛者宜用。
- 山药 + 牛蒡子：1. 脾胃不健，肺气虚弱，痰湿内生，停阻气道，以致胸膈满闷、咳嗽气短、喉中水鸡声、身倦乏力等症（咳之不甚者效佳）；2. 慢性气管炎，支气管哮喘偏于虚者可用；3. 糖尿病并发肾病，症见血糖增高，并有尿蛋白者。

蝉蜕

蝉蜕	
性味	甘，寒
归经	肺、肝
主治	发散风热，透疹止痒，祛风止痉，退翳明目
运用	1. 用于外感风热，咽痛喑哑。2. 用于麻疹初起，疹发不透及风疹瘙痒。3. 用于惊痫夜啼，破伤风。4. 用于风热目赤，目翳，多泪
药性	寒　泻　散

蝉蜕快速笔记

- 蝉蜕是治皮肤痒的常用药，多用在四肢关节处。（整片皮肤可用蛇蜕。）
- 声音沙哑、失音者，可用葛根汤＋蝉蜕、诃子。
- 开音：石菖蒲、白通草、蝉蜕、诃子、玄参。
- 明末清初傅青主先生，于男女科方中用蝉蜕来治疗破伤风（破伤风杆菌引起），一味足矣！
- 抗痉挛药：秦艽、钩藤、僵蚕、蝉蜕。
- 抗过敏药（皮肤病常用）：连翘、蝉蜕、僵蚕、防风、地龙、金银花、玄参、桑白皮。
- 破伤风：防风、蝉蜕、天南星、白附子、天麻、全蝎、蜈蚣。
- 透疹：荆芥、薄荷、牛蒡子、蝉蜕、升麻、葛根、浮萍、芦根、紫草。
- 明目退翳：秦皮、青葙子、密蒙花、谷精草、蝉蜕、熊胆、赤芍、石决明、珍珠母、紫贝齿、枸杞子、木贼。

蝉蜕在临床上用得挺多，因为蝉蜕是治皮肤痒的常用药，当四肢关节处在痒，就会用到蝉蜕。（整片皮肤痒，一般用蛇蜕。）

声音沙哑、失音的人，可以用葛根汤加蝉蜕、诃子，常常一吃就能够发出声音。开音的药里面也会用到蝉蜕和诃子。傅青主先生的书里面提到，蝉蜕治疗破伤风杆菌引起的破伤风，一味足矣，他认为光用蝉蜕就可以将破伤风治得很好。

蝉蜕也是抗痉挛药，手足痉挛、肌肉痉挛时，都可以用。

它也是抗过敏药，所以皮肤病就常常会用到蝉蜕。

很多发散风热药功能很相近，同样的，蝉蜕也是透疹的药，也是明目退翳的药。

蝉蜕相关药对

- 蝉蜕＋荆芥＋防风：治疗各种皮肤病、皮肤痒、风疹等症。为治皮肤病的要药。
- 蝉蜕＋薄荷：1. 风热为患，温疫发疹；2. 麻疹初起，疹出不透者；3. 风疹块（类似荨麻疹），皮肤瘙痒症；4. 小儿夜啼不眠之症。
- 石菖蒲＋蝉蜕：1. 头晕，耳鸣；2. 神经性耳鸣、耳聋。

桑叶

桑叶	
性味	甘、苦，寒
归经	肺、肝
主治	发散风热，润肺止咳，平肝明目
运用	1. 用于外感风热，温病初起，见发热头痛、咽喉肿痛等。2. 用于肺热或燥热伤肺，症见咳嗽痰少，鼻咽干燥等。3. 用于肝阳上扰之眩晕、目赤昏花
药性	寒 泻 降 散 燥

桑叶快速笔记

- 荆芥、桑叶具有抗组织胺的成分。
- 消暑：单味桑叶煮水当茶喝（有止汗效果）。
- 桑科植物：桑叶＋火麻仁＋桑枝＋桑白皮＋楮实子＋桑椹。

桑叶的特点是跟荆芥一样具有抗组织胺的成分，所以常常用于治疗皮肤病，例如荨麻疹。

桑叶也是一个消暑的药，单味桑叶煮水当茶喝就有止汗的效果，所以夏天的时候喝点桑叶茶是不错的。

桑叶相关药对

- 桑叶＋菊花：治疗风热咳嗽，目赤肿痛。
- 桑叶＋桑枝：1. 外感初起，身热不甚，头痛，周身不适、疼痛等症；2. 风湿痹痛，四肢拘挛，关节疼痛等症；3. 风热痒疹等症。
- 桑白皮＋桑叶：1. 肺热受风，肺气失宣，咳逆上气，咳吐黄痰，头昏等症；2. 头汗，证属肺热为患者。
- 桑叶＋黑芝麻：1. 阴虚血燥，头晕目眩，视物不明，大便干燥等症；2. 发须早白，脱发等症；3. 久咳不愈。

菊花

菊花	
性味	辛、甘、苦，微寒
归经	肺、肝
主治	发散风热，清肝明目，平抑肝阳，清热解毒
运用	1. 用于外感风热及温病初起，发热头痛。2. 用于目疾。3. 用于肝阳上亢，头痛眩晕。4. 用于疔疮中毒
药性	寒　泻　降　散　燥

菊花快速笔记

- 眼睛干或多汗：枸杞子有维生素 A 可治眼干，菊花有维生素 C 可治眼湿。
- 中医眼科常用药：枸杞子、菊花、决明子、石决明、九孔（即九孔鲍鱼，其壳为石决明）、茺蔚子、青葙子、谷精子、密蒙花、蕤仁、车前子。
- 菊科植物：苍耳子＋鹅不食草＋牛蒡子＋菊花＋蒲公英＋野菊花＋漏芦＋千里光＋

青蒿＋豨莶草＋雪莲花＋佩兰＋苍术＋茵陈＋木香＋鹤虱＋小蓟＋大蓟＋艾叶＋红花＋刘寄奴＋旋覆花＋紫菀＋款冬花＋白术＋墨旱莲。

菊花在眼睛干或身体多汗的时候，就可以用。眼睛特别干用枸杞子，眼睛特别湿用菊花，也就是多泪的时候用。

中医的眼科常用药包括枸杞子、菊花、决明子、石决明、九孔、茺蔚子、青葙子、谷精子、密蒙花、蕤仁、车前子。

药名	同	异
菊花	都是菊科（同科不同种）	口感比较好，微甜。入药仅用花朵。散风清热、平肝明目
野菊花		口感不好，苦。全株入药。清热解毒泻火效力更强

在这里要特别跟大家分辨一下野菊花和菊花的差异。它们都是菊科的，是同科不同种。菊花的口感比较好，微甜，仅用花朵，用来散风清热、平肝明目；野菊花的口感就比较差，而且苦，但它是全株入药，清热解毒泻火的效力更强。

菊花相关药对

- 桑叶＋菊花：治疗风热咳嗽，目赤肿痛。
- 菊花＋枸杞子：治疗肝肾不足之头昏眼花，眼睛干涩。
- 菊花＋僵蚕：治疗头痛，眩晕，脑震荡的后遗症。
- 川芎＋白芷＋菊花：1. 面神经麻痹（面瘫）、面肌痉挛、三叉神经痛（面痛）证属风邪入络者；2. 头痛、头晕、目痛流泪等症，证属血虚肝亢受风而致者；3. 糖尿病视网膜病变所引起的视物模糊、视力下降者。
- 羌活＋菊花：冠心病心绞痛、心痛彻背等症。

升麻

升麻	
性味	辛、微甘，微寒
归经	肺、脾、胃、大肠
主治	发表透疹，清热解毒，升举阳气
运用	1. 用于发热头痛，麻疹透发不畅。2. 用于热毒所致多种病证。3. 用于中气下陷所致脱肛，子宫脱垂，崩漏不止
药性	寒 泻 升 散

升麻快速笔记

- 黄芪和升麻不同，黄芪味厚可补气，升麻味不厚，故能升不能补。
- 葛根与升麻不同，葛根根实，故升津不升气，升麻根空，有孔道以行气，故升气而不升津。（唐容川）

- 升阳举陷的要药：升麻。
- 透疹：荆芥、薄荷、牛蒡子、蝉蜕、升麻、葛根、浮萍、芦根、紫草。
- 升阳举陷：升麻、柴胡、葛根、黄芪。
- 毛茛科植物：升麻＋黄连＋马尾连＋白头翁＋牡丹皮＋赤芍＋威灵仙＋川乌＋雪上一枝蒿＋附子＋猫爪草＋白芍。

升麻与黄芪相比，黄芪味厚可以补气，升麻味不厚，故能升而不能补；黄芪是气药，行气的药，升麻也是行气的，可以把气往上带，可是黄芪比较补，但是升麻就没有补性，还有点泻性。（黄芪因为味道比较醇厚，故多有补性。）

升麻是升阳举陷的要药，气陷常用到升麻。

透疹也会用到升麻。

升麻相关药对

- 葛根＋升麻：治疗疹出不畅，麻疹初起。
- 升麻＋柴胡：治疗气虚下陷之脱肛、子宫下垂、胃下垂、崩中带下，以及久利。
- 升麻＋桔梗：1. 咽喉肿痛（急性咽喉炎）；2. 牙龈肿痛，证属风热蕴毒所致者；3. 肺痛（肺脓疡）。
- 大黄＋升麻：1. 吐血；2. 崩漏诸症。
- 升麻＋荆芥：1. 血不循经，溢于脉外，以致尿血、便血等症；2. 妇女崩中漏下诸症；3. 产褥热；4. 脾虚泄泻。

浮萍

浮萍	
性味	辛，寒
归经	肺、膀胱
主治	发汗解表，透疹止痒，利水消肿
运用	1. 外感风热，发热无汗证。2. 麻疹透发不畅，风疹瘙痒。3. 水肿，小便不利
药性	寒

浮萍快速笔记

- 透疹：荆芥、薄荷、牛蒡子、蝉蜕、升麻、葛根、浮萍、芦根、紫草。
- 浮萍科植物：浮萍。

浮萍在透疹的时候会用到。

有些人会用浮萍来代替麻黄、桂枝发汗，但它本身散性弱，发汗力小，故一般用得少。

浮萍相关药对

- 浮萍 + 紫草：1. 小儿初患麻疹，疹欲出未出，或因血热毒盛，疹出不透，疹色不鲜，呈暗紫色者，或热毒犯肺，高烧、气粗、气喘、便闭等症；2. 风疹（类似荨麻疹），属风热者；3. 疮疖痈肿，兼见风热表证者。
- 浮萍 + 牛蒡子：1. 外感风热，咽喉肿痛等症；2. 麻疹透发不畅诸症；3. 风热瘾疹瘙痒等症。
- 麻黄 + 浮萍：1. 水肿为病，症见发病急骤、发热恶风、面目四肢浮肿、骨节疼痛、小便不利者；2. 急性肾炎，表现为腰以上肿甚，而兼见表证者；3. 感受风寒，风疹瘙痒等症。

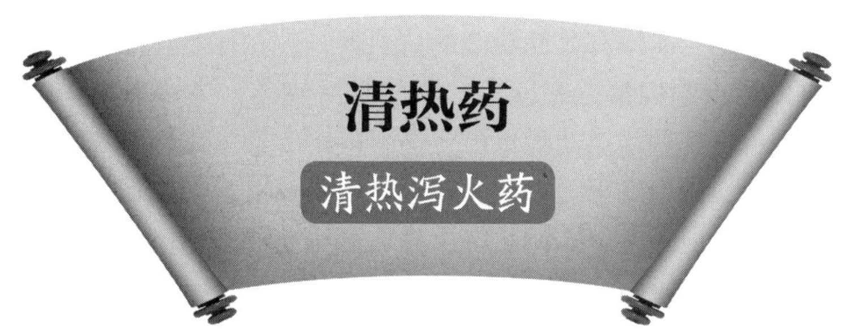

清热药分成五个部分，因为热有实热、虚热，有外感造成的热，也有局部发炎的热，对于不同的热，以及伴随的其他表现及体质差异，所以把它分成五个部分，分别为清热泻火药、清热燥湿药、清热解毒药、清热凉血药、清虚热药，也就是针对气、湿、毒、血、阴虚的热。其中，跟气有关系的热主要就是气分热，阳明气分实热证，也就是六经辨证里面的阳明证。跟湿有关系的热就是伴有湿邪的热，要用清热燥湿药对治，这一类药比较苦燥清泻。跟血有关的热就是入主血分的血分实热证，要用能清血分热的药对治。跟毒有关的热就是所谓的热毒很盛，致痈肿疮疡皮肤问题的这类热，需要用能排毒的清热药，也就是清热解毒药。最后一种是阴虚发热，血虚严重变阴虚，身上阴液不足也会发热，要用清虚热的药。

【药性寒热补泻分布表】

药性	温热药	平药	寒凉药
补药			知母，夏枯草
平药			
泻药			石膏，芦根，瓜蒌根☂，竹叶，栀子，决明子

【药性升降收散动力分布表】

药性	升性药	平药	降性药
散性药	决明子	芦根	石膏，知母，竹叶，夏枯草
平药			
收性药		瓜蒌根☂	栀子

【药性燥湿分布表】

湿性药	中性药	燥性药
石膏，知母，瓜蒌根，竹叶，决明子	芦根	栀子，夏枯草

清热就是泻火，清热泻火药主要是偏向气分的药，因为清热药里面还有清热解毒、清热凉血、清热燥湿药，而没有其他功能的清热药，就一律放在清热泻火药里面。

从上表中可以看出它们都是寒凉药，既然叫清热药，当然都是寒凉药。我们从药性分布来看，大概可以掌握这类药的性质。至于补泻方面，则有补有泻，如夏枯草、知母偏补，石膏、竹叶、芦根偏泻。在升降收散性上面，既有散性药，也有收性药，既有升性药，也有降性药。但是注意！清热泻火药大部分是润药（雨伞的标志表示是润剂），或者不燥之药，只有少数燥药，如夏枯草。

再来看功用上的差别。

清热药_清热泻火药的比较

药名	同	异
石膏	清热泻火	口鼻咽干、发烧、中暑、黄痰、黄鼻涕
知母		心烦失眠、焦躁、小便不利、潮热、梦遗
芦根		黏痰、黄痰、心烦、小便不利
瓜蒌根		黏痰、黄痰、胸痛、皮肤溃疡、口渴
竹叶		肺及气管问题、心烦、小便痛、口舌疮、小便短赤、糖尿病
栀子		心烦、小便不利、皮肤溃疡、便血、血尿、真心痛、发炎、吞咽困难、胃灼热、胃酸反逆
夏枯草		小便不利、出血、发炎、视线模糊、眼睛红、甲状腺肿大、水肿、瘰疬
决明子		眼睛红、眼睛痛、头痛眩晕、眼易流泪、便秘

石膏：应用很广，包括口鼻咽干、发烧、中暑、黄痰、黄鼻涕。

知母：心烦失眠、焦躁、小便不利、潮热、梦遗。

芦根：黏痰、黄痰、心烦、小便不利的时候会用到，所以芦根跟祛痰比较有关系。

瓜蒌根：黏痰、黄痰，也是跟祛痰有关系，但是瓜蒌根还有特殊的用处，如心痛、皮肤溃疡、口渴。瓜蒌根是生津止渴的。

竹叶：肺及气管的问题、心烦，以及小便痛、小便短赤等小便本身的问题。此外，上焦头面的口舌疮也会用到竹叶。它的特殊治疗处是糖尿病。清热泻火药很多都可治心烦，如芦根、竹叶、栀子。

栀子：功能很多，包括治疗很多小便的问题，如小便不利、血尿等，其他还有皮肤溃疡、真心痛、发炎、吞咽困难、胃灼热、胃酸反逆。

夏枯草：功能也很多，也跟小便有关系，包括小便不利、出血、发热、视线模糊、眼睛红、甲状腺肿大、全身水肿、瘰疬。

决明子：听名字就知道跟眼睛有关，所以眼睛红、眼睛痛、眼睛易流泪，都可以考虑它，还能治头痛、眩晕，也是跟眼睛有关系的症状。（晕眩又叫目眩，跟眼睛有关。）因为决明子是种子类，有油性，所以可以润肠通便，治便秘。

石膏

石膏	
性味	辛、甘，大寒
归经	肺、胃
主治	清热泻火，除烦止渴，收敛生肌
运用	1. 用于气分实热证。2. 用于肺热咳喘。3. 用于胃火牙痛
药性	寒 泻 降 散 润

石膏快速笔记

- 石膏是中风伤寒的用药，得麻、桂而助青龙（麻黄）之力；得知母、甘草有白虎之号。
- 石膏色白且味甘辛，是为阳药。
- 石膏与麻黄同用就不会大汗出而衰竭。
- 清六腑之热：石膏、滑石、寒水石。
- 知母滑肠，石膏补水分太多会伤到肠胃，故用甘草及粳米来保护肠胃（见白虎汤）。
- 麻黄配桂枝则发汗，配石膏则行水，配射干则定喘。
- 【倪师】吃一钱甘遂，要吃十斤石膏还有人参，津液才补得回来。
- 治气分实热和肺胃实火之要药：石膏。
- 胃火牙痛：石膏。

石膏是一个常用药，是中风伤寒的用药，“得麻、桂而助青龙之力”，就是说麻黄、桂枝有了石膏会更有力，在伤寒有内热的时候会用到，例如大青龙汤；“得知母、甘草有百虎之号”，它也可以跟知母、甘草合用，也就是白虎汤，我们有时候直接说石膏是白虎。

石膏色白，味辛、甘，是为阳药。清热泻火药不见得都是阴药，石膏味道甘、辛，甘、辛就偏阳，所以它是一个阳药。

石膏可以补充水液，和麻黄同用就不会因为麻黄本身的发力太强导致大汗出而衰竭，即以石膏拉住麻黄，所以常常会合在一起用。

要清六腑（整个消化道）的热，会用到石膏、滑石、寒水石，都是矿物类的。

白虎汤里知母滑肠，石膏补水分太多会伤到肠胃，所以用甘草、粳米保护肠胃。所有优秀方剂都是各药互相协调作用，方可治病而不伤身。

麻黄配桂枝发汗，配石膏行水。倪海厦先生曾经说：“吃一钱甘遂，要吃十斤石膏和人参，津液才补得回来。”因为甘遂是祛水很强的药。

治气分实热和肺胃实火的要药就是石膏。

胃火牙痛，也就是胃火造成的牙痛，会用到石膏来清胃火。

药名	同	异
黄芪	收汗	治汗出而肿，不烦
石膏		治汗出而渴，烦

这里做一个石膏与黄芪的比较，石膏与黄芪都会收汗、敛汗，让汗不会出太多，如果是汗出而肿，用黄芪，如果是汗出而渴，用石膏；没有心烦，用黄芪，有心烦，用石膏。

石膏相关药对

- 麻黄＋石膏：治疗邪热壅肺的咳喘，全身水肿。
- 石膏＋知母：治疗气分实热，心烦、身热、喜冷饮。
- 石膏＋生地黄：治疗阴虚热扰，虚烦少寐。
- 黄柏＋石膏：治疗汤火烫伤及湿疹。
- 桔梗＋石膏：治疗咽喉痛，干咳无痰或黄稠痰。
- 石膏＋金银花＋连翘：治疗发热，咽喉疼痛，舌质红，苔薄白，脉浮数。
- 桔梗＋石膏＋知母：治疗发热，口渴，咽喉痛，舌红，脉洪大。
- 石膏＋鱼腥草＋黄芩：治疗感冒肺炎、肺脓疡。咳嗽，痰黄稠，黄鼻涕，舌红苔黄，脉数。
- 桔梗＋石膏＋姜半夏：治疗咳嗽，不易咳出的浓痰，黏痰。
- 石膏＋柴胡＋黄芩：治疗感冒发高烧，反复发烧。舌质红，脉浮弦数。
- 桔梗＋石膏＋天花粉＋葛根：治疗口干、咽干，舌质红，脉数。
- 薄荷＋石膏：外感病，证属风热为患，以致恶寒轻，或恶风，发热重，或昼凉暮热，久久不退等症。
- 羌活＋石膏：1. 流行性感冒，上呼吸道感染，证属风寒闭遏肌表，里有蕴热者；2. 暑温、暑湿，证属风寒外束，肌表受累，内有郁热者；3. 乙型脑炎，邪在卫分，或卫气同病者。
- 石膏＋细辛：1. 内蕴郁热，随经上窜，以致牙痛、牙龈肿痛、口舌生疮等症；2. 感受风热，上窜清窍，以致头痛诸症。
- 淡竹叶＋石膏：1. 口舌生疮，牙龈肿痛，证属心胃热盛者；2. 温热病后期，余邪未清，低热不退，胸中烦闷，舌红、少苔等；3. 糖尿病之烦热咳逆、干渴多饮等症。
- 炮附子＋石膏：全身痛证兼有局部发热。

知母

知母	
性味	苦、甘，寒
归经	肺、胃、肾
主治	清热泻火，滋阴润燥
运用	1. 用于气分实热证。2. 用于肺热咳嗽，阴虚燥咳。3. 用于阴虚消渴。4. 用于骨蒸潮热
药性	**寒 补 降 散 润**

知母快速笔记

- 石膏是中风伤寒的用药，得麻、桂而助青龙（麻黄）之力；得知母、甘草有白虎之号。
- 知母、黄柏是苦寒药，久服会伤脾胃，女性久服则绝孕。
- 知母清太阴之气。
- 清凉为肺之母也，知母者，知肺之母以清凉也。
- 知母滑肠，石膏补水分太多会伤到肠胃，故用甘草及粳米来保护肠胃（见白虎汤）。
- 知母润肺滋肾而降火。
- 退虚热：知母、黄柏、牡丹皮、青蒿、白薇、地骨皮、银柴胡、胡黄连、秦艽、龟甲、鳖甲。
- 润肠通便：火麻仁、郁李仁、柏子仁、核桃仁、桃仁、决明子、榧子、苏子、冬葵子、瓜蒌、当归、何首乌、黑芝麻、桑椹、肉苁蓉、胖大海、知母、生地黄、锁阳、杏仁。
- 百合科植物：葱白＋知母＋重楼＋土茯苓＋芦荟＋薤白＋川贝母＋浙贝母＋韭菜子＋百合＋麦冬＋天冬＋玉竹＋黄精＋大蒜。

知母与黄柏都是苦寒药，久服伤脾胃，女性久服会绝孕，所以这种很寒凉的药，女性就不能常吃。知母非常寒凉，这一点要注意。

本草书上说知母是清太阴之气的。

“清凉为肺之母也，知母者，知肺之母以清凉也。”这是说肺喜欢清凉，不喜欢干燥，知母就是可以让肺感到清凉的一个药。

知母滑肠，久服对肠胃会有伤害，服一点把病去掉就要停下来。

知母润肺滋肾而降火。

在退虚热的药中，知母是最常用的药之一。

润肠通便也会用到知母。

知母相关药对

- 石膏 + 知母：治疗气分实热，心烦、身热、喜冷饮。
- 知母 + 黄柏：治疗阴虚潮热，骨蒸盗汗。
- 川贝母 + 知母：治疗肺热虚实咳嗽。
- 桔梗 + 石膏 + 知母：治疗发热，口渴，咽喉痛，舌红，脉洪大。
- 知母 + 草果：1. 表里不和，乍寒乍热，寒热往来等症；2. 疟疾（包括瘴疟）诸症。
- 知母 + 黄柏 + 紫油肉桂：1. 糖尿病，表现为“肾消”，也叫“下消”者，症见多尿，小便混浊、如膏如脂等；2. 糖尿病兼见下身瘙痒者。
- 百合 + 知母：1. 阴虚或温热病后余热未清，以致头昏、心烦不安、失眠，证属心中热郁气扰者；2. 情志不遂，以致精神恍惚、不能自制等症；3. 百合病。
- 黄芪 + 知母：1. 恶性肿瘤，术后、放疗、化疗之后，证属气阴两虚，大气下陷者；2. 胃脘痛，证属气阴两虚者；3. 原发性血小板减少性紫癜；4. 肺结核、肾结核，证属阴虚内热者；5. 慢性肾炎血尿，证属气阴两虚者。
- 知母 + 黄柏 + 玄参：阴虚有火之证。症见发热盗汗、口干咽燥、消瘦、大便干燥，舌质红、脉细数。

芦根

芦根	
性味	甘，寒
归经	肺、胃
主治	清热生津，除烦止渴，利尿
运用	1. 用于热病烦渴。2. 用于肺热呕吐。3. 用于肺热咳嗽，肺痈咳吐脓血。4. 用于热淋涩痛
药性	寒　泻　散

芦根快速笔记

- 胃热呕吐：芦根、竹茹、枇杷叶。
- 透疹：荆芥、薄荷、牛蒡子、蝉蜕、升麻、葛根、浮萍、芦根、紫草。
- 禾本科植物：芦根 + 竹叶 + 淡竹叶 + 薏苡仁 + 玉米须 + 麦芽 + 稻芽 + 白茅根 + 竹茹 + 天竺黄 + 浮小麦 + 糯稻根须。

芦根治胃热呕吐。此时有三个药常常一起使用，就是芦根、竹茹、枇杷叶。

透疹的药里面也会用到芦根。

芦根主要治肺热与胃热。

芦根相关药对

- 天花粉 + 芦根 + 生地黄 + 生何首乌 + 麦门冬：治疗消渴证。心烦，口渴，胃口太好，消谷善饥，脉细数。
- 金银花 + 连翘 + 芦根 + 大青叶 + 板蓝根 + 黄芩：治疗流行性乙型脑炎。
- 白茅根 + 芦根：1. 感冒发烧，感冒之初，只用芦根，二三日不解者，加入白茅根；2. 温病之发热、烦渴、烦躁不安等症；3. 肺热咳喘（支气管肺炎，大叶性肺炎，病毒性肺炎等病均宜使用）；4. 麻疹初起，脏腑郁热，疹毒过盛，宜表散者，用之可透发疹毒；5. 急性肾炎，尿路感染，表现有发热、小便不利、水肿者亦可使用；6. 止热呃；7. 流行性出血热。
- 天花粉 + 芦根 + 生地黄 + 麦门冬：治消渴。

瓜蒌根

天花粉 – 瓜蒌根	
性味	甘、微苦，微寒
归经	肺、胃
主治	清热生津，消肿排脓
运用	1. 用于热病口渴，内热消渴。2. 用于肺热咳嗽或燥咳。3. 用于痈肿疮疡
药性	寒　泻　收　润

瓜蒌根快速笔记

- 桂枝汤证而有渴的时候就加瓜蒌根，因肠胃的津液不够而发炎←瓜蒌根能够消炎。
- 瓜蒌根生津，葛根升津。葛根常配合瓜蒌根等治疗消渴。
- 葫芦科植物多能解毒，如丝瓜、葫芦、冬瓜、苦瓜、大黄瓜、小黄瓜、南瓜、瓜蒌（瓜蒌根、瓜蒌实）等。

药名	同	异
瓜蒌根	生津止渴，降血糖	瓜蒌的根茎
天花粉		可能是黄瓜的粉

瓜蒌根，也有人说它就是天花粉，其实它们两者还是有差异的，瓜蒌根是瓜蒌的根，然而有些药店买到的天花粉则是用黄瓜烘干研磨成的粉（不同地区实际情况不同）。当然，它们都可以生津止渴和降血糖，两者的功能很相近，所以我们也就混着用，但是真正说起来还是不同的。

瓜蒌根是生津的，就是产生津液，葛根是提升津液的，瓜蒌根和葛根常一起配合来治疗消渴。

瓜蒌根是葫芦科的植物，葫芦科的植物大多能够解毒，像丝瓜、葫芦、冬瓜、苦瓜、大黄瓜、小黄瓜、南瓜、瓜蒌等，都能解毒。

瓜蒌根治疗痈肿疮痛，可以消肿排脓。

瓜蒌实是瓜蒌的果实，跟瓜蒌根作用上有些不同。

竹叶

竹叶	
性味	甘、辛、淡，寒
归经	心、胃、小肠
主治	清热除烦，生津，利尿
运用	1. 用于热病烦渴。2. 用于口舌生疮，尿赤涩痛
药性	**寒 泻 降 散 润**

竹叶快速笔记

- 清代张石顽认为："竹叶兼行肌表，竹茹专清胃府，竹沥善透经络。"
- 清心利尿：连翘、木通、瞿麦、竹叶、淡竹叶。
- 禾本科植物：芦根＋竹叶＋淡竹叶＋薏苡仁＋玉米须＋麦芽＋稻芽＋白茅根＋竹茹＋天竺黄＋浮小麦＋糯稻根须。

竹叶是清心利尿的药。

竹叶用于热病烦渴或口舌生疮，尿赤涩痛。

最有名的是竹叶石膏汤。

竹叶、竹茹、竹沥的比较

药名	同	异	部位
竹叶	来自禾本植物竹，皆有清热之功	清热泻火，除烦止渴，利尿通淋	禾本科植物淡竹叶的干燥茎叶
竹茹		清热化痰，除烦止呕	禾本科植物青秆竹、大头典竹或淡竹的茎秆，取新鲜茎秆，除去外皮，将稍带绿色的中间层刮成丝条，或削成薄片
竹沥		咳嗽痰多，气喘胸闷，中风舌强，痰涎壅盛	禾本科植物粉绿竹、净竹及同属数种植物的鲜杆经加热后自然沥出的液体

竹叶相关药对

- 淡竹叶＋木通：治疗心经火热证。心胸烦热，口渴面赤，意欲饮冷，以及口舌生疮；或心热移于小肠，小便赤涩刺痛，舌红，脉数。

- 淡竹叶 + 荷梗：1. 夏日中暑诸症；2. 热性病由卫分转入气分，症见烦热、口渴、小便不利等；3. 小儿发热，小便短赤等症；4. 心热下移小肠，症见小便涩痛等；5. 湿热发黄诸症。
- 淡竹叶 + 石膏：1. 口舌生疮，牙龈肿痛，证属心胃热盛者；2. 温热病后期，余邪未清，低热不退，胸中烦闷，舌红、少苔等症；3. 糖尿病之烦热咳逆、干渴多饮等症。

栀子

栀子	
性味	苦，寒
归经	心、肝、肺、胃、三焦
主治	泻火除烦，清热利湿，凉血解毒
运用	1. 用于热病烦闷。2. 用于湿热黄疸。3. 用于血热出血。4. 用于热毒疮疡
药性	寒　泻　降　收　润

栀子快速笔记

- 栀子之性能收善降，可止胃酸反逆。
- 栀子通泻三焦火毒，使诸火毒下行从膀胱出。
- 栀子是治胸中懊侬的特效药。
- 一般都说：黄芩泻上焦火，黄连泻中焦火，黄柏泻下焦火。而栀子通泻三焦之火（生大黄泻上焦头目的热）。
- 五郁之法：香附开气郁，苍术除湿郁，川芎行血郁，栀子清火郁，神曲消食郁。
- 栀子是很好的消炎药，因为是茜草科植物，也有利于活血化瘀。
- 茜草科植物：栀子 + 白花蛇舌草 + 鸡矢藤 + 茜草 + 钩藤 + 巴戟天。

栀子能收能降，可以止胃酸反逆，有胃酸反逆的时候，大量一点的栀子可以很快解决。

栀子通泻三焦火，能使诸火毒下行从膀胱出，所以三焦火毒的时候会用栀子，有些人有湿热黄疸，用栀子就可以排出去，或者是血热出血、皮肤有问题等，都可以用栀子解毒。

栀子是治胸中懊侬的特效药，就是胸胁不舒服或是心烦、不畅快的时候，都可以用栀子。

泻火药的比较：

黄芩泻上焦火。

黄连泻中焦火。

黄柏泻下焦火。

栀子通泻三焦之火。

生大黄泻上焦头目脸面的火。

栀子、黄连、连翘的比较：

药名	同	异
栀子	除烦	治烦闷而胸中窒
黄连		治烦悸而心下痞
连翘		治烦汗而咽中痛

栀子治烦闷而胸中窒。

黄连治烦悸而心下痞（心悸、胃不舒服）。

连翘治烦汗而咽中痛（心烦、汗出、咽喉痛）。

栀子相关药对

- 茵陈蒿 + 栀子：治疗黄疸中的阳黄。
- 栀子 + 淡豆豉：外感风热，或温病初起诸症。
- 黄柏 + 栀子 + 连翘 + 薏苡仁：治疗湿热证型皮肤病。红疹，皮肤痒，皮肤发红，皮肤发热，皮肤痛，舌质红，苔黄腻，脉数。
- 黄连 + 黄芩 + 黄柏 + 栀子：治疗三焦火热（火毒）证。大热烦躁，口燥咽干，错语不眠；或热病吐血、衄血；或热甚发斑，或身热下利，或湿热黄疸；或外科痈疡疔毒，小便黄赤，舌红苔黄，脉数有力。
- 连翘 + 栀子：治疗疮痈肿毒，瘰疬结核。
- 连翘 + 栀子 + 黄柏：治疗小便赤，脚湿气（脚癣），湿疹，女性盆腔炎，阴道炎。
- 牡丹皮 + 栀子：治疗肝郁化火生热。烦躁易怒，舌偏红、苔薄黄，脉弦数。
- 连翘 + 栀子 + 黄芩：治疗疮痈肿毒，瘰疬结核。
- 酸枣仁 + 栀子：1. 心火过盛，以致烦躁不宁、失眠、多梦等症；2. 神经衰弱诸症。
- 生半夏 + 栀子 + 炮附子：咽喉痞塞感，咽下困难，通过障碍者。
- 栀子 + 黄连 + 甘草：用于胃和十二指肠溃疡、胃酸过多、慢性胃炎等。主诉空腹或食后上腹部疼痛、心下不快、火烧心、大便潜血阳性者，不甚衰弱者为宜。

夏枯草

夏枯草	
性味	辛、苦，寒
归经	肝、胆
主治	清肝明目，消肿散结
运用	1. 用于目赤肿痛、头痛眩晕，目珠疼痛。2. 用于瘰疬瘿瘤
药性	**寒　补　降　散　燥**

夏枯草快速笔记

- 【倪师验方】民间方使用单味夏枯草五钱，生鸡蛋带壳一只，用水二碗煮成一碗，将汤喝尽，去壳吃蛋，如果于健康时吃一剂，则终身不再犯扁桃腺炎。
- 调整生理时钟：夏枯草、夜交藤。
- 【验方】半夏和夏枯草各半同煎治失眠有奇效。半夏得阴而生，夏枯草得至阳而长，此阴阳配合，甚妙!
- 降眼压的单味药：夏枯草、半夏两种（冲泡来喝）。
- 治肝阳眩晕，目珠夜痛（高眼压）及瘰疬肿结之要药：夏枯草。
- 降血压：杜仲、夏枯草、决明子、青葙子、车前子、罗布麻、地龙、青木香、大蓟、小蓟、马兜铃、桑白皮、荠菜、臭梧桐、淫羊藿、山茱萸、豨莶草、山楂。
- 唇形科植物：紫苏＋香薷＋荆芥＋薄荷＋夏枯草＋黄芩＋藿香＋丹参＋益母草＋泽兰＋紫苏子。

关于夏枯草，在这特别提出我的老师倪海厦先生的一个验方：夏枯草五钱、生鸡蛋带壳一个，用两碗水煮成一碗，喝汤，剥壳吃蛋。在健康的时候吃一剂，终生不会有扁桃腺炎的问题。

这是夏枯草非常特殊的一个应用场合：调节生理时钟用夏枯草和夜交藤。现代人坐飞机常常有时差问题，造成生理时钟的混乱，这时候就可以用夏枯草和夜交藤来调理。还有个验方是半夏和夏枯草同煎治失眠，有奇效。“半夏得阴而生，夏枯草至阳而长”，半夏到了夏天的一半，水气渐多的时候开始生，所以叫半夏；夏枯草长到夏天最热、阳气最盛的时候就停下来，到夏天就会枯掉，所以叫夏枯草。这两个合在一起，阴阳配合，就可以治疗失眠。

夏枯草也是治疗肝阳晕眩、目珠夜痛（眼压高）及瘰疬肿痛的要药，所以夏枯草也可以作为清肝明目、消肿散结之用。

夏枯草也是降血压药。

夏枯草相关药对

- 蒲公英＋王不留行＋郁金＋夏枯草：治疗乳房囊性增生，乳房疼痛。
- 白及＋百部＋夏枯草：治疗肺痨（肺结核）。
- 生半夏＋夏枯草：1. 痰热为患，遏阻中焦，以致胸闷、头昏、头痛、失眠等症；2. 神经衰弱，证属阴阳失调者。
- 牡蛎＋夏枯草：1. 肝郁化火，虚风上扰，症见头晕，口苦心烦，夜寐多梦，耳鸣眼花等；2. 高血压病，证属虚风上扰者。
- 夏枯草＋决明子：1. 肝热目疾诸症；2. 肝肾不足，头痛、眩晕、目暗不明等症；3. 高脂血症。

- 浙贝母 + 夏枯草：1. 瘰疬（类似淋巴腺结核）诸症；2. 甲状腺肿大，甲状腺功能亢进。

决明子

决明子	
性味	甘、苦、咸，微寒
归经	肝、肾、大肠
主治	清肝明目，润肠通便
运用	1. 用于目赤肿痛，目暗不明。2. 用于头痛眩晕。3. 用于肠燥便秘
药性	**寒　泻　升　散　润**

决明子快速笔记

- 中医眼科常用药：枸杞子、菊花、决明子、石决明、九孔（即九孔鲍鱼，其壳为石决明）、茺蔚子、青葙子、谷精子、密蒙花、蕤仁、车前子。
- 名似物殊：草决明（青葙子），决明子，二者分属完全不同的物种，但都治眼疾。
- 生的决明子富含油质，可以助排便而降血压，炒决明子用在滋润眼睛的干涩。
- 润肠通便：火麻仁、郁李仁、柏子仁、核桃仁、桃仁、决明子、榧子、苏子、冬葵子、瓜蒌、当归、何首乌、黑芝麻、桑椹、肉苁蓉、胖大海、知母、生地黄、锁阳、杏仁。
- 降血压：杜仲、夏枯草、决明子、青葙子、车前子、罗布麻、地龙、青木香、大蓟、小蓟、马兜铃、桑白皮、荠菜、臭梧桐、淫羊藿、山茱萸、豨莶草、山楂。
- 豆科植物：葛根 + 淡豆豉 + 决明子 + 苦参 + 苦豆子 + 山豆根 + 绿豆 + 番泻叶 + 海桐皮 + 鸡骨草 + 刀豆 + 槐花 + 降香 + 鸡血藤 + 苏木 + 儿茶 + 皂荚 + 合欢皮 + 黄芪 + 白扁豆 + 甘草 + 补骨脂 + 沙苑子 + 胡芦巴。

决明子是眼科常用药，因为它可以清肝明目，所以目赤肿痛或目暗不明、视物模糊的时候，都可以用，还有眼睛肿痛、头痛、晕眩也可以用到它。

植物的种子都有油，油可以润肠，所以决明子可以润肠通便。

决明子也在降血压药物队伍里面。

“决明”的比较：

药名	同	异	物种
石决明	治眩晕、眼睛红 _ 眼睛充血 _ 眼表出血、眼睑发红、眼睑红肿	治翳病、视线模糊	鲍鱼的外壳
决明子		治头痛、眼睛痛、眼易流泪、畏光 _ 羞明、便秘	马蹄决明的种子
草决明		治翳病、视线模糊	此即青葙子，萋蒿的种子

石决明、决明子、草决明的名字中都含有“决明”二字，它们的共同点是可以治眼睛方面的问题，包括眩晕、眼睛充血、眼表出血、眼睑发红、眼睑红肿等。这三个药最大的差别是来自不同物种，石决明是鲍鱼的外壳，算是动物药，决明子是马蹄决明的种子，草决明又叫青葙子，是萋蒿的种子。再来看它们功能上的差异，石决明治翳病、视线模糊，草决明也可，决明子也有这些功能，但是特别擅长治头痛、畏光/羞明（眼睛怕光）、便秘。可以治便秘是因为决明子也是种子，润肠通便药里面大部分都是植物的种子，种子含丰富的油脂，所以可以润肠通便。

决明子相关药对

- 石决明 + 决明子：1. 肝热头昏，视物不明，目赤涩痛，头痛等症；2. 高血压、动脉硬化诸症。
- 夏枯草 + 决明子：1. 肝热目疾诸症；2. 肝肾不足，头痛、眩晕、目暗不明等症；3. 高脂血症。

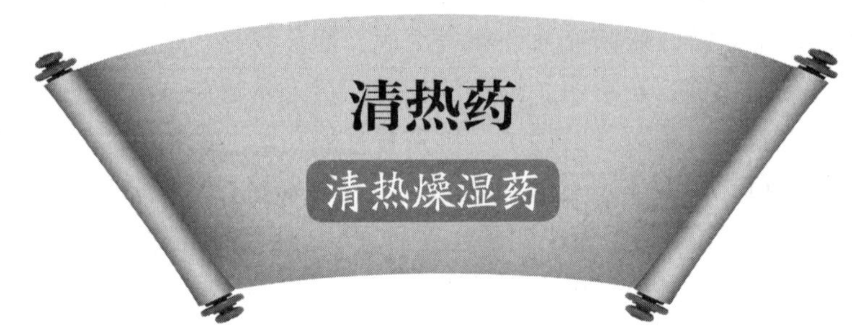

【药性寒热补泻分布表】

药性	温热药	平药	寒凉药
补药			
平药			椿皮 ☀
泻药			黄芩，黄连，黄柏 ☀，龙胆草 ☀，苦参，白鲜皮 ☀

【药性升降收散动力分布表】

药性	升性药	平药	降性药
散性药			白鲜皮 ☀
平药	苦参		
收性药		椿皮 ☀	黄芩，黄连，黄柏 ☀，龙胆草 ☀

【药性燥湿分布表】

湿性药	中性药	燥性药
		黄芩，黄连，黄柏，龙胆草，苦参，白鲜皮，椿皮

清热燥湿药一方面清热，二方面去掉湿邪，所以通常都比较燥。能清热的药，当然都是寒凉药了，没有温热药，甚至连平药都没有。动力方面，有降有升，有散有收，造成了功能上的不同。在清热燥湿药里面有很多大将，比方说黄芩、黄连、黄柏，这三个就是我们常用的三黄，还有龙胆草、苦参、白鲜皮、椿皮。

再来看功能的比较，它们的相同点都是清热燥湿，所以要看不同点。

清热药 _ 清热燥湿药的比较

药名	同	异
黄芩	清热燥湿	肝：胸胁苦满、黄疸、往来寒热 上焦：咽喉痛、流黄鼻涕、反复发烧 其他：胎动不安、皮肤溃疡、下利腹泻 _ 水泻
黄连		心：心烦、出血、皮肤溃疡、血尿便血、抑郁、失眠 消化道：下利腹泻 _ 水泻、心下痞、恶心、呕吐、腹痛
黄柏	清热燥湿	下焦：小便不利、下利腹泻 _ 水泻、尿量少、频尿、遗精、赤白带下、下肢疼痛 其他：黄疸、皮肤溃疡、风湿、跌打损伤、夜间盗汗、潮热
龙胆草		黄疸、出血、赤白带下、湿疹、小便短赤、眼睛红、四肢抽搐、阴部痒、阴囊湿疹、头痛
苦参		清热燥湿、杀虫、利尿、阴部痒、各种皮肤病、皮肤痒
白鲜皮		黄疸、皮肤溃疡、湿疹、小便短赤、皮肤痒
椿皮		涩肠止泻，止血、止带

黄芩：其主治可以分成三部分，第一是治疗肝的问题，胸胁苦满、黄疸、往来寒热；第二是治上焦的问题，咽喉痛、流黄鼻涕、反复发烧；第三是胎动不安、皮肤溃疡、下痢腹泻。

黄连：黄连跟心有关系，所以主治心烦、出血、皮肤溃疡、血尿、便血、抑郁、失眠；另外还跟消化道有关，所以主治腹泻、水泻、心下痞、恶心、呕吐、腹痛。

黄柏：黄柏偏下焦，主治小便不利、下利、尿量少、频尿、遗精、赤白带下、下肢疼痛等下焦的问题，另外还能治疗黄疸、皮肤溃疡、风湿跌打损伤、夜间盗汗、潮热。

龙胆草：龙胆草跟肝有关系，能治疗黄疸、出血、赤白带下、湿疹、小便短赤、眼睛红，四肢抽搐、阴部痒、阴囊湿疹、头痛。

苦参：杀虫，利尿，治阴部痒、各种皮肤病、皮肤痒。苦参是治疗皮肤病很好用的一个药。

白鲜皮：主治黄疸、皮肤溃疡、湿疹、小便短赤、皮肤痒。

椿皮：涩肠止泻，止血，止带，主要是防止不正常的液体流动。

黄芩

黄芩	
性味	苦，寒
归经	肺、胃、胆、大肠
主治	清热燥湿，泻火解毒，止血，安胎
运用	1. 用于湿温暑湿，黄疸泻痢，热淋涩痛。2. 用于肺热咳嗽。3. 用于热病烦渴，寒热往来。4. 用于咽喉肿痛，痈肿疮毒。5. 用于血热出血证。6. 用于胎动不安
药性	寒 泻 降 收 燥

黄芩快速笔记

- 黄芩功能：治烦痞利、出血。
- 天然抗生素、消炎药：黄连、黄芩、黄柏、连翘。
- 一般都说：黄芩泻上焦火，黄连泻中焦火，黄柏泻下焦火。而栀子通泻三焦之火。（生大黄泻上焦头目的热。）
- 但去心肺之热：黄连入心，黄芩入肺。（黄芩、黄连都可泻上焦火。）
- 黄芩是苦寒药，可是跟白术配在一起时就是安胎的圣药。
- 黄连黄芩性味相似，常协调作用。但黄芩善通，黄连善固，一动一静，是以小柴胡汤之柴胡为升提之动力药，配合的是黄芩而非黄连。
- 去青春痘：用赤小豆、薏仁、黄芩、连翘、金银花。
- 肺热甚：加鱼腥草、车前草、黄芩。
- 急性肺炎：麻杏甘石汤加冬瓜子、鱼腥草、黄芩。
- 四季咳嗽用药建议：
    - ◆ 春季：旋覆花、款冬花。
    - ◆ 夏天：麦冬、五味子、人参。
    - ◆ 秋天：麻黄、黄芩。
    - ◆ 冬天：麻黄根、干姜。
- 唇形科植物：紫苏＋香薷＋荆芥＋薄荷＋夏枯草＋黄芩＋藿香＋丹参＋益母草＋泽兰＋紫苏子。

黄芩的主要功能是治烦痞利和出血。

黄连、黄芩、黄柏、连翘都是天然的抗生素、消炎药，可以杀菌。

黄芩泻上焦火，黄连泻中焦火，黄柏泻下焦火，栀子通泻三焦之火，生大黄泻头面的热。

黄连入心，黄芩入肺。虽然前面说黄连泻中焦火，可黄连也可以泻上焦火，并无绝对界线，但至少黄连、黄芩是对应中上焦。

黄芩是苦寒药，但是跟白术合用的时候就是安胎圣药。

黄连、黄芩性味相似，常协调作用。黄芩的特性是善通，黄连的特性是善固，一动一静，所以小柴胡汤以柴胡作为提升的动力药，但配合的是黄芩，而非黄连。

治青春痘的药对：赤小豆、薏仁、黄芩、连翘、金银花。

肺热甚时，用鱼腥草、车前草、黄芩。

急性肺炎用麻杏甘石汤加上冬瓜子、鱼腥草、黄芩。

黄芩是胎热胎动的时候用，因为胎有热会造成胎动，一般是配伍白术。

黄芩相关药对

- 柴胡 + 黄芩：治疗邪在半表半里之少阳证，往来寒热。
- 黄芩 + 黄连：火热（火毒）证。大热烦躁，口燥咽干，错语不眠；或热病吐血、衄血；或热甚发斑，或身热下利；或外科痈疡疔毒，小便黄赤，舌红苔黄，脉数有力。
- 木香 + 白芍 + 黄芩：治疗湿热痢疾，下利腹痛便脓血，里急后重。
- 黄芩 + 瓜蒌 + 胆南星：治疗热痰证。痰黄稠，舌质红，苔黄腻而滑，脉滑数。
- 柴胡 + 黄芩 + 川芎 + 蔓荆子：治疗偏头痛、两侧头痛。
- 葛根 + 黄芩 + 黄连：治疗湿热下利；或糖尿病、高血压等症，兼有肩颈疼痛僵硬、舌苔黄腻、脉数。
- 木香 + 白芍 + 黄芩 + 醋延胡索：治疗下利腹痛。
- 柴胡 + 黄芩 + 连翘：治疗发热，或反复发烧。
- 黄连 + 黄芩 + 黄柏 + 栀子：治疗三焦火热（火毒）证。大热烦躁，口燥咽干，谵语不眠；或热病吐血、衄血；或热甚发斑，或身热下利，或湿热黄疸；或外科痈疡疔毒，小便黄赤，舌红苔黄，脉数有力。
- 金银花 + 连翘 + 芦根 + 大青叶 + 板蓝根 + 黄芩：治疗流行性乙型脑炎。
- 木香 + 槟榔 + 黄芩 + 白芍：治疗湿热痢疾，下利便脓血，里急后重。
- 石膏 + 鱼腥草 + 黄芩：治疗感冒肺炎、肺脓疡。咳嗽，痰黄稠，流黄鼻涕，舌红苔黄，脉数。
- 石膏 + 柴胡 + 黄芩：治疗感冒发高烧，反复发烧。舌质红，脉浮弦数。
- 连翘 + 栀子 + 黄芩：治疗疮痈肿毒，瘰疬结核。
- 荆芥 + 黄芩：感冒、流行性感冒，证属外感风寒，内有郁热者，恶寒发热，身痛无汗，口渴烦躁，脉浮紧或浮数。
- 黄芩 + 姜半夏：1. 邪居少阳，误下成痞；2. 温邪留恋，痰热互结，脾胃升降失调所致之痞证；3. 寒热互结，以致胸膈痞满、恶心呕吐、食欲不振诸症；4. 上焦有热，咳嗽吐痰；5. 胃酸过多，胃脘嘈杂等症。
- 槐花 + 黄芩：1. 实性高血压病，动脉硬化，表现为肝阳上亢、头昏目眩、头胀头痛、面红耳赤、口苦咽干、心烦不宁、大便干燥、小便黄赤等症者；2. 妇人崩漏下血不止，证属血热为患者。
- 白术 + 黄芩：1. 湿热内蕴，胎热升动，恶心呕吐，胎动不安等症；2. 习惯性流产诸症。
- 柴胡 + 黄芩 + 郁金 + 龙胆草：治疗肝病。此为治肝四宝。
- 大黄 + 黄连 + 黄芩：治疗便秘或大便不爽，疮疡恶疮肿疮，吐血衄血，心烦口渴，小便黄赤，舌红苔黄，脉数。

黄连

黄连	
性味	苦，寒
归经	心、肝、胃、大肠
主治	清热燥湿，泻火解毒
运用	1. 用于湿热中阻、脘痞呕恶，泻痢腹痛。2. 用于热病高热。3. 用于心烦失眠，胃热呕吐。4. 用于痈肿疮毒。5. 用于血热出血证
药性	**寒　泻　降　收　燥**

黄连快速笔记

- 天然抗生素、消炎药：黄连、黄芩、黄柏、连翘。
- 一般都说：黄芩泻上焦火，黄连泻中焦火，黄柏泻下焦火。而栀子通泻三焦之火。（生大黄泻上焦头目的热。）
- 但去心肺之热：黄连入心，黄芩入肺。（黄芩、黄连都可泻上焦火。）
- 黄连黄芩性味相似，常协调作用。但黄芩善通，黄连善固，一动一静，是以小柴胡汤之柴胡为升提之动力药，配合的是黄芩而非黄连。
- 治肝火犯胃呕逆之证：黄连、吴茱萸合而用之。(《丹溪心法》左金丸）
- ［比较］：黄连降血压，破坏红细胞；人参升高血压，可造血（故低血压，心脏休克、呼吸衰竭昏迷时可用人参）。
- 治湿热火郁、湿热泻痢之要药：黄连。
- 退虚热：知母、黄柏、牡丹皮、青蒿、白薇、地骨皮、银柴胡、胡黄连、秦艽、龟甲、鳖甲。
- 毛茛科植物：升麻＋黄连＋马尾连＋白头翁＋牡丹皮＋赤芍＋威灵仙＋川乌＋雪上一枝蒿＋附子＋猫爪草＋白芍。
- 玄参科植物：生地黄＋玄参＋胡黄连＋熟地黄。

黄连也是天然抗生素、消炎药。

治肝火犯胃呕逆之证时，就会合用黄连和吴茱萸，也就是《丹溪心法》里面的左金丸。吴茱萸是热药，黄连是寒药，一热一寒配合起来效果特别好，对肝火犯胃呕逆之证非常好用。

黄连是治湿热火郁与湿热泻痢的要药。

退虚热药里面也有黄连。虚热就是阴虚发热，也就是水液、阴液不足所造成的发热。比如，汽车引擎很热，而水箱里的水通过循环就能够降引擎的温度，所以人体水液不够的时候，身体就会发热，这就叫阴虚发热。

栀子、黄连、连翘的比较：

药名	同	异
栀子	除烦	治烦闷而胸中窒
黄连		治烦悸而心下痞
连翘		治烦汗而咽中痛

这三个都是除烦的药，差别在于黄连主治烦悸而心下痞，不但心烦，而且心悸，并且胃不舒服。

黄连相关药对

- 葛根＋黄连：治疗湿热痢疾。
- 干姜＋黄连：治疗寒热互结之胃脘痞满、泛酸、泄泻、痢疾等症。
- 黄连＋吴茱萸：肝郁化火导致胃失和降，胁肋胀痛，呕吐吞酸，嘈杂嗳气，口苦，舌红苔黄，脉象弦数等。
- 黄芩＋黄连：火热（火毒）证。大热烦躁，口燥咽干，错语不眠；或热病吐血、衄血；或热甚发斑，或身热下利；或外科痈疡疔毒，小便黄赤，舌红苔黄，脉数有力。
- 黄连＋肉桂：治疗肾阴虚心火旺、心肾不交之心悸失眠。
- 姜半夏＋黄连：治疗寒热互结于中焦之痞滞。
- 阿胶＋黄连：治疗热病伤阴，阴虚火旺之心烦不寐。
- 黄连＋木香：治疗湿热痢疾，下利便脓血，里急后重。
- 朱砂＋黄连：治疗心火亢盛之心悸失眠。
- 地榆炭＋生地黄＋黄连＋槐花＋侧柏叶：治疗各种热性出血证，如吐血、咯血、衄血、便血、崩漏及血痢等。
- 葛根＋黄芩＋黄连：治疗湿热下利；或糖尿病、高血压等症，兼有肩颈疼痛僵硬、舌苔黄腻、脉数。
- 黄连＋瓜蒌：治疗胸脘痞闷，按之则痛，或咳痰黄稠，舌苔黄腻，脉滑数。
- 黄连＋黄芩＋黄柏＋栀子：治疗三焦火热（火毒）证。大热烦躁，口燥咽干，错语不眠；或热病吐血、衄血；或热甚发斑，或身热下利，或湿热黄疸；或外科痈疡疔毒，小便黄赤，舌红苔黄，脉数有力。
- 白芍＋黄连：治疗下利腹痛，肛门灼热。
- 黄连＋黄明胶＋生地黄：治疗肺痨（肺结核）引起的咳血，舌质红，脉细数。
- 黄连＋细辛：1. 牙痛、齿龈肿痛，证属胃火上炎者；2. 口舌生疮、溃疡，证属心火上炎者。
- 黄连＋吴茱萸＋血余炭：1. 肝郁化火，胁肋胀痛，呕吐吞酸，嘈杂嗳气，口苦纳呆，胃脘疼痛（胃、十二指肠溃疡均宜使用）等症；2. 急性肠炎，慢性肠炎，痢疾诸症。

- 黄连＋吴茱萸＋蚕沙：1. 湿热内蕴，肠胃传化功能失调，以致纳呆脘满、恶心呕吐、吞酸嘈杂、腹胀腹痛、泄泻等症；2. 慢性痢疾，半痢半粪等症。
- 丹参＋黄连：1. 神经衰弱，证属心火亢盛，内扰心神之心烦、失眠等；2. 痈疖疮毒诸症。
- 炮附子＋黄连：1. 冠心病，心悸，心律失常，证属寒热错杂者；2. 咯血，呕吐，口舌生疮，心烦不寐，膝下、足趾冰冷，证属上热下寒者；3. 慢性泄泻，慢性痢疾，证属脾肾阳虚者；4. 慢性胃炎，溃疡病，证属寒热错杂者；5. 胆道蛔虫症，肠蛔虫症，证属寒热错杂者。
- 大黄＋黄连＋黄芩：治疗便秘或大便不爽，疮疡恶疮肿疮，吐血衄血，心烦口渴，小便黄赤，舌红苔黄，脉数。
- 栀子＋黄连＋甘草：用于胃和十二指肠溃疡、胃酸过多、慢性胃炎等。主诉空腹或食后上腹部疼痛、心下不快、火烧心、大便潜血阳性者。不甚衰弱者为宜。

黄柏

黄柏	
性味	苦，寒
归经	肾、膀胱、大肠
主治	清热燥湿，泻火解毒
运用	1. 用于湿热带下，热淋，足膝肿痛，泻痢，黄疸。2. 用于疮疡肿毒，湿疹，湿疮。3. 用于阴虚发热，遗精盗汗
药性	寒　泻　降　收　燥

黄柏快速笔记

- 知母、黄柏是苦寒药，久服会伤脾胃，女性久服则绝孕。
- 天然抗生素、消炎药：黄连、黄芩、黄柏、连翘。
- 一般都说：黄芩泻上焦火，黄连泻中焦火，黄柏泻下焦火，而栀子通泻三焦之火。（生大黄泻上焦头目的热。）
- 黄柏能清下焦的药，例如尿道炎常用黄柏。
- 惟急以黄柏之苦以坚肾，则能制龙家之火（朱丹溪语）。←封髓丹（黄柏、砂仁、甘草）。
- 治痛风三药：苍术、黄柏、牛膝。欲破坏痛风石→用威灵仙（内含秋水仙素）（威灵仙治痛风和诸骨哽）。
- 尿酸性关节炎：苍术、黄柏、牛膝（三妙散）（＋薏苡仁：四妙散）。
- 燥湿止痒药：苍术、黄柏、苦参。

- 头皮屑、头皮痒、头皮出油的水煮洗液：麻杏甘石汤＋苍耳子、苦参根、苦参、黄柏、百部、连翘。(这几味药有抑制细菌、病毒成长的效果)
- 病毒或湿热引起的阴道炎：黄柏、百部、苦参子、蛇床子、连翘(除臭用药：土茯苓、百部)。
- 退虚热：知母、黄柏、牡丹皮、青蒿、白薇、地骨皮、银柴胡、胡黄连、秦艽、龟甲、鳖甲。
- 芸香科植物：黄柏＋白鲜皮＋吴茱萸＋花椒＋陈皮＋青皮＋枳实＋佛手＋香橼。

黄柏是一个苦寒药。

知母和黄柏都是苦寒药，久服伤脾胃，女性久服则会绝孕。黄柏是天然的抗生素、消炎药。

黄柏是清下焦的药，所以是尿道炎的常用药。

朱丹溪先生说："惟急以黄柏之苦以坚肾，则能制龙家之火。"龙家是肾，因为龙在传统文化里是管下雨治水的，所以龙家就是指肾。肾火就要用黄柏，所以封髓丹里面有黄柏、砂仁、甘草，能够把火往下带，能够坚肾。

治痛风的三药是苍术、黄柏、牛膝，当尿酸过高时，这三个药要一起用。要破坏痛风石，再加上威灵仙。专治尿酸性关节炎的方是三妙散，也就是苍术、黄柏、牛膝。如果再加薏仁，则形成四妙散，效果更好。

燥湿止痒药有苍术、黄柏、苦参，湿疹的时候，这三个特别有用。

黄柏也是退虚热的药。

黄柏是一个退黄疸的寒泻药，它也是一个收降的药。

黄柏相关药对

- 肉桂＋黄柏：治疗肾虚小便不利，尿闭。
- 苍术＋黄柏：治疗湿热痹证，如痛风等局部红肿疼痛。
- 知母＋黄柏：治疗阴虚潮热，骨蒸盗汗。
- 黄柏＋石膏：治疗汤火烫伤及湿疹。
- 黄柏＋栀子＋连翘＋薏苡仁：治疗湿热证的皮肤病。红疹，皮肤痒，皮肤发红，皮肤发热，皮肤痛，舌质红苔黄腻，脉数。
- 黄连＋黄芩＋黄柏＋栀子：治疗三焦火热(火毒)证。大热烦躁，口燥咽干，错语不眠；或热病吐血、衄血；或热甚发斑，或身热下利，或湿热黄疸；或外科痈疡疔毒，小便黄赤，舌红苔黄，脉数有力。
- 连翘＋栀子＋黄柏：治疗小便赤，脚湿气(脚癣)，湿疹，女性盆腔炎，阴道炎。
- 知母＋黄柏＋紫油肉桂：1. 糖尿病，表现为"肾消"，也叫"下消"者，症见多尿，小便混浊、如膏如脂等。2. 糖尿病兼见下身瘙痒者。
- 知母＋黄柏＋玄参：阴虚有火之证。症见发热盗汗、口干咽燥、消瘦、大便干燥，舌质红、脉细数。

龙胆草

龙胆草	
性味	苦，寒
归经	肝、胆、膀胱
主治	清热燥湿，泻肝火
运用	1. 用于阴肿阴痒，带下，湿疹，黄疸。2. 用于肝火头痛，肝热目赤，高热抽搐
药性	**寒　泻　降　收　燥**

龙胆草快速笔记

- 龙胆草治三焦热盛、一切实热火毒、湿热带下之痢疾、疮疡肿痛，功效同于三黄。
- 龙胆草苦涩大寒，需用酒炒以免伤脾胃。
- 治肝经湿热，实火之要药：龙胆草。

龙胆草治三焦热盛、一切实热火毒、湿热带下之痢疾、疮疡肿痛。有人认为它的功效等同三黄（黄连、黄芩、黄柏），所以它的力量是很强的。

龙胆草苦涩大寒，要用酒炒一下，以免伤到脾胃。

它是治肝经湿热或实火的要药。实火有时候就是阳实的火。

龙胆草跟黄柏一样是在寒泻药里面，也是一个降、收的药。

龙胆草相关药对

- 柴胡 + 黄芩 + 郁金 + 龙胆草：治疗肝病。此为治肝四宝。

苦参

苦参	
性味	苦，寒
归经	心、肝、胃、大肠、膀胱
主治	清热燥湿，杀虫，利尿
运用	1. 用于湿热之泻痢、黄疸、带下。2. 用于皮肤瘙痒、疥癣、麻风。3. 用于小便涩痛
药性	**寒　泻　升　燥**

苦参快速笔记

- 燥湿止痒药：苍术、黄柏、苦参。
- 头皮屑、头皮痒、头皮出油的水煮洗液：麻杏甘石汤 + 苍耳子、苦参根、苦参、黄柏、百部、连翘。（这几味药有抑制细菌、病毒成长的效果。）

- 病毒或湿热引起的阴道炎：黄柏、百部、苦参子、蛇床子、连翘（除臭的部分：土茯苓、百部）。
- 豆科植物：葛根 + 淡豆豉 + 决明子 + 苦参 + 苦豆子 + 山豆根 + 绿豆 + 番泻叶 + 海桐皮 + 鸡骨草 + 刀豆 + 槐花 + 降香 + 鸡血藤 + 苏木 + 儿茶 + 皂荚 + 合欢皮 + 黄芪 + 白扁豆 + 甘草 + 补骨脂 + 沙苑子 + 胡芦巴。

苦参是燥湿止痒药，也是治黄疸的药。

苦参跟龙胆草和黄柏一样都是寒泻的药。它在动力学上面是升性药，但是它基本没有收或散性。其实苦参在皮肤病、皮肤瘙痒、疥癣方面都会用到，不止内用，也常常外用。

药名	同	异	物种
苦参	清热解毒药	毒性不大，可内用、外用	豆科植物苦参的干燥根
苦参子		毒性甚大，一般只适合外用	苦木科植物鸦胆子的成熟果实

苦参相关药对

- 苦参 + 女贞子：对治各种癌症放疗、化疗过程中伴有的骨髓抑制和免疫抑制毒副反应诸症。

白鲜皮

白鲜皮	
性味	苦，寒
归经	脾、胃
主治	清热燥湿，解毒，祛风
运用	1. 用于湿热疮毒、湿疹、疥癣。2. 用于湿热黄疸。3. 用于湿热痹痛
药性	寒　泻　降　散　燥

白鲜皮快速笔记

- 白鲜皮是治黄的专药，治急性黄疸（瞬间突然发的鲜黄）。
- 白鲜皮是湿癣、湿疹的用药。
- 芸香科植物：黄柏 + 白鲜皮 + 吴茱萸 + 花椒 + 陈皮 + 青皮 + 枳实 + 佛手 + 香橼。

白鲜皮是治黄专药，治疗急性黄疸（瞬间发的鲜黄）。清热燥湿药在黄疸治疗上多有作用。

白鲜皮也是寒泻药，而且是降散药。

白鲜皮是治湿癣、湿疹的用药。因为它是燥湿药，当然是治湿疹的。

椿皮

椿皮	
性味	苦、涩，寒
归经	大肠、肝
主治	清热燥湿，涩肠止泻，止血止带
运用	1. 用于湿热泻痢，久泻久痢。2. 赤白带下。3. 崩漏，便血，痔血。4. 杀虫
药性	**寒　收　燥**

椿皮又叫椿根皮，它的特点是治疗赤白带下。事实上，椿皮一般拿来治疗黄带比较多，这是其特殊用法。

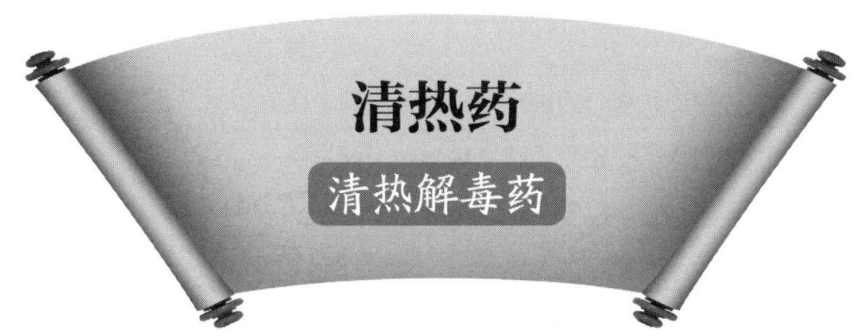

【药性寒热补泻分布表】

药性	温热药	平药	寒凉药
补药		土茯苓	
平药			
泻药			金银花，连翘，大青叶，板蓝根，蒲公英，野菊花，鱼腥草，败酱草，白头翁，射干，绿豆

【药性升降收散动力分布表】

药性	升性药	平药	降性药
散性药		大青叶，板蓝根，野菊花，败酱草	金银花，连翘，蒲公英，鱼腥草，射干
平药		土茯苓	绿豆
收性药		白头翁	

【药性燥湿分布表】

湿性药	中性药	燥性药
	大青叶，板蓝根，蒲公英，败酱草，白头翁，射干，绿豆	金银花，连翘，野菊花，鱼腥草，土茯苓

清热解毒药除了要清掉身体的热之外，还要排毒，排疮疡毒，处理一些皮肤问题。清热解毒药在药性分布上，没有温热药，以寒凉药为多。值得注意的是没有升性药，因为在解毒的过程里面，我们不希望药性有提升作用，而是希望都能够肃降。清热解毒药里面没有润性药，以燥性和平性为多，因为在解毒过程中，我们不希望增加身体的水液。以上是清热解毒药的药性分布特点。

在来看功能上的比较，它们的共同点都是清热解毒的，但是每个之间也有所差异。

清热药 _ 清热解毒药的比较

药名	同	异
金银花	清热解毒	各种皮肤病、痈肿疔疮阳证、下利、便血
连翘		消痈散结、化脓、疏散风热、消炎杀菌
大青叶		疮痈丹毒、口舌喉疮、咽痛
板蓝根		头痛，喉痛、身发斑疹
蒲公英		疮痈，乳痈，内痈、热淋，黄疸
野菊花		疮痈疔肿、咽喉肿痛、风火赤眼
鱼腥草		肺热肺痈、排脓、排鼻涕、利尿通淋
败酱草		肠痈、排脓
土茯苓		梅毒、利咽，通利关节
白头翁		热毒血痢
射干		利咽祛痰
绿豆		消暑、利尿、食物中毒
• 肺：连翘、鱼腥草 • 肠：金银花、败酱草、白头翁 • 咽：大青叶、板蓝根、野菊花、土茯苓、射干 • 乳：蒲公英		

金银花：常用于各种皮肤病、下利、便血。

连翘：能消痈散结，化脓，疏散风热，消炎杀菌。

大青叶：常用于疮疡丹毒、口舌喉疮、咽痛。

板蓝根：用于头痛、喉痛、身体发斑。

蒲公英：用于疮痈、乳痈、内痈、热淋、黄疸。

野菊花：用于疮痈疔肿、咽喉肿痛、风火赤眼。

鱼腥草：鱼腥草跟肺有关，可以排脓，排鼻涕，在下焦能利尿通淋。

败酱草：主要用于肠痈，排脓。

土茯苓：土茯苓的作用，除了利咽喉、通关节之外，最重要的特点是治疗梅毒。

白头翁：治疗血痢、阿米巴痢疾，它是治疗协热利的药。

射干：射干是利咽祛痰的，还可以止咳。

绿豆：绿豆有消暑、清热利尿的功能，另外在食物中毒的时候也会用到。

清热解毒药的功能有一定相近，我们可以按照它们着重治疗的部位来分成以下几组：

跟肺有关的是连翘、鱼腥草，像肺痈、化脓这一类的就会用到。

跟肠有关的是金银花、败酱草跟白头翁。

跟咽喉有关的特别多，包括大青叶、板蓝根、野菊花、土茯苓和射干。

跟乳房有关的是蒲公英。

如果能够掌握各种清热解毒药作用于什么部位，临床用起来就会一目了然。

金银花

金银花	
性味	甘，寒
归经	肺、心、胃
主治	清热解毒，疏散风热
运用	1. 疮痈疔肿。2. 外感风热，温病初起。3. 热毒血痢
药性	寒 泻 降 散 燥

金银花快速笔记

- 抗过敏药（皮肤病常用）：连翘，蝉蜕，僵蚕，防风，地龙，金银花，玄参，桑白皮。
- 金银花、地骨皮用水浸后都可以用来止痒。
- 甘草、金银花，对于缓解体内毒素和病毒入侵的作用很明显。
- 去青春痘：用赤小豆、薏仁、黄芩、连翘、金银花。
- 连翘会抑制胃酸，金银花可以增加胃酸，二者合用相辅相成来治疗皮肤的红肿热痛，是很好的消炎药。
- 治疗一切痈肿疔疮阳证之要药：金银花。
- 忍冬科植物：金银花 + 忍冬藤。

金银花除了能清热解毒、疏散风热之外，主要是作为皮肤病常用的抗过敏药。

金银花和地骨皮用水浸泡以后，都可以用来止痒。就是把金银花和地骨皮泡水后，涂在皮肤表面做外用止痒。

金银花和甘草对于缓解体内病毒和毒素入侵的作用相当明显，所以金银花、甘草是常用的解毒药。

在去青春痘的药物队伍里面，金银花也赫然入列。

连翘和金银花合起来可以治疗皮肤的红肿热痛，是很好的消炎药。

连翘会抑制胃酸，让胃酸分泌变少，金银花会增加胃酸，两者合用相辅相成，不会增加太多胃酸，也不会抑制太多胃酸，对胃比较好。

金银花还是治疗一切皮肤病、疮疡、肿、疔疮阳证的要药。

金银花相关药对

- 金银花 + 连翘：治疗外感风热，温病初起，咽喉疼痛，痈肿疔毒疮疡。
- 板蓝根 + 金银花：治疗风热证的皮肤病，红疹，德国麻疹。

- 石膏 + 金银花 + 连翘：治疗发热，咽喉疼痛，舌质红，苔薄白，脉浮数。
- 金银花 + 连翘 + 芦根 + 大青叶 + 板蓝根 + 黄芩：治疗流行性乙型脑炎。
- 金银花 + 土茯苓：治疗梅毒的要药。
- 金银花 + 忍冬藤：1. 温病初起，邪在卫分者，或外感风热，以致发热恶风、咽喉肿痛、四肢酸楚疼痛等症；2. 疮疡红肿诸症；3. 热痹（类似结节性红斑，风湿性关节炎有风湿活动者）诸症；4. 脉管炎诸症。
- 金银花 + 蒲公英：乳癌、乳痈，乳房局部红肿热痛或乳房患处发热。

连翘

连翘	
性味	苦，微寒
归经	肺、心、胆
主治	清热解毒，消痈散结，疏散风热
运用	1. 疮痈肿毒，瘰疬结核。2. 外感风热，温病初起
药性	寒　泻　降　散　燥

连翘快速笔记

- 抗过敏药（皮肤病常用）：连翘、蝉蜕、僵蚕、防风、地龙、金银花、玄参、桑白皮。
- 天然抗生素、消炎药：黄连、黄芩、黄柏、连翘。
- 【倪师】不管是甲状腺肿瘤、鼻咽癌、淋巴腺肿瘤、扁桃腺肿瘤，只要是喉咙这一段有硬块，一定要用桔梗和连翘（甚者加巴豆）。
- 连翘：外感风热 + 咽痛。
- 去青春痘：用赤小豆、薏仁、黄芩、连翘、金银花。
- 连翘是内服的皮肤消炎药，可是过了两钱就伤胃。
- 连翘会抑制胃酸，金银花可以增加胃酸，二者合用相辅相成来治疗皮肤的红肿热痛，是很好的消炎药。
- 化脓药：桔梗、枳实、连翘。
- 诸痛痒疮皆属于心火，药用连翘。
- 保护血管、强化微血管、治疗热迫血妄行：白茅根、藕节、连翘。
- 头皮屑、头皮痒、头皮出油的水煮洗液：麻杏甘石汤 + 苍耳子、苦参根、苦参、黄柏、百部、连翘。（这几味药有抑制细菌、病毒成长的效果。）
- 病毒或湿热引起的阴道炎：黄柏、百部、苦参子、蛇床子、连翘（除臭的部分：土茯苓、百部）。

- “疮家圣药”：连翘。
- 清心利尿：连翘、木通、瞿麦、竹叶、淡竹叶。
- 木犀科植物：秦皮 + 连翘 + 女贞子。

连翘是皮肤病常用的一个抗过敏药，而且是天然的抗生素，可以杀菌。中医的杀菌药除了三黄以外，另外一个就是连翘。

倪海厦老师说不管是甲状腺肿瘤、鼻咽癌、淋巴腺肿瘤、扁桃腺肿瘤，只要喉咙这一段有硬块，就用桔梗和连翘。如果又再严重一点，喉咙都没有办法通过食物，吞咽困难，再加巴豆，这是很极端、很强的药。

在外感风热、咽痛的时候，可以用连翘。

连翘也是去青春痘小队里的一员，赤小豆、薏苡仁、黄芩、连翘、金银花合起来就可以组成一个比较强的去青春痘的药。

连翘是内服的皮肤消炎药，可是过了两钱就伤胃，所以要注意，虽然它治皮肤病很好，但是不要吃太多。因为连翘会抑制胃酸，最好跟金银花一起用，以避免这个问题。中药之所以有药对、君臣佐使，就是为了减缓中药在治病的同时造成的副作用。

连翘也是有名的化脓药。如果要排脓，桔梗、枳实、连翘可以一起用。

“诸痛痒疮皆属于心火，药用连翘。”连翘是疮家圣药，是治疗皮肤病的一个重要的药。

栀子、黄连、连翘都能除心烦，但连翘的特点是烦汗而咽中痛。

连翘相关药对

- 金银花 + 连翘：治疗外感风热，温病初起，咽喉疼痛，痈肿疔毒疮疡。
- 黄柏 + 栀子 + 连翘 + 薏苡仁：治疗湿热证的皮肤病。红疹，皮肤痒，皮肤发红，皮肤发热，皮肤痛，舌质红苔黄腻，脉数。
- 石膏 + 金银花 + 连翘：治疗发热，咽喉疼痛，舌质红，苔薄白，脉浮数。
- 柴胡 + 黄芩 + 连翘：治疗发热，或反复发烧。
- 连翘 + 栀子：治疗疮痈肿毒，瘰疬结核。
- 连翘 + 栀子 + 黄柏：治疗小便赤，脚湿气（脚癣），湿疹，女性盆腔炎，阴道炎。
- 金银花 + 连翘 + 芦根 + 大青叶 + 板蓝根 + 黄芩：治疗流行性乙型脑炎。
- 连翘 + 薏苡仁：治疗各种皮肤病，皮肤痒，疮痈，急性化脓。
- 连翘 + 栀子 + 黄芩：治疗疮痈肿毒，瘰疬结核。
- 蔓荆子 + 连翘：1. 风热聚于上焦，以致头昏、头痛、发热等症；2. 风火头痛，暴发火眼等症。
- 牛蒡子 + 连翘：1. 热聚上焦，以致口舌生疮、牙龈肿痛、咽喉肿痛等症；2. 痈肿疮疡诸症；3. 风热痒疹、斑疹等症；4. 面瘫（面神经麻痹）初期，证属病毒感染，耳后乳突、翳风穴周围疼痛者宜用。

大青叶

大青叶	
性味	苦，大寒
归经	心、肺、胃
主治	清热解毒，凉血消斑
运用	1. 疮痈丹毒，口疮，咽痛。2. 外感风热，温病初起。3. 热入营血，高热斑疹
药性	寒

大青叶快速笔记

- 十字花科的菘蓝，其根叫板蓝根，它的叶子叫大青叶。大青叶浓缩成的粉剂叫青黛。
- 大青叶直接杀病毒，板蓝根增加淋巴免疫力而间接杀病毒。大青叶偏向泻，板蓝根偏向补。消除癌细胞可以用到青黛。
- 大青叶有黄酮素可促伤口愈合。（蜂胶也有黄酮素可愈合伤口。）
- 治血热毒盛所致诸症之要药：大青叶。
- 十字花科植物：大青叶＋板蓝根＋荠菜＋莱菔子＋白芥子＋葶苈子。

十字花科的菘蓝的根叫板蓝根，叶子就是大青叶，大青叶浓缩制成的粉剂叫青黛。青黛、大青叶、板蓝根，因为部位不同，作用也有差异。大青叶是直接杀病毒，板蓝根是增加淋巴免疫力而间接杀病毒；大青叶偏泻，板蓝根偏补；消除癌细胞用青黛，毕竟它是浓缩粉剂。

大青叶有黄酮素可以促进伤口愈合。很多人都知道蜂胶对于愈合伤口效用很大，但比较难买到，也比较贵，而大青叶就比较便宜。

大青叶是治血热毒盛所致诸症的要药。

大青叶相关药对

- 大青叶＋板蓝根：治疗营气两燔之发斑及咽喉肿痛。
- 金银花＋连翘＋芦根＋大青叶＋板蓝根＋黄芩：治疗流行性乙型脑炎。

板蓝根

板蓝根	
性味	苦，寒
归经	心、胃
主治	清热解毒，凉血利咽
运用	1. 温病发热，头痛，喉痛或身发斑疹。2. 大头瘟疫，丹毒痄腮
药性	寒　泻　散

板蓝根快速笔记

- 十字花科的菘蓝，其根叫板蓝根，它的叶子叫大青叶。大青叶浓缩成的粉剂叫青黛。
- 大青叶是直接杀病毒，板蓝根是增加淋巴免疫力而间接杀病毒。大青叶偏向泻，板蓝根偏向补。消除癌细胞可以用到青黛。
- 山葵、萝卜、板蓝根都是同科，都含有辣素可杀菌。
- 利咽：薄荷、牛蒡子、板蓝根、射干、山豆根、马勃、玄参、巴豆、牛黄、胖大海、桔梗。
- 十字花科植物：大青叶＋板蓝根＋荠菜＋莱菔子＋白芥子＋葶苈子。
  板蓝根和山葵、萝卜都是同科的，也都含有辣素可以杀菌。
  板蓝根也在利咽药物队伍里面。

板蓝根相关药对

- 大青叶＋板蓝根：治疗营气两燔之发斑及咽喉肿痛。
- 板蓝根＋金银花：治疗风热证的皮肤病，红疹，德国麻疹。
- 金银花＋连翘＋芦根＋大青叶＋板蓝根＋黄芩：治疗流行性乙型脑炎。
- 板蓝根＋山豆根：1. 咽喉肿痛；2. 牙龈肿痛；3. 口舌生疮等症。
- 板蓝根＋玄参：阴虚火旺，虚火上炎，所引起的咽喉肿痛、口干舌红、脉细数等。

蒲公英

蒲公英	
性味	苦、甘，寒
归经	肝、胃
主治	清热解毒，利湿
运用	1. 疮痈，乳痈，内痈。2. 热淋，黄疸
药性	寒　泻　降　散

蒲公英快速笔记

- 蒲公英是菊科植物，蒲公英是治疗乳房肿瘤的要药。
- 蒲公英、茵陈蒿是排出胆红素的止痒药。
- 蒲公英有侵蚀性，直接外敷蒲公英会令伤口破溃。
- 强化肝脏功能的菊科植物：苍术、白术、莴苣、红凤菜、牛蒡、蒲公英。

- 乳痈：蒲公英、漏芦、丝瓜络、远志。
- 菊科植物：苍耳子＋鹅不食草＋牛蒡子＋菊花＋蒲公英＋野菊花＋漏芦＋千里光＋青蒿＋豨莶草＋雪莲花＋佩兰＋苍术＋茵陈＋木香＋鹤虱＋小蓟＋大蓟＋艾叶＋红花＋刘寄奴＋旋覆花＋紫菀＋款冬花＋白术＋墨旱莲。

蒲公英是菊科的植物，菊科的植物都有解毒清热的作用。

蒲公英是治疗乳房肿瘤的要药。

蒲公英和茵陈蒿都是排出胆红素的止痒药。胆红素会造成皮肤瘙痒，排出它就可以止痒。

蒲公英有一种侵蚀性，直接外敷会让伤口破溃，要特别小心。

菊科植物对肝特别好，苍术、白术、莴苣、红风菜、牛蒡、蒲公英都是菊科植物里能够加强肝功能的。

乳痈会用到蒲公英、漏芦、丝瓜络和远志，也是治疗乳房肿瘤的药物队伍。

蒲公英相关药对

- 蒲公英＋紫花地丁：治疗乳痈、疔疮等一切阳性疮疡。
- 虎杖＋蒲公英：治疗黄疸，眼睛发黄。
- 蒲公英＋王不留行＋郁金＋夏枯草：治疗乳房囊性增生，乳房疼痛。
- 甘草＋蒲公英：1. 咽喉肿痛，口舌生疮，证属热毒炽盛者；2. 眼疾肿疼，或胬肉遮睛，或赤脉络目，或目睛胀疼，或目疼连脑，或羞明多泪，一切虚火实热之证（张锡纯蒲公英汤）。
- 金银花＋蒲公英：乳癌、乳痈，乳房局部红肿热痛或乳房患处发热。

野菊花

野菊花	
性味	苦、辛，微寒
归经	肺、肝
主治	清热解毒
运用	1. 用于疮痈疔肿。2. 用于咽喉肿痛，风火赤眼
药性	寒　泻　散　燥

野菊花快速笔记

- 菊科植物：苍耳子＋鹅不食草＋牛蒡子＋菊花＋蒲公英＋野菊花＋漏芦＋千里光＋青蒿＋豨莶草＋雪莲花＋佩兰＋苍术＋茵陈＋木香＋鹤虱＋小蓟＋大蓟＋艾叶＋红花＋刘寄奴＋旋覆花＋紫菀＋款冬花＋白术＋墨旱莲。

药名	同	异
菊花	都是菊科（同科不同种）	口感比较好，微甜。仅用花朵。用来散风清热、平肝明目
野菊花		口感不好，苦。全株入药。清热解毒泻火的效力更强

野菊花和菊花都是菊科的，可是不同种。菊花口感好，比较甜，就用花朵而已。野菊花口感不好，很苦，全株入药，但是清热解毒泻火力更强，更有效。

野菊花能治疗咽喉肿痛、风火赤眼和疔疮肿痛。

鱼腥草

鱼腥草	
性味	辛，微寒
归经	肺
主治	清热解毒，消痈排脓，利尿通淋
运用	1. 肺痈，肺热咳嗽。2. 热毒疮痈。3. 热淋
药性	寒

鱼腥草快速笔记

- 湿的鱼腥草有很浓的鱼腥味，干品则无。
- 鼻涕浓而擤不出，用鱼腥草左右轮流塞鼻则鼻涕可出。此法亦可去鼻息肉。
- 肺热甚：加鱼腥草、车前草、黄芩。
- 四君子汤加上鱼腥草，治疗肺癌。
- 急性肺炎：麻杏甘石汤加冬瓜子、鱼腥草、黄芩。
- 治疗痔疮时加上鱼腥草有缓下止血的作用。
- 治肺痈之要药：鱼腥草。
- 肺痈：鱼腥草、薏苡仁、瓜蒌。
- 三白草科植物：鱼腥草。

鱼腥草是一个很特别的药，湿的鱼腥草有很浓的鱼腥味，干了以后就没有味道。

鼻涕浓而擤不出来，干鱼腥草左右塞鼻子，鼻涕就可以流出来，鼻塞就会通，还可以去鼻息肉。

肺热甚时，加上鱼腥草、车前草和黄芩。

四君子汤加鱼腥草，可以治疗肺癌。

急性肺炎用麻杏甘石汤加上冬瓜子、鱼腥草和黄芩。

治疗痔疮时，加上鱼腥草会有缓下止血的作用。

鱼腥草的归经只到肺，所以跟肺最有关系，是治肺痈的要药，排脓、去肺热、咳嗽都会用到。

肺痈要药是鱼腥草、薏苡仁、瓜蒌。

鱼腥草相关药对

- 石膏 + 鱼腥草 + 黄芩：治疗感冒肺炎、肺脓疡。咳嗽，痰黄稠，流黄鼻涕，舌红苔黄，脉数。

败酱草

败酱草	
性味	辛、苦，微寒
归经	肝、胃、大肠
主治	清热解毒，消痈排脓，祛瘀止痛
运用	1. 用于肠痈，肺痈，疮痈。2. 用于产后瘀阻腹痛
药性	**寒 泻 散**

败酱草快速笔记

- 败酱草的一字联想：脓。
- 治疗肠痈之要药：红藤、败酱草（薏苡附子败酱散）。
- 肠痈：红藤、败酱草、牡丹皮、络石藤、薏苡仁、瓜蒌、大黄。
- 败酱科植物：败酱草 + 甘松 + 缬草。

败酱草的一字联想是“脓”，如肠道化脓、腹膜化脓。肠痈要药是红藤和败酱草。在薏苡附子败酱散里用败酱草排脓，排肠的脓。

肠痈常用的药有红藤、败酱草、牡丹皮、络石藤、薏苡仁、瓜蒌、大黄。

土茯苓

土茯苓	
性味	甘、淡，平
归经	肝、胃
主治	解毒利咽，通利关节
运用	1. 用于梅毒。2. 用于热淋，带下，湿疹
药性	**寒 热 补 燥**

土茯苓快速笔记

- 土茯苓的二字联想：梅毒。
- 土茯苓是利尿解毒药，用于肝肾解毒。
- 病毒或湿热引起的阴道炎：黄柏、百部、苦参、蛇床子、连翘（除臭的部分：土茯苓、百部）。
- 治疗梅毒的要药：土茯苓。
- 百合科植物：葱白＋知母＋重楼＋土茯苓＋芦荟＋薤白＋川贝母＋浙贝母＋韭菜子＋百合＋麦冬＋天冬＋玉竹＋黄精＋大蒜。

土茯苓的两个字联想叫“梅毒”，这是治梅毒很有名的药。它又是利尿解毒药，解肝肾的毒，能治疗热淋、带下、湿疹。注意土茯苓不是茯苓，很多人误拿土茯苓当茯苓在吃。

土茯苓相关药对

- 金银花＋土茯苓：治疗梅毒的要药。
- 土茯苓＋蚤休：1. 乙型病毒性肝炎 HBsAg 阳性，ALT 增高者；2. 痈肿疮疡诸症。
- 土茯苓＋萆薢：1. 梅毒；2. 膏淋、尿浊、尿蛋白，妇人带下，证属湿毒蕴结者；3. 疖痈疮疡；4. 痛风性关节炎。

白头翁

白头翁	
性味	苦，寒
归经	大肠
主治	清热解毒，凉血止痢
运用	用于热毒血痢
药性	寒　泻　收

白头翁快速笔记

- 同为热利，葡萄球菌感染导致的食物中毒，用葛根芩连汤。阿米巴痢疾用白头翁汤（里急后重）。
- 治热毒血痢之良药：白头翁。

- 热毒血痢、阿米巴痢：热利要药白头翁。
- 毛茛科植物：升麻＋黄连＋马尾连＋白头翁＋牡丹皮＋赤芍＋威灵仙＋川乌＋雪上一枝蒿＋附子＋猫爪草＋白芍。

白头翁治协热利，大便又臭又热，肚子还痛的下利就叫协热利。

治疗热利有两个有名的方剂，分别是葛根黄芩黄连汤和白头翁汤。白头翁汤用于里急后重，就是大便完后觉得肛门还是不清爽或者有便意却难以大便的情况。从感染源上来看，葡萄球菌感染的食物中毒用葛根芩连汤，阿米巴痢疾感染用白头翁汤。

白头翁是治热毒血痢的良药。

事实上，当有热利，又有里急后重时，就可以用白头翁。

白头翁相关药对

- 钩藤＋白头翁：1. 帕金森病，证属血热风动者；2. 甲状腺功能亢进，证属血热风动者；3. 神经官能症，症见手抖等。

射干

射干	
性味	苦，寒
归经	肺
主治	清热解毒，利咽祛痰
运用	1. 用于咽喉肿痛。2. 用于痰痈咳喘
药性	**寒　泻　降　散**

射干快速笔记

- 麻黄配桂枝则发汗，配石膏则行水，配射干则定喘。
- 利咽：薄荷、牛蒡子、板蓝根、射干、山豆根、马勃、玄参、巴豆、牛黄、胖大海、桔梗。
- 鸢尾科植物：射干。

射干是利咽祛痰的，能治疗咽喉肿痛。

当痰很多造成咳喘，尤其是会发出水鸡声，咕噜咕噜的，可以用射干。

麻黄配射干可以定喘。

射干也是利咽药队伍里面的一员。

射干相关药对

- 射干 + 麻黄：1. 痰涎壅盛，气道不得宣畅，以致气逆而喘、喉中痰阻、如水鸡声样痰鸣等症；2. 慢性气管炎，支气管哮喘，偏于寒者可用。

绿豆

绿豆	
性味	甘，寒
归经	心、胃
主治	清热解毒，消暑，利尿
运用	1. 疮痈肿毒。2. 药食中毒。3. 用于暑热烦渴、小便短赤
药性	寒

绿豆快速笔记

- 绿豆粉具漂白作用，可以用来敷脸。
- 绿豆要带壳才有利尿作用，凡是有皮的皆利尿（茯苓皮、杜仲皮、五加皮、绿豆壳）。
- 豆科植物：葛根 + 淡豆豉 + 决明子 + 苦参 + 苦豆子 + 山豆根 + 绿豆 + 番泻叶 + 海桐皮 + 鸡骨草 + 刀豆 + 槐花 + 降香 + 鸡血藤 + 苏木 + 儿茶 + 皂荚 + 合欢皮 + 黄芪 + 白扁豆 + 甘草 + 补骨脂 + 沙苑子 + 胡芦巴。

绿豆是一个常吃的食物，它是清热解毒、消暑利尿的药。很多人都知道夏天吃点绿豆，可以消除暑热烦渴、小便短赤。绿豆打成粉具有漂白的作用，可以敷脸外用。绿豆要带壳才有利尿作用。很多有皮的药物都可利尿，像茯苓皮、杜仲皮、五加皮、绿豆壳。

绿豆相关药对

- 绿豆 + 薏苡仁：1. 糖尿病，表现为上消诸症者宜用；2. 肾脏病之水肿、尿蛋白诸症。

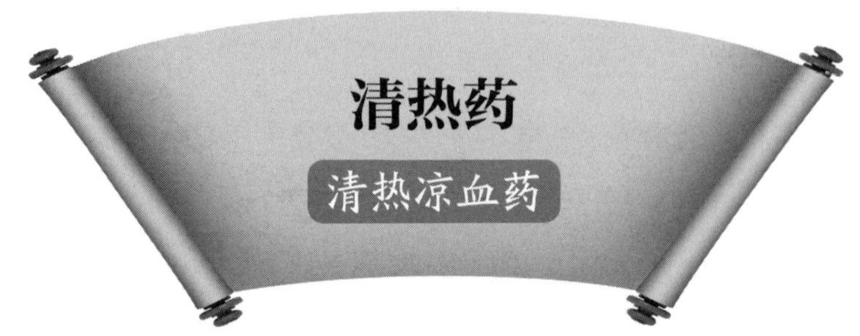

【药性寒热补泻分布表】

药性	温热药	平药	寒凉药
补药			生地黄，玄参
平药			
泻药			赤芍，紫草

【药性升降收散动力分布表】

药性	升性药	平药	降性药
散性药		赤芍，紫草	玄参
平药			
收性药	生地黄		

【药性燥湿分布表】

湿性药	中性药	燥性药
生地黄，玄参，赤芍，紫草		

清热凉血药的功能除了清热之外，最重要的是能去掉血分中的热。清热凉血药有生地、玄参、赤芍和紫草。它们都是寒性的，但有补有泻，如生地就是补的，赤芍就是泻的，且有升有降，有散有收。

清热药_清热凉血药的比较

药名	同	异
生地黄	清热凉血	贫血、月经不调、吐血衄血、便血崩漏、消渴，肠燥便秘、黏膜溃疡
玄参		咽喉肿痛、瘰疬痰核、消渴、便秘
赤芍		斑疹、吐衄尿血、癥瘕积聚、目赤肿痛
紫草		斑疹紫黑、麻疹、水火烫伤
• 肠燥便秘：生地黄、玄参 • 皮肤：赤芍、紫草 • 咽喉：玄参 • 眼赤痛：赤芍		

这四个药都是清热凉血药，但功能有所差异。

生地黄：生地黄的功能很多，熟地黄的生品就是生地黄，生地黄偏凉，它的特殊功能是治疗贫血、月经不调、吐血、衄血（流鼻血）、便血、崩漏（月经没有办法停下来或出血停不下来）、消渴、肠燥便秘、黏膜溃疡。

玄参：一般用在咽喉肿痛、瘰疬痰核、消渴和便秘。

赤芍：主要用在斑疹，也就是皮肤病，以及吐衄尿血、癥瘕积聚、目赤肿痛。

紫草：主要用于斑疹紫黑，也就是呈现紫黑色等深色的斑疹，以及麻疹、水火烫伤。

肠燥便秘，也就是肠内的津液不够造成的便秘，可以用生地、玄参。

清热凉血药里面，治疗皮肤问题常用的是赤芍和紫草。

咽喉痛会用到玄参。

眼睛的问题会用到赤芍。

以上是这几个药在功能上的细节差别。

生地黄

生地黄	
性味	甘、苦，寒
归经	心、肝、肾
主治	清热凉血，养阴生津
运用	1. 用于热入营血证。2. 用于吐血衄血，便血崩漏，热毒湿疹。3. 用于热病口渴，内伤消渴，肠燥便秘
药性	**寒　补　升　收　润**

生地黄快速笔记

- 生地黄增加血浆量。
- 生地黄凉心血而止血。令大脑冷静而有镇定作用。
- 甘草泻心汤可治疗口腔与外阴溃疡，可以生地黄加强效力。
- 清热凉血养阴生津之要药：生地黄。
- 润肠通便：火麻仁、郁李仁、柏子仁、核桃仁、桃仁、决明子、榧子、苏子、冬葵子、瓜蒌、当归、何首乌、黑芝麻、桑椹、肉苁蓉、胖大海、知母、生地黄、锁阳、杏仁。
- 玄参科植物：生地黄 + 玄参 + 胡黄连 + 熟地黄。

生地黄在临床上常常会用到，虽说熟地黄用得更多，因为补血的名方——四物汤里面“当、地、芍、芎”，用的是熟地黄。

生地黄有一个特点是能够增加血浆量。血液有血浆与血球两部分，生地黄能够增加血浆的量，血浆量一旦多起来，血量也就会增多。

生地黄凉心血而止血，可以令大脑冷静下来，有镇定作用，所以在神志病的治疗上也会用到。

甘草泻心汤可以治疗口腔与外阴的溃疡，也就是说黏膜的破溃可以用甘草泻心汤，如果在方中再加入生地黄，可以让它力量更强，加强对于破损黏膜的修补。

生地黄是清热凉血、养阴生津的要药。

生地黄也在润肠通便的药物行列里面。生地黄、玄参、麦门冬，这三个合起来就是后世方派最喜欢用的增液汤，增加大肠里面的水液，让大便能够比较容易排出来。

生地黄相关药对

- 石膏 + 生地黄：治疗阴虚热扰，虚烦少寐。
- 地榆炭 + 生地黄 + 黄连 + 槐花 + 侧柏叶：治疗各种热性出血证，如吐血、咯血、衄血、便血、崩漏及血痢等。
- 生地黄 + 黄明胶：治疗血热引起的出血证，舌质红，脉细数。
- 生地黄 + 赤芍 + 牡丹皮 + 紫草：治疗皮肤病红疹，心烦，发热，舌质红，脉细数。
- 天花粉 + 芦根 + 生地黄 + 生何首乌 + 麦门冬：治疗消渴证。心烦，口渴，胃口太好，消谷善饥，脉细数。
- 生地黄炭 + 黄明胶 + 棕榈炭：治疗虚热证的月经崩漏，舌质红，脉细数。
- 生地黄 + 玄参 + 石斛：治疗中暑，口渴，舌红，脉细数。
- 木通 + 生地黄：治疗心经火热证。心胸烦热，口渴面赤，意欲饮冷，以及口舌生疮；或心热移于小肠，小便赤涩刺痛，舌红，脉数。
- 玄参 + 生地黄 + 麦冬：治疗阴虚便秘，舌质红而干，少苔，脉细数。
- 黄连 + 黄明胶 + 生地黄：治疗肺痨（肺结核）引起的咳血，舌质红，脉细数。
- 薏苡仁 + 生地黄 + 黄明胶：治疗皮肤干。
- 生地黄 + 玄参 + 牡丹皮：治疗血热引起的鼻出血，吐血，舌质红绛，脉细数。
- 生地黄 + 阿胶：治疗多种出血证。吐血衄血，便血崩漏等。
- 生地黄 + 白茅根：热性病热邪入营，所致的发热，口渴、舌绛，或身现斑疹等症；血热妄行，症见衄血、吐血、脉细数者；热性病伤阴，低烧不退者；手术后发烧，以及原因不明之低烧。
- 生地黄 + 石斛：1. 热性病后期，由于高烧伤阴，以致口干舌燥、烦渴欲饮、津少纳呆、舌红少苔；2. 温热病伤阴，阴虚内热，低烧不退者；3. 胃病日久，阴液不足，胃口不开（食欲不振）者；4. 干燥综合征，症见眼干无泪，口干少津，咽下不适，阴道干涩，影响性生活的和谐等；5. 便秘，证属津亏肠燥者。
- 生地黄 + 熟地黄：1. 热性病之伤阴，低烧不退诸症；2. 阴虚血亏，骨蒸潮热等症；3. 肝肾不足，精亏血少，以致眩晕、心悸、失眠、月经不调、月经稀乏，或崩漏等症；4. 糖尿病，表现为中消者；5. 胎漏下血诸症。

- 水牛角＋生地黄：1. 温热病之高热神昏，烦热口渴、斑疹、吐血、衄血等症；2. 脑外伤后遗症；3. 热痹（结节性红斑、风湿性关节炎有风湿活动者）；4. 荨麻疹，证属风热为患者。
- 细辛＋生地黄：1. 风火头痛，偏头疼，牙痛诸症；2. 三叉神经痛（面痛）；3. 崩中漏下（子宫出血）；4. 口舌生疮（口腔溃疡）。
- 生地黄＋淫羊藿：1. 糖尿病，运用胰岛素治疗不当所导致的阴阳俱虚之症；2. 顽痹（类风湿性关节炎）施以激素，长期或大量运用之后所造成的免疫功能受到抑制，机体抵抗力低下，表现为阴阳失调，功能紊乱，肾督亏虚之症。
- 天花粉＋芦根＋生地黄＋麦门冬：治消渴。

玄参

玄参	
性味	甘、苦、咸，寒
归经	肺、胃、肾
主治	清热凉血，滋阴解毒
运用	1. 用于热入营血证。2. 用于咽喉肿痛，瘰疬痰核，脱疽。3. 用于劳嗽咳血，阴虚发热，消渴便秘
药性	**寒　补　降　散　润**

玄参快速笔记

- 玄参色黑入肾，亦名元参，入肾经，可助肾药治手汗。（手汗：加地黄和玄参。此二者易滋腻，可再加砂仁、陈皮。）
- 玄参和地黄都属玄参科，里面含有丰富的铁故色黑。
- 利咽：薄荷、牛蒡子、板蓝根、射干、山豆根、马勃、玄参、巴豆、牛黄、胖大海、桔梗。
- 虚火咽痛：玄参。
- 玄参科植物：生地黄＋玄参＋胡黄连＋熟地黄。

玄参又叫元参，色黑入肾，可以治疗肾病，可以帮助补肾药治手汗，所以遇到手汗的问题，我们常常会加上生地黄和玄参。但是生地黄和玄参容易滋腻，就是吃了以后会觉得胃特别不舒服，很饱胀，这时候我们可以加一点砂仁和陈皮，这两个都可以让脾胃消化力更强，所以当患者感到滋腻难以消化时，加砂仁和陈皮就会得到改善。

玄参和地黄都属于玄参科，里面含有丰富的铁，所以色黑。

玄参对咽痛有帮助，是利咽的药，虚火咽痛就会用玄参。虚火咽痛就是阴虚火旺造成的咽喉疼痛。

玄参相关药对

- 怀牛膝＋玄参＋芍药：治疗大便干。
- 川牛膝＋玄参：治疗牙痛，牙龈肿胀，心烦，口渴，便秘，舌红脉细数。
- 生地黄＋玄参＋石斛：治疗中暑，口渴，舌红，脉细数。
- 玄参＋生地黄＋麦冬：治疗阴虚便秘，舌质红而干，少苔，脉细数。
- 生地黄＋玄参＋牡丹皮：治疗血热引起的鼻出血，吐血，舌质红绛，脉细数。
- 玄参＋麦冬：阴虚证。发热，消渴，便秘。
- 板蓝根＋玄参：阴虚火旺、虚火上炎所引起的咽喉肿痛、口干舌红、脉细数等。
- 苍术＋玄参：1. 糖尿病，表现为血糖增高者，用之可使其降低。若伴有胆固醇增高者，用之也可令其降低；2. 慢性肾功能不全，尿蛋白久久不除者；3. 膏淋（小便浑浊，为米泔状），证属脾肾虚弱，不能制约脂液者；4. 年老大便秘结不通，证属脾虚失运，湿邪内困，又有肾阴不足者。
- 知母＋黄柏＋玄参：阴虚有火之证。症见发热盗汗、口干咽燥、消瘦、大便干燥，舌质红、脉细数。

赤芍

赤芍	
性味	苦，微寒
归经	肝
主治	清热凉血，祛瘀止痛
运用	1. 用于血热之斑疹、吐衄。2. 用于经闭痛经，癥瘕积聚，跌打损伤，疮痈肿痛。3. 用于目赤肿痛
药性	**寒　泻　散　润**

赤芍快速笔记

- 白芍、赤芍使用上的差别不大。但细分之：
  泌尿道：生赤芍（消炎利尿解热）。
  血液循环问题：酒炒赤芍（破瘀活血养血）。
  消化道跟肌肉问题：生白芍。
  白芍止血，赤芍利尿，尿血则宜用赤芍。
- 赤芍降血压、利尿，有活血作用。
- 疼痛拒按者属实，一般用赤芍；疼痛喜按者属虚，一般用白芍。
- 明目退翳：秦皮、青葙子、密蒙花、谷精草、蝉蜕、熊胆、赤芍、石决明、珍珠母、紫贝齿、枸杞子、木贼。

- 毛茛科植物：升麻＋黄连＋马尾连＋白头翁＋牡丹皮＋赤芍＋威灵仙＋川乌＋雪上一枝蒿＋附子＋猫爪草＋白芍。

赤芍、白芍在使用上差别不大，倪海厦先生也主张这两个分别不大，可以互相运用。但是如果要仔细分的话，泌尿道的问题用赤芍，能消炎利尿解热；血液循环的问题用酒炒赤芍，能破瘀血养血；消化道和肌肉的问题用生白芍。白芍止血力比较强，赤芍利尿的作用好，血尿要用赤芍，这是它们的一点小小差别。

赤芍可以降血压、利尿，有活血的作用。

芍药可以柔肝，是止痛药。如果疼痛拒按，多是实证，一般用赤芍；如果疼痛喜按，多是虚证，一般用白芍。

赤芍也是明目退翳的药之一。

赤芍相关药对

- 当归＋丹参＋红花＋赤芍：治疗妇人痛经，闭经。
- 牡丹皮＋川芎＋赤芍＋桂枝＋炮姜：治疗血瘀证，痛经，闭经。
- 赤芍＋当归＋红花＋苏木＋三七：治疗血瘀证。跌打损伤，局部肿痛。
- 生地黄＋赤芍＋牡丹皮＋紫草：治疗皮肤病红疹，心烦，发热，舌质红，脉细数。
- 白芍＋赤芍＋炙甘草：治疗肾结石、膀胱结石需加的止痛药。
- 赤芍＋白芍：1. 血分有热，低烧久久不退者；2. 阴虚津亏，口干舌燥，目赤而痛，有余热未清者；3. 胸胁疼痛，腹痛坚积诸症；4. 妇人月经不调，经闭诸症。
- 赤茯苓＋赤芍：1. 水肿、小便不利、尿血等症；2. 急性肾炎、膀胱炎诸症；3. 温热病，热入营分、血热吐衄、小便短赤等症；4. 耳源性眩晕。

紫草

紫草	
性味	甘、咸，寒
归经	心、肝
主治	凉血活血，解表透疹
运用	1. 斑疹紫黑。麻疹不透。2. 痈疽疮疡，湿疹瘙痒，水火烫伤
药性	寒

紫草快速笔记

- 紫云膏（当归、紫草与麻油组成）的主力药是紫草，紫草的根才是药用最好的。
- 透疹：荆芥、薄荷、牛蒡子、蝉蜕、升麻、葛根、浮萍、芦根、紫草。

- 梅核气证：绿萼梅、紫草、半夏、紫苏。
- 紫草科植物：紫草。

与紫草相关的，最有名的就是紫云膏，是当归、紫草和麻油组成的，主力药就是紫草，最好用紫草根。紫草能活血凉血，解表透疹，是皮肤病经常会用到的一个药。紫草也在透疹的药物队伍之列。

梅核气也会用到紫草。

紫草一般以外用为多。

紫草相关药对

- 生地黄＋赤芍＋牡丹皮＋紫草：治疗皮肤病红疹，心烦，发热，舌质红，脉细数。
- 浮萍＋紫草：1. 小儿初患麻疹，疹子欲出未出，或因血热毒盛，疹出不透，疹色不鲜，呈暗紫色者，或热毒犯肺，高烧、气粗、气喘、便闭等症；2. 风疹（类似荨麻疹），属风热者；3. 疮疖痈肿，兼见风热表证者。
- 牡丹皮＋紫草：1. 风热入血，发为紫斑，皮下出血等症；2. 过敏性紫癜有肾脏病变者。

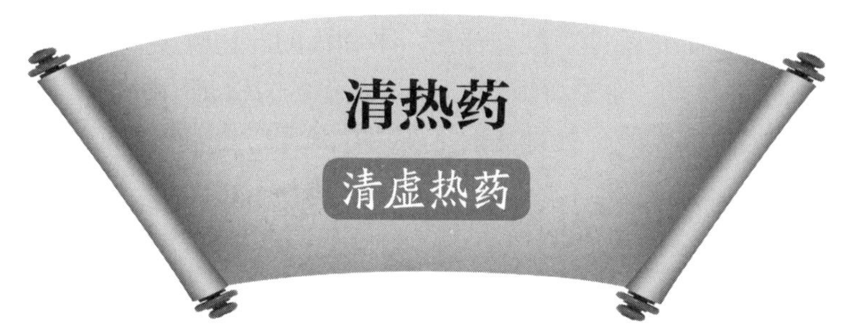

【药性寒热补泻分布表】

药性	温热药	平药	寒凉药
补药			
平药			青蒿，地骨皮↑
泻药			牡丹皮

【药性升降收散动力分布表】

药性	升性药	平药	降性药
散性药		青蒿，牡丹皮	
平药			
收性药		地骨皮↑	

【药性燥湿分布表】

湿性药	中性药	燥性药
地骨皮	牡丹皮	青蒿

“血虚严重成为阴虚，阴虚发热；气虚严重成为阳虚，阳虚生寒。”在临床上，虚热多指阴虚发热，即机体因阴液不足而发热（水津血精皆为阴液而层次有别），所以当患者有虚热的时候，医者对于常用的清虚热药一定要掌握好。（医道有常有变，虚热一般以阴虚发热为多，但临床也有气虚发热，需甘温补益之药对治，补中益气汤之类；危重症亦有阳虚阴盛格阳于外于上之发热，四逆汤之类；癌症晚期虚弱消瘦发热，虚实夹杂，阴阳否隔，属于较深内容，此不赘述。）

清热药_清虚热药的比较

药名	同	异
青蒿	治阴虚发热	疟疾、暑热外感
地骨皮		肺热咳嗽、发烧
牡丹皮		肠痈、癥瘕积聚，跌打损伤、痛经闭经、血热斑疹吐衄

清虚热药有很多，青蒿、地骨皮和牡丹皮是临床上常用的以清虚热为主要功能的药。因为清虚热，所以都是寒性。没有补药，平和泻的药比较多，在升降性上不强，收散性上不一定。功能方面，除了清虚热，青蒿最有名的就是治疟疾，暑热外感也会用到；地骨皮治肺热咳嗽和发烧；牡丹皮则主要用在肠痈、癥瘕积聚、跌打损伤、痛经闭经、血热斑疹吐衄，运用比较广，以部位来说偏下焦。

青蒿

青蒿	
性味	苦、辛，寒
归经	肝、胆、肾
主治	清虚热，凉血，解暑，截疟
运用	1. 用于热病伤阴，夜热早凉。2. 用于阴虚发热。3. 用于暑热外感。4. 用于疟疾
药性	**寒　散　燥**

青蒿快速笔记

- 可杀结核杆菌的相关中药：
  - 青蒿：肝结核或肺结核。
  - 百部：肺结核。
  - 秦艽：肝、肾结核。
- 青蒿治疗疟疾效果很好，是青蒿素的原料（最温和、最没有副作用的药，生用）。（常山致吐过甚，用于治疟时，患者较辛苦。）
- 对不明原因的发烧加地骨皮及青蒿，常有临门一脚之功。
- 退虚热：知母、黄柏、牡丹皮、青蒿、白薇、地骨皮、银柴胡、胡黄连、秦艽、龟甲、鳖甲。
- 疟疾：柴胡、青蒿、草果、鸦胆子、槟榔、何首乌、常山。
- 菊科植物：苍耳子＋鹅不食草＋牛蒡子＋菊花＋蒲公英＋野菊花＋漏芦＋千里光＋青蒿＋豨莶草＋雪莲花＋佩兰＋苍术＋茵陈＋木香＋鹤虱＋小蓟＋大蓟＋艾叶＋红花＋刘寄奴＋旋覆花＋紫菀＋款冬花＋白术＋墨旱莲。

青蒿，寒、散、燥，主要治疗热病伤阴，夜热早凉，到晚上发烧，以及阴虚发热和暑热外感。青蒿最有名的作用还是治疟疾，疟疾的典型表现就是患者感觉一下子寒，一下子热，时间周期还比较固定，民间俗称打摆子。

杀结核杆菌的相关中药：

- 青蒿治肝结核或肺结核。
- 百部治肺结核。
- 秦艽治肝结核与肾结核。

青蒿治疗疟疾的效果很好，是青蒿素的原料。它是治疗疟疾的药里面最温和、副作用最小的，其他药如常山，也就是蜀漆，吃了以后吐得很厉害，患者是比较辛苦的，所以现在青蒿素变成世界上治疗疟疾一个很常用、非常好的药。注意！青蒿必须生用。

当面临不明原因发热，怀疑热入阴分缠绵难解，阴液损耗时，就可以考虑加上地骨皮和青蒿，它们常常有临门一脚之功。治疗疟疾有很多药，包括柴胡、青蒿、草果、鸦胆子、槟榔、何首乌、常山，可是最温和、最好用的是青蒿。

青蒿相关药对

- 青蒿 + 醋鳖甲：治疗血虚热伏之骨蒸潮热。
- 柴胡 + 青蒿：1. 外感病，邪传少阳，症见往来寒热，头痛，周身酸楚，汗出不彻者；2. 疟疾。

地骨皮

地骨皮	
性味	甘，寒
归经	肺、肝、肾
主治	清虚热，清热凉血，清肺降火
运用	1. 用于阴虚发热。2. 用于血热出血。3. 用于肺热咳嗽，可泄热生津止烦渴，又泻肾经浮火
药性	寒　收　润

地骨皮快速笔记

- 金银花、地骨皮用水浸后都可以用来止痒。
- 对不明原因的发烧加地骨皮及青蒿，常有临门一脚之功。
- 地骨皮是茄科植物枸杞的根皮（其果实为枸杞子）。
- 有汗骨蒸：地骨皮。
- 退虚热：知母、黄柏、牡丹皮、青蒿、白薇、地骨皮、银柴胡、胡黄连、秦艽、龟甲、鳖甲。
- 茄科植物：锦灯笼 + 地骨皮 + 洋金花 + 华山参 + 枸杞子。

地骨皮能清热凉血，清肺降火，除了清虚热外，还能治血热出血，也就是所谓的热迫血行，另外，对肺热咳嗽也会有帮助，而且能生津止渴，可以泻肾经的浮火。金银花和地骨皮用水浸后，可以止痒。地骨皮是茄科植物枸杞的根皮，我们常常说的枸杞子是枸杞的果实，所以地骨皮和枸杞子是同一植物的不同部位。

有汗骨蒸用地骨皮，骨蒸就是好像从骨头里面往外发热，这时候还会出汗。

地骨皮相关药对

- 地骨皮＋牡丹皮：治疗骨蒸、潮热。
- 桑白皮＋地骨皮：治疗肺热咳嗽。

药名	同	异	治肝	食疗之代用食物
地骨皮	治阴虚。地骨皮饮：四物汤＋地骨皮＋牡丹皮	清肾阴虚之火	补肝虚	冬瓜
牡丹皮		清心阴虚之火	泻肝实	苦瓜

我们比较一下地骨皮和牡丹皮：两者都是治阴虚的，地骨皮饮就是四物汤加上地骨皮和牡丹皮。但它们还是有差异，地骨皮补肝虚，牡丹皮泻肝实，一补一泻；地骨皮是清肾阴虚之火，牡丹皮是清心阴虚之火；治肝的时候，可以食疗替代，地骨皮用冬瓜替代，牡丹皮用苦瓜替代。（因此，冬瓜能够清肾阴虚之火，苦瓜可以清心阴虚之火。）

牡丹皮

牡丹皮	
性味	苦、辛，微寒
归经	心、肝、肾
主治	清热凉血，活血散瘀
运用	1. 用于血热斑疹吐衄。2. 用于虚热证。3. 用于经闭痛经，癥瘕积聚，跌打损伤。4. 用于疮痈、肠痈
药性	**寒　泻　散**

牡丹皮快速笔记

- 牡丹皮是清热凉血药中的活血散瘀药。
- 开刀后导致的蟹足肿（疤痕增生）可用牡丹皮、桃仁、白芍。
- 无汗骨蒸：牡丹皮。
- 退虚热：知母、黄柏、牡丹皮、青蒿、白薇、地骨皮、银柴胡、胡黄连、秦艽、龟甲、鳖甲。
- 肠痈：红藤、败酱草、牡丹皮、络石藤、薏苡仁、瓜蒌、大黄。
- 毛茛科植物：升麻＋黄连＋马尾连＋白头翁＋牡丹皮＋赤芍＋威灵仙＋川乌＋雪上一枝蒿＋附子＋猫爪草＋白芍。

牡丹皮是清虚热药里面的活血散瘀药，它除了清虚热之外，还可以活血散瘀，这是要特别注意的。

对于开刀后导致的蟹足肿（皮肤上肿起来的肉芽增生），可以将牡丹皮、桃仁、白芍合起来内服，就可以解决。

无汗骨蒸用牡丹皮。

牡丹皮也是治疗肠痈的药物队伍之一员，可以治疗肠溃烂、腹膜发炎、肠发炎。

牡丹皮相关药对

- 牡丹皮 + 桂枝：治疗血瘀之经闭、痛经。
- 地骨皮 + 牡丹皮：治疗骨蒸、潮热。
- 醋三棱 + 醋莪术 + 郁金 + 牡丹皮：治疗慢性肝炎，症见胁肋疼痛刺痛，腹胀。
- 牡丹皮 + 川芎 + 赤芍 + 桂枝 + 炮姜：治疗血瘀证。痛经，闭经。
- 郁金 + 牡丹皮 + 丹参：治疗血瘀证。胸痛，胁肋痛。
- 生地黄 + 赤芍 + 牡丹皮 + 紫草：治疗皮肤病红疹，心烦，发热，舌质红，脉细数。
- 牡丹皮 + 栀子：治疗肝郁化火生热。烦躁易怒，舌偏红、苔薄黄，脉弦数。
- 生地黄 + 玄参 + 牡丹皮：治疗血热引起的鼻出血，吐血，舌质红绛，脉细数。
- 牡丹皮 + 丹参：1. 风热入于血分，发为斑疹热毒、吐血、衄血、下血、风疹、痒疹，以及皮下出血等症；2. 血热瘀滞，月经不调，经闭痛经，腹中包块，产后瘀滞，少腹疼痛等症；3. 阴虚发热、低热不退者；4. 热痹，关节红肿热痛者。
- 牡丹皮 + 紫草：1. 风热入血，发为紫斑，皮下出血等症；2. 过敏性紫癜有肾脏病变者。

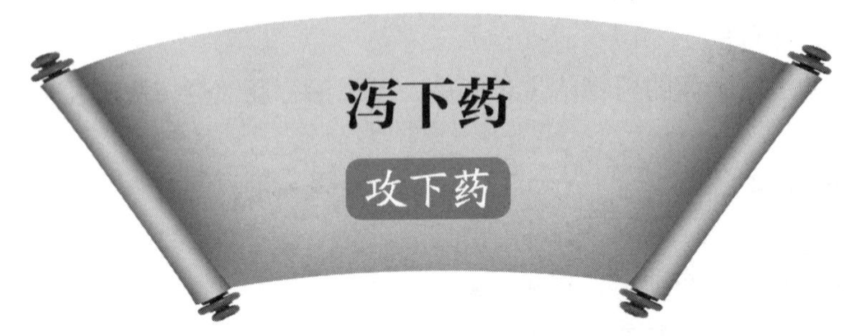

【药性寒热补泻分布表】

药性	温热药	平药	寒凉药
补药			
平药			
泻药			大黄，芒硝↑

【药性升降收散动力分布表】

药性	升性药	平药	降性药
散性药			芒硝↑
平药			
收性药			大黄

【药性燥湿分布表】

湿性药	中性药	燥性药
芒硝		大黄

泻下药分成三个部分，第一个是攻下药，其中大部分都是苦寒沉降的，把气往下带；第二个是润下药，是有油脂可以润肠的，对于没有办法强攻的患者，尤其是老人家、身体虚弱的人，用一些润下药效果也不错，或是大肠里面比较干燥，需要多一些水液的话，也可以用；第三个是峻下逐水药，峻下药除了苦寒，而且有毒、力量猛，可以迅速祛水，这种药当然就比较强力，使用也要更加谨慎。

泻下药_攻下药的比较

药名	同	异
大黄	便秘	大便秘结（去实）、血热妄行、瘀血诸证、黄疸、淋证
芒硝		大便燥结（软坚）、攻坚

攻下药就是直接用于攻下的药，常用的有两个药——大黄、芒硝。大黄、芒硝这两个药是一个很重要的药对，最有名的方剂就是大承气汤。从药性来看，它们都是寒凉

药，而且都是泻药，所以它们是寒泻药。从润燥性看，大黄是燥性药，芒硝是润性药。它们都是降性药，因为攻下当然是往下走，但是在收散上面，大黄是收性药，芒硝却是散性药，一收一散，大便的结构会被破坏掉。尤其是芒硝，可以通过它的散性把大便碎裂变成比较小的单位，就比较容易排出，所以同样治便秘，大便闭结要去实用大黄，软坚用芒硝。大黄除了通便之外，又能解决热迫血妄行的问题，瘀血、黄疸、淋证都可以用到大黄。很多中医高手都把大黄运用得非常好。

大黄

大黄	
性味	苦，寒
归经	脾、胃、大肠、肝、心
主治	泻下攻积，清热泻火，止血，解毒，活血祛瘀，清泻湿热
运用	1. 胃肠积滞，大便秘结。2. 血热妄行之出血证。3. 热毒疮疡、丹毒及烧烫伤。4. 瘀血诸证。5. 黄疸，淋证
药性	寒 泻 降 收 燥

大黄快速笔记

- 一般都说：黄芩泻上焦火，黄连泻中焦火，黄柏泻下焦火。而栀子通泻三焦之火。（生大黄泻上焦头目的热。）
- 当归配黄芪则补血，配芍药则和血，配大黄则破血。
- 【倪师】眼睛发红，用生大黄泡水喝。
- 清人笔记《广阳杂记》中有记载：“一妇人患眼症，用大黄4两，煎少许，服之立愈。此等方法，皆能益人神智，故备记之。”
- 巴豆是热性泻下剂；大黄是寒性泻下剂。
- 大黄有推陈致新、以通为补的作用，体质较壮实的老年人可坚持经常服用制大黄（6~9g 一日）泡热水代茶。
- 大黄加上“焦三仙”的谷芽、麦芽和山楂而制糕可做养生之用。
- 大黄用量不同，功能有别：
  大量（18g 以上）：攻下。
  中量（7~17g）：活血通经。
  小量（3~6g）：除痞退黄。
- 大黄去实，芒硝攻坚。
- 黑牵牛、大黄、甘遂、大戟、芫花，这五种药是强迫利水泻腹利尿剂，令大小便通畅。
- ［动力药］头面：半夏；上焦：枳实；中焦：厚朴；下焦：大黄。
- 【唐容川】葶苈子多油，当能滑利，又有辛味，与巴豆之辛有油相似，其味苦，与大黄之苦而滑润相似，故葶苈子隐含巴豆与大黄二者之性，故能大泻肺中之痰饮脓血，性极速降，是猛药类，故仲景配以大枣补之，入药前须要炒过，不炒则不香，不能散。

- 治疗阳明腑实证（热结便秘）之要药：大黄。
- "将军"：大黄。
- 肠痈：红藤、败酱草、牡丹皮、络石藤、薏苡仁、瓜蒌、大黄。
- 蓼科植物：拳参 + 金荞麦 + 大黄 + 萹蓄 + 虎杖 + 羊蹄 + 首乌藤 + 何首乌。

以清火来说，黄芩清上焦火，黄连泻中焦火，黄柏泻下焦火，栀子通泻三焦的火，生大黄泻上焦头目的热。生大黄之药力会走到头目，这是倪海厦先生提出来的，他说眼睛发红用生大黄泡水喝。曾经在我任教的大学里，有老师就坚持说："生大黄会造成腹泻，怎么能用生大黄来泡水喝？"为了跟他争辩这一点，我特别泡生大黄喝了一天，也没有腹泻，反而觉得头面很清爽。事实上，生大黄以热水泡后，是轻散到头面上的，所以眼睛发红可以用。

清人的笔记《广阳杂记》中有一段记载："一妇人患眼症，用大黄 4 两，煎少许，服之立愈。此等方法，皆能益人神智，故备记之。"也就是说眼睛出问题，如眼睛发红有血丝，以大黄煎煮少许（其实用热水直接冲泡就可以），可以清头目的热。

有两个泻下的单味药——巴豆和大黄，它们两个最大的差别在于它们的寒热，巴豆是热性的，大黄是寒性的。

少量的大黄对身体是有好处的，它有推陈致新、以通为补的作用。大黄去实，有促进新陈代谢的作用。身体比较强、体质比较壮的老年人可以坚持一天 6~9 克大黄泡热水代茶。

大黄加上谷芽、麦芽、山楂，可以做成糕，作为养生之用。

大黄用量不同，功能有别。18 克以上是攻下，7~17 克是活血通经，3~6 克是除痞退黄，这是著名经方大师黄煌老师特别告诉我们的。

有 5 个强迫利水泻腹利尿剂可以令大小便通畅，分别是黑牵牛、大黄、甘遂、大戟、芫花，这 5 个都有毒性，大黄在里面还算是温和的。

中药有药物动力学，有些药能够带动身上的气机。头面用半夏，上焦用枳实，中焦用厚朴，下焦用大黄。

治疗阳明腑实证的要药是大黄。

大黄又称将军。

肠如果溃烂发炎，可用大黄，大黄也是治疗肠痈常用药物中的一个。

大黄和巴豆、干姜一起用，对大肠癌有一定疗效。

大黄还是去黄疸药里面的寒泻药，也是一个收降药。

大黄相关药对

- 大黄 + 芒硝：治疗热结便秘。

- 大黄 + 炮附子：治疗寒积便秘。
- 大黄 + 枳实 + 火麻仁 + 厚朴 + 当归：治疗血虚津亏便秘。
- 大黄 + 枳实 + 火麻仁 + 厚朴 + 当归 + 肉苁蓉：治疗老人阴阳两虚型便秘。
- 大黄 + 薏苡仁：治疗肺痈、肠痈。
- 大黄 + 川芎：治疗脑漏（上颚洞炎）及眼耳痛。
- 川牛膝 + 制大黄：治疗高血压。
- 大黄 + 桂枝：治疗下腹拘急硬痛、小便自利、夜晚发热，谵语烦渴、甚则如狂，以及血瘀经闭，痛经，产后恶露不下，脉沉实或涩。
- 大黄 + 川芎 + 薏苡仁：治疗痤疮，青春痘。
- 大黄 + 枳实 + 厚朴：阳明腑实证，大便秘结，谵语潮热，胸腹痞满，舌苔老而黄，脉滑而疾者。
- 大黄 + 茵陈蒿：治疗黄疸。
- 大黄 + 荆芥：1. 风秘（由于风搏肺脏，传于大肠，津液干涸所致。症见大便燥结，排便艰难，多见于老年体弱及素患风病者）；2. 癃闭，大小便不通，小腹急痛，肛门肿痛；3. 风热疮疖，咽喉肿痛；4. 急性肠炎，细菌性痢疾，证属热泻者；5. 前列腺增生（肥大），症见小便不畅、排尿困难者。
- 大黄 + 肉桂：1. 习惯性便秘；2. 肝郁多怒，胃郁气逆，以致吐血、衄血；3. 胃脘痛，证属寒热错杂者。
- 大黄 + 䗪虫：1. 原发性、继发性妇女闭经，有瘀血指征者；2. 癥瘕（子宫肌瘤、卵巢囊肿、肝脾大等）诸症；3. 产后血瘀腹痛；4. 血瘀经水不利；5. 跌打损伤，瘀血肿痛等症。
- 大黄 + 升麻：1. 吐血；2. 崩漏诸症。
- 白及 + 大黄：1. 食管、胃出血诸症；2. 肺病咯血诸症；3. 溃疡性结肠炎诸症。
- 大黄 + 黄连 + 黄芩：治疗便秘或大便不爽，疮疡恶疮肿疮，吐血衄血，心烦口渴，小便黄赤，舌红苔黄，脉数。
- 大黄 + 生姜 + 生半夏 + 茯苓：治疗肾衰时的恶心呕吐。
- 怀牛膝 + 制大黄：高血压兼便秘。

芒硝

芒硝 – 硝石	
性味	咸、苦，寒
归经	胃、大肠
主治	泻下，软坚，清热
运用	1. 用于实热积滞，大便燥结。2. 用于口疮，咽痛，目赤及疮痈肿痛。3. 外敷尚可回乳
药性	**寒 泻 降 散 润**

芒硝快速笔记

- 芒硝生用力量最强。
- 大黄去实，芒硝攻坚。
- 中药中的攻坚药：牡蛎、芒硝、海藻、泽泻、茜草、鳖甲、生硫黄、阳起石、巴豆、生附子、蜈蚣、水蛭、瓦楞子、瞿麦、大戟、甘遂、芫花（咸味的药多有攻坚的效果）。
- 芒硝是一种溶积性的泻盐，经由胃、小肠能吸收大量的水分往大肠排泄，大肠的粪便碰到这个水分会溶解。
- 治肠胃实热内结、燥屎坚硬难下之要药：芒硝。
- 回乳：芒硝（外用）炒麦芽。

芒硝生用力量最强，所以后下就可以。

大黄去实，芒硝攻坚。咸味药多有攻坚的效果。芒硝是一种岩盐，味道非常咸，咸能软坚，所以是攻坚药里面的一员。

从现代医学观点来看，芒硝是一种溶积性的泻盐，经由胃、小肠能吸收大量的水分往大肠排泄，大肠的粪便碰到水分就会溶解。

治疗肠胃实热内结、燥屎坚硬难下之要药是芒硝。

芒硝还有一个特殊的功能是回乳，妇女到了不想哺乳的时候，要去乳汁，外用芒硝，内用炒麦芽。

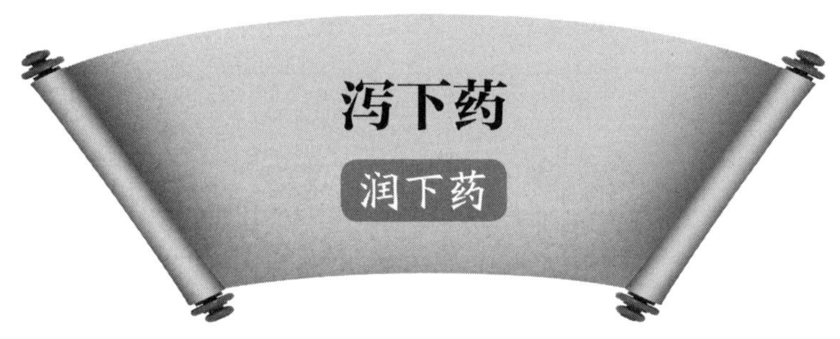

【药性寒热补泻分布表】

药性	温热药	平药	寒凉药
补药			
平药	松子仁↑	火麻仁↑	
泻药		郁李仁	

【药性升降收散动力分布表】

药性	升性药	平药	降性药
散性药			郁李仁
平药			火麻仁↑，松子仁↑
收性药			

【药性燥湿分布表】

湿性药	中性药	燥性药
火麻仁，松子仁	郁李仁	

润下药主要用于肠道太过干燥，身体又比较虚弱，不适合强攻的时候。

泻下药_润下药的比较

药名	同	异
火麻仁	肠燥便秘、大便干	润肠
郁李仁		润肠且利水消肿
松子仁		润肠且润肺止咳

大便干，肠干燥，造成便秘，只要能够让大肠里面的水分增加，大便不干了，就比较容易排出来。常用的润下药有三个，分别是火麻仁、郁李仁和松子仁。植物的种子都有油脂，就容易润肠通便。火麻仁润肠；郁李仁不但润肠，而且利水消肿，在把水液带到大肠的同时把其他地方的水肿也可以消掉，所以郁李仁也是拿来祛水肿的；松子仁润肠且润肺止咳。

火麻仁

火麻仁	
性味	甘，平
归经	脾、大肠
主治	润肠通便
运用	用于肠燥便秘
药性	寒 热 降 润

火麻仁快速笔记

- 火麻仁是大麻的种子去除外壳后的产物。
- 润肠通便：火麻仁、郁李仁、柏子仁、核桃仁、桃仁、决明子、榧子、苏子、冬葵子、瓜蒌、当归、何首乌、黑芝麻、桑椹、肉苁蓉、胖大海、知母、生地黄、锁阳、杏仁。
- 桑科植物：桑叶 + 火麻仁 + 桑枝 + 桑白皮 + 楮实子 + 桑椹。

火麻仁其实就是大麻的种子去掉外壳后的产物，所以它其实没有毒性，主要作用就是非常润。润肠通便的药大部分都是种子、果仁这一类的，如杏仁、桃仁、核桃仁都是种子。

麻子仁丸里面就有用到火麻仁。

火麻仁、郁李仁都不是特别的寒或热，前面的攻下药都是寒凉药，可润下药之药性不是平就是温热，但都是降性。

火麻仁相关药对

- 大黄 + 枳实 + 火麻仁 + 厚朴 + 当归：治疗血虚津亏便秘。
- 大黄 + 枳实 + 火麻仁 + 厚朴 + 当归 + 肉苁蓉：治疗老人阴阳两虚型便秘。
- 火麻仁 + 郁李仁：1. 热性病后、产后、老年人、体虚者等，由于津液不足，津枯肠燥，大便秘结，大便困难等症；2. 习惯性的便秘难产；3. 妊娠难产，属子宫收缩乏力，宫口开得缓慢者。

郁李仁

郁李仁	
性味	辛、苦、甘，平
归经	脾、大肠、小肠
主治	润肠通便，利水消肿
运用	1. 用于肠燥便秘。2. 用于水肿腹满，脚气浮肿
药性	寒 热 泻 降 散

郁李仁快速笔记

- 郁李仁可通利二便，除大腹水肿，但不宜久用。
- 润肠通便：火麻仁、郁李仁、柏子仁、核桃仁、桃仁、决明子、榧子、苏子、冬葵子、瓜蒌、当归、何首乌、黑芝麻、桑椹、肉苁蓉、胖大海、知母、生地黄、锁阳、杏仁。
- 蔷薇科植物：委陵菜＋翻白草＋郁李仁＋木瓜＋石楠叶＋玫瑰花＋绿萼梅＋山楂＋鹤草芽＋地榆＋仙鹤草＋桃仁＋月季花＋苦杏仁＋枇杷叶＋乌梅＋覆盆子＋金樱子。

郁李仁可以通利二便，除掉大腹水肿，除掉腹水，但是不宜久用，因为长期通利二便也不是办法，短暂足量用，把水肿腹满除去之后就可以停止。

郁李仁相关药对

- 郁李仁＋柏子仁：治疗大便干。
- 火麻仁＋郁李仁：1. 热性病后、产后、老年人、体虚者等，由于津液不足，津枯肠燥，大便秘结，大便困难等症；2. 习惯性的便秘难产；3. 妊娠难产，属子宫收缩乏力，宫口开得缓慢者。

松子仁

松子仁	
性味	甘，温
归经	肺、肝、大肠
主治	润燥滑肠，润肺止咳
运用	1. 肠燥便秘。2. 肺燥咳嗽。3. 血燥生风眩晕，风痹
药性	热

松子仁快速笔记

- 松子仁是松科植物红松的种仁，具有滋阴润肺，美容抗衰，延年益寿等功能。用于肺燥咳嗽，慢性便秘等疾病。
- 松脂为祛风寒湿、止痛、生肌、杀虫药；治痈疽恶疮，风痹，死肌，疥癣，蛀齿。松子仁为祛风、滋润、强壮药；治骨节风痹，气虚头眩，肺燥咳嗽，及老人虚闭。松花为祛风镇静药；治头眩脑肿。松节为祛风止痛药，治历节风痛，风痹，脚弱。
- 松科植物：松子仁＋松节＋土荆皮。

松子仁有点温热，它除了润肠之外，还能润肺止咳。

松子仁是松科植物红松的种仁，具有滋阴润肺，美容抗衰，延年益寿的功能。松柏长青，松子仁既然是松的种子，跟延年益寿就有关系。同时它作用于肺，所以肺燥咳嗽、慢性便秘就可以用到它。松有很多部分都可以为我们所用，如松子能祛风湿止痛，杀虫，所以很多皮肤病、肌肉坏死，或是需要长肌肉时，都可以用松子，甚至蛀牙都可以用。

松子仁是祛风、滋润、强壮药，可以治骨节风痹、血虚头晕，以及肺燥咳嗽。

松花是祛风药、镇定剂，它治疗头眩脑肿，头晕、脑胀的时候用。

松节是祛风止痛药，主治历节风痛、风痹、脚弱等筋骨痛、关节痛的问题。

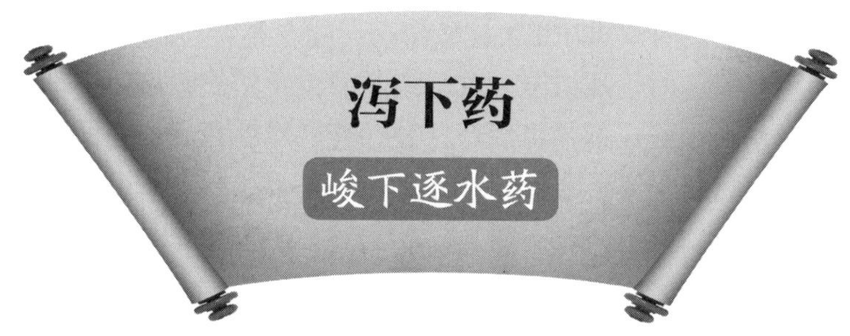

因为峻下逐水药的药力比较强，且有毒，所以一定要注意分辨它的使用时机和应用要点。峻下逐水药基本上可以被视为毒药，但正因如此，只要用得好，便是救命良药。医者欲治大病，毒药不可废。

【药性寒热补泻分布表】

药性	温热药	平药	寒凉药
补药			
平药			
泻药	芫花，巴豆		甘遂☀，大戟☀

【药性升降收散动力分布表】

药性	升性药	平药	降性药
散性药			甘遂☀，大戟☀，芫花，巴豆
平药			
收性药			

【药性燥湿分布表】

湿性药	中性药	燥性药
		甘遂，大戟，芫花，巴豆

甘遂、大戟、芫花是十枣汤的成分，服后人会上吐下泻。

泻下药＿峻下逐水药的比较

药名	同	异
甘遂	峻下逐水	治癫痫、祛痰
大戟		治不易咳出的浓痰黏痰、瘰疬
芫花		治咳喘、心下痞硬、多痰、利尿性强
巴豆		寒邪食积阻滞肠胃、腹水臌胀、喉痹痰阻、痈疽，疥癣，恶疮

峻下逐水药的性质都差不多，主要是功能细节的差别，甘遂、大戟、芫花的作用都是全身性的，但都是祛痰的，与肺相关比较密切，芫花还有利尿性强的特点。巴豆则是治疗寒邪食积阻滞肠胃，对于从口腔到肛门之间的消化道，它可以全部清得干干净净，这是巴豆的特点。从药性看，都是降性药、散性药、燥性药，但在温热寒凉的比较上，甘遂、大戟是寒药，巴豆、芫花是热药，这很重要。

甘遂

甘遂	
性味	苦，寒；有毒
归经	肺、肾、大肠
主治	泻下逐饮，消肿散结
运用	1. 用于水肿，臌胀，胸胁停饮等。2. 用于风痰癫痫。3. 用于痈肿疮毒
药性	**寒 泻 降 散 燥**

甘遂快速笔记

- 中药中的攻坚药：牡蛎、芒硝、海藻、泽泻、茜草、鳖甲、生硫黄、阳起石、巴豆、生附子、蜈蚣、水蛭、瓦楞子、瞿麦、大戟、甘遂、芫花（咸味的药多有攻坚的效果）。
- 【倪师】吃一钱甘遂，要吃十斤石膏还有人参，津液才补得回来。
- 黑牵牛、大黄、甘遂、大戟、芫花，这五种药是强迫利水泻腹利尿剂，令大小便通畅。
- 大戟科植物：地锦草 + 甘遂 + 京大戟 + 巴豆 + 千金子 + 泽漆 + 珍珠草。

很多咸味的药都有攻坚的效果，如甘遂、大戟、芫花就在攻坚队伍里。

倪海厦先生说："吃一钱甘遂，要吃十斤石膏和人参，津液才补得回来。"甘遂能把整个身体的水去得干干净净，所以十枣汤里的十个枣就是为了把胃的津液补回来，缓解甘遂的副作用。

黑牵牛、大黄、甘遂、大戟、芫花，这五种药是强迫利水泻腹利尿剂，令大小便通畅。

大戟科的植物里面除了大戟，还有甘遂、巴豆。

十枣汤之组成药比较

药名	同	异
甘遂	强力祛水攻坚之峻药，治疮疡毒、胁痛	治癫痫、祛痰
大戟		治不易咳出的浓痰_黏痰、瘰疬
芫花		治咳喘、心下痞硬、多痰、利尿性强

大戟

大戟 – 京大戟 – 红芽大戟	
性味	苦、辛，寒；有毒
归经	肺、肾、大肠
主治	泻下逐饮，消肿散结
运用	1. 用于水肿，臌胀，胸胁停饮。2. 用于痈疮肿毒，瘰疬痰核
药性	寒

大戟快速笔记

- 中药中的攻坚药：牡蛎、芒硝、海藻、泽泻、茜草、鳖甲、生硫黄、阳起石、巴豆、生附子、蜈蚣、水蛭、瓦楞子、瞿麦、大戟、甘遂、芫花（咸味的药多有攻坚的效果）。
- 巴豆用量在一分或两颗就够了。巴豆大热，属于大戟科。
- 黑牵牛、大黄、甘遂、大戟、芫花，这五种药是强迫利水泻腹利尿剂，令大小便通畅。
- 大戟科植物：地锦草＋甘遂＋京大戟＋巴豆＋千金子＋泽漆＋珍珠草。

芫花

芫花	
性味	辛、苦，温；有毒
归经	肺、肾、大肠
主治	泻水逐饮，祛痰止咳，杀虫疗疮
运用	1. 用于胸胁停饮，水肿，臌胀。2. 用于咳嗽痰喘。3. 用于痈疽肿毒，秃疮，顽癣
药性	热　泻　降　散　燥

芫花快速笔记

- 中药中的攻坚药：牡蛎、芒硝、海藻、泽泻、茜草、鳖甲、生硫黄、阳起石、巴豆、生附子、蜈蚣、水蛭、瓦楞子、瞿麦、大戟、甘遂、芫花（咸味药多有攻坚的效果）。
- 黑牵牛、大黄、甘遂、大戟、芫花，这五种药是强迫利水泻腹利尿剂，令大小便通畅。
- 瑞香科植物：芫花＋沉香。

芫花是瑞香科植物，跟沉香是一个科的。

巴豆

巴豆	
性味	辛，热；有大毒
归经	胃、大肠、肺
主治	峻下冷积，逐水退肿，祛痰利咽，外用蚀疮
运用	1. 寒邪食积阻滞肠胃，卒然腹满胀痛，大便不通，气急口噤者。2. 腹水臌胀。3. 喉痹痰阻及寒实结胸。4. 痈疽，疥癣，恶疮
药性	**热　泻　降　散　燥**

巴豆快速笔记

- 【倪师】不管是甲状腺肿瘤、鼻咽癌、淋巴腺肿瘤、扁桃腺肿瘤，只要是喉咙这一段有硬块，一定要用桔梗和连翘（甚者加巴豆）。
- 巴豆是热性泻下剂；大黄是寒性泻下剂。
- 中药中的攻坚药：牡蛎、芒硝、海藻、泽泻、茜草、鳖甲、生硫黄、阳起石、巴豆、生附子、蜈蚣、水蛭、瓦楞子、瞿麦、大戟、甘遂、芫花（咸味药多有攻坚的效果）。
- 巴豆用量在一分或两颗就够了。巴豆大热，属于大戟科。
- 紫丸无所不疗，虽下不虚人。（载于《备急千金要方》，组成：代赭石一两、赤石脂一两、巴豆三十枚、杏仁五十枚）
- 巴豆中毒，冷开水喝下去就能解掉。
- 【唐容川】葶苈子多油，当能滑利，又有辛味，与巴豆之辛有油相似，其味苦，与大黄之苦而滑润相似，故葶苈子隐含巴豆与大黄二者之性，故能大泻肺中之痰饮脓血，性极速降，是猛药类，故仲景配以大枣补之，入药前须要炒过，不炒则不香，不能散。
- 治疗寒积便秘之要药：巴豆。
- “斩关夺门之功”：巴豆。
- 利咽：薄荷、牛蒡子、板蓝根、射干、山豆根、马勃、玄参、巴豆、牛黄、胖大海、桔梗。
- 大戟科植物：地锦草＋甘遂＋京大戟＋巴豆＋千金子＋泽漆＋珍珠草。
- 巴豆的重要协同单味药及其作用：

  巴豆、桔梗同用：使结毒、硬块、痞块化成脓而排出。

  巴豆、贝母同用：去喉咙、咽喉之堵塞。

  巴豆、杏仁同用：（走马汤）去喉咙、咽喉之堵塞（对于食道癌、胃癌也有疗效）。

巴豆、大黄、干姜同用：治大肠癌。

巴豆、炮附子、吴茱萸同用：治心胸寒痛不能食。

巴豆、芫花同用：能去腹积水与痞块积聚。

巴豆在经方中的使用特别多。倪海厦先生说："不论是甲状腺肿瘤、鼻咽癌、淋巴癌、扁桃腺肿瘤，只要是喉咙这一段有硬块的，桔梗和连翘一定要用，甚者加巴豆。"

巴豆是热性的泻下药，大黄是寒性的泻下药，这是它们的差别。

巴豆用量在一分或两颗就够了。巴豆大热，跟代赭石、赤石脂、杏仁组成的紫丸算是巴豆运用诸法里面安全性比较高的。据《备急千金要方》所载，紫丸无所不疗，虽下不虚人，小朋友也可以使用，当然，这里有艺术夸张的成分，包治百病不可能，药王著书之意但言其治疗范畴之广，安全性之高。如果巴豆中毒，人泻个不停，只要一喝冷开水，它的药性就会减弱，毒就解掉，巴豆虽然看起来很毒，但是解毒也不困难。巴豆所治疗的寒积便秘，也就是身体冷，冷到大肠没有蠕动的力量，则排便不畅，此为阳虚严重的便秘，就要用巴豆。巴豆有斩关夺门之功，过五关斩六将，直冲肛门而出。巴豆也能利咽喉，一般用于咽喉有阴实打不开的时候。

巴豆跟桔梗同用，可以去喉咙的硬块、毒。巴豆跟贝母同用，可以去咽喉的堵塞。巴豆跟杏仁同用，叫走马汤，也可去咽喉堵塞，还可治食道癌、胃癌。巴豆跟大黄、干姜同用，可以治疗大肠癌。巴豆跟炮附子、吴茱萸同用，可以治心胸寒痛不能食。巴豆跟芫花同用，可以去掉腹积水与痞块积聚。

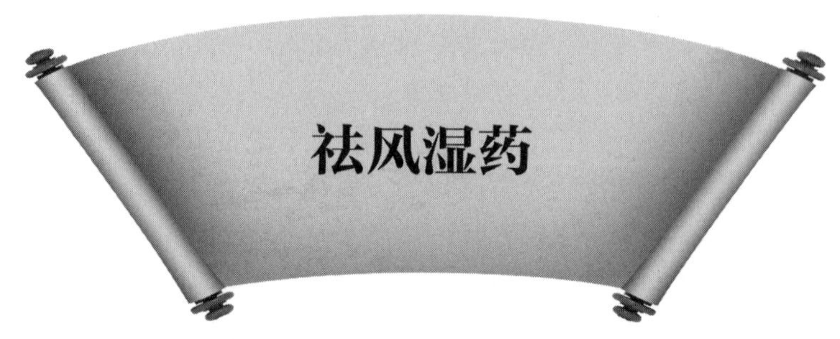

风湿是个很多人都关心的问题，也有很多人有这问题，而治疗风湿是中医的强项。

【药性寒热补泻分布表】

药性	温热药	平药	寒凉药
补药	狗脊 ☀	桑寄生	
平药	乌头，威灵仙 ☀	桑枝 ☀	
泻药	独活 ☀		防己 ☀，秦艽 ☀，络石藤 ☀

【药性升降收散动力分布表】

药性	升性药	平药	降性药
散性药	独活 ☀，狗脊 ☀	乌头，秦艽 ☀，桑枝 ☀，桑寄生	防己 ☀，威灵仙 ☀，络石藤 ☀
平药			
收性药			

【药性燥湿分布表】

湿性药	中性药	燥性药
		独活，防己，乌头，威灵仙，秦艽，络石藤，桑枝，桑寄生，狗脊

常用祛风湿药一共有 9 个，从药性上看，有寒有热，有补有泻。因为祛风湿的过程与机理比较复杂，所以温热、寒凉、补、泻都会用上。从收散性来说，都是散性的，没有收性药，因为要祛风湿，要把它散掉，所以都是散性的药，但是往上升、往下降的都有。

祛风湿药的比较

药名	同	异
独活	风湿	外感风寒、腰膝痛、下半身痛、神经痛
防己		水肿、便秘、肥胖、关节炎
乌头		全身痛证、关节疼痛
威灵仙		各种痛证、四肢麻痹抽搐
秦艽		关节炎、神经痛、肺痨（肺结核）、发热
络石藤		咽喉肿痛、吞咽困难、肿疮、乳房硬块
桑枝		水肿、四肢抽搐
桑寄生		胎动不安、腰膝酸痛
狗脊		风湿腰痛脊强、肾虚尿频，遗尿，白带过多

这些药在功能方面，相同的地方当然是都能祛风湿。

独活是温热药，它的用途很多，除了治外感风寒，还能用于腰膝痛、下半身痛、神经痛，是一个很重要的止痛药，尤其是针对下半身的痛。

防己能通利三焦，也就是我们的皮下油网，所以对水肿相关问题特别有效，可以治疗水肿、便秘、肥胖、关节炎。

乌头是很热的药，治疗全身痛证、关节疼痛。威灵仙也是一个热药，治疗各种痛证、四肢麻痹抽搐。秦艽是寒药，发热也会用到它，治疗关节炎、神经痛、肺结核、肺痨。络石藤治疗咽喉肿痛、吞咽困难，当喉咙痛打不开的时候，它可以将其打开。络石藤还能治疗肿疮、乳房硬块。络石藤的名字说明它是能够长到石头上面的藤，连石头都可以压挤，甚至深入石头，所以它可以把肿瘤弄碎，把阴实打破。

桑枝治疗水肿、四肢抽搐。

桑寄生治疗胎动不安、腰膝酸痛。狗脊治疗腰脊痛、脊柱僵硬，同时还能补肾，肾虚造成的尿频、遗尿、白带过多都会用到。

独活

独活	
性味	辛、苦，温
归经	肾、膀胱
主治	祛风湿，止痹痛，解表
运用	1. 风寒湿痹痛。2. 头风头痛，风寒表证及表证夹湿
药性	热　泻　升　散　燥

独活和羌活都是祛风湿药，羌活主要作用在上半身，能发散风寒，独活主要作用在下半身，治疗腰膝的问题，所以腰膝的风湿就以独活用得比较多。

独活相关药对

- 羌活＋独活：1. 风痹为患，周身窜痛、项背挛急、疼痛等症；2. 外感风寒，以致发热恶寒、项背拘急、疼痛，头痛、关节疼痛者；3. 历节风（为痹证的一种，多由风寒湿邪侵袭经络，流注关节所致，症见关节肿痛、游走不定、痛势剧烈、屈伸不利、昼轻夜重，邪郁化热，则见关节红肿热痛）。

防己

防己	
性味	苦、辛，寒
归经	膀胱、肾、脾
主治	祛风湿，止痛，利水消肿
运用	1. 用于风湿痹证。2. 用于水肿，小便不利，脚气肿痛
药性	寒　泻　降　散　燥

防己快速笔记

- 马兜铃酸相关中药：
  - 含有马兜铃酸的中药：关木通、广防己、青木香。（《药典》已禁用）
  - 不含有马兜铃酸的中药：川木通、粉防己、广木香（目前入药者→安全）
- 防己去三焦之湿：防己能够排除血管外面膜中的湿。
- 三焦油网的病，都会使用到防己。
- 防己科植物：金果榄＋青风藤＋防己。

马兜铃酸会造成部分肝指标异常，所以常常为人所诟病。含有马兜铃酸的中药有关木通、广防己、青木香，《药典》已禁用。至于川木通、粉防己、广木香则是不含马兜铃酸的，这些是目前拿来入药的，是安全的。

防己能去三焦之湿，也就是说防己能够排除血管外面的湿，当三焦油网（淋巴系统）的水液过多，便会用防己，所以防己可以治疗水肿、小便不利、脚气肿痛。也有人用防己减肥，事实上就是去掉组织中多余的水，尤其是在淋巴系统的水。

防己相关药对

- 防己＋黄芪＋苍术：治疗气虚水肿，全身水肿。
- 防己＋黄芪：治疗气虚水肿，全身水肿。
- 苍术＋防己：治疗湿痹，四肢疼痛沉重。

- 防己＋薏苡仁＋苍术＋白术：治疗风湿痹证，全身沉重疼痛，水肿，小便不利，脚气肿痛，舌苔白而厚腻。
- 防己＋木瓜：治风湿痹证，脚水肿，膝盖变形，膝盖肿痛。
- 防风＋防己：治疗手脚抽筋。
- 牡蛎＋瓦楞子＋防己＋茯苓：治淋巴癌。

乌头

生川乌－生乌头－乌头	
性味	辛、苦，大热；有大毒
归经	心、脾、肝、肾
主治	祛风除湿，散寒止痛
运用	1. 用于风寒湿痹，拘急止痛。2. 用于寒湿诸痛
药性	热

乌头快速笔记

- 《神农本草经》：奚毒，附子也。一岁，为子；二岁，为乌喙；三岁，为附子；四岁，为乌头；五岁，为天雄。
- 四肢关节寒湿重可使用乌头。乌头入肝，肝主筋；附子入肾，肾阳不足肾虚寒时用附子。
- 中乌头箭，内外用青黛解之，乌头伤心，解之以远志。
- 毒性：乌头＞附子＞天雄（草乌比川乌之毒性更强，多做外用。）
- 乌头类植物的有毒成分是乌头碱，口服 0.2mg 即能使人中毒，口服 3～5mg 即可致死。但煎煮时间越长，毒性越低，经 3～4 小时乌头碱基本被破坏。
- 乌头碱经煎煮后，水解成毒性较弱的苯酰乌头原碱和乙酸→苯酰乌头原碱又可进一步分解为毒性极低微的乌头原碱和苯甲酸。

《神农本草经》："奚毒，附子也。一岁，为子；二岁，为乌喙；三岁，为附子；四岁，为乌头；五岁为天雄。"

其实附子、乌头、天雄是同一个药，它生长的前两年不被拿来用，直到长到第三年，也就是附子，长到第四年更强，就是乌头，第五年则为天雄，反而弱一点，毒性小一点，因为亢龙有悔，当到太强的时候又会变弱。乌头和附子的使用上有一点差别，如果是四肢关节寒湿重，可用乌头，因为乌头入肝，肝主筋，所以遇到寒造成的筋缩，乌头的力量更强；附子则入肾，所以如果肾阳不足、肾虚寒的时候，就用附子。

若是中了乌头箭的毒（土著使用的一种沾了乌头汁液的箭），内外都用青黛解之。青黛是用大青叶浓缩提取出来的，它可以内服，也可以外用，能解乌头的毒。至于乌头伤心，则用远志解毒。乌头的毒性大于附子，大于天雄，而草乌的毒性又比川乌更强，多做外用，所以一般来说，天雄就比较多用于补养。现代研究乌头碱，只要口服 0.2 毫克，人就会中毒，3~5 毫克，人就会马上死，但是煮越久，毒性越低，煮三到四个小时后，乌头碱进一步被破坏，就只剩下其热性，没有毒性了。一般内服都以川乌为主，某些艺高人胆大的人会让患者口服草乌，但一般是仅做外用。

威灵仙

威灵仙	
性味	辛、咸，温
归经	膀胱
主治	祛风湿，通经络，消痰水，治骨哽
运用	1. 用于风湿痹痛，拘挛麻木，瘫痪。2. 用于痰饮积聚。3. 用于诸骨哽喉
药性	**热　降　散　燥**

威灵仙快速笔记

- 治痛风三药：苍术、黄柏、牛膝。欲破坏痛风石→用威灵仙（内含秋水仙素）。（威灵仙治痛风和诸骨哽。）
- 威灵仙祛风除湿，通络止痛，通行十二经脉，是为治骨刺名药与专药。
- 治风寒湿痹肢体拘挛或麻木之要药：威灵仙。
- 诸骨哽喉：威灵仙。
- 毛茛科植物：升麻 + 黄连 + 马尾连 + 白头翁 + 牡丹皮 + 赤芍 + 威灵仙 + 川乌 + 雪上一枝蒿 + 附子 + 猫爪草 + 白芍。

威灵仙治疗各种疼痛非常有效。

治痛风三药是苍术、黄柏、牛膝。如果要破坏痛风石，就要用到威灵仙，它内含秋水仙素。威灵仙也治痛风和诸骨哽，毕竟它连痛风石都打得破，骨头也就打得破。

威灵仙祛风除湿，通络止痛，通行十二经络，是治骨刺的名药和专药，治骨刺非用威灵仙不可。

威灵仙又是治疗风寒湿痹肢体拘挛和麻木的要药。

威灵仙在止痛上的运用相当多，效果也非常好。

威灵仙相关药对

- 木瓜 + 鸡血藤 + 威灵仙：治疗骨质增生、骨疣、骨刺。

秦艽

秦艽	
性味	苦、辛，微寒
归经	胃、肝、胆
主治	祛风湿，舒筋络，退虚热，清湿热
运用	1. 用于风湿痹痛，筋脉拘挛，手足不遂。2. 用于骨蒸潮热，小儿疳热。3. 用于湿热黄疸
药性	寒

秦艽快速笔记

- 抗痉挛药：秦艽、钩藤、僵蚕、蝉蜕。
- 可杀结核杆菌的相关中药：
  - 青蒿：肝结核或肺结核。
  - 百部：肺结核。
  - 秦艽：肝、肾结核。
- 续断是补益筋骨的要药，破瘀生新，续接筋骨的功能很好。（骨折：续断，筋折：秦艽）
- 治痹证通用药：秦艽。
- 退虚热：知母、黄柏、牡丹皮、青蒿、白薇、地骨皮、银柴胡、胡黄连、秦艽、龟甲、鳖甲。
- 龙胆科植物：龙胆＋秦艽。

秦艽微寒，可以清湿热。

抗痉挛的常用药里面有秦艽、钩藤、僵蚕、蝉蜕。

杀结核杆菌的相关中药有青蒿、百部、秦艽，它们的作用点不太一样，青蒿主要是治疗肝结核或肺结核，百部治疗肺结核，秦艽治疗肝或肾结核。

治痹证的通用药是秦艽。

虚热主要是阴虚发热，即身上水液不足而造成的发热，秦艽是常用药。秦艽也是去黄疸的药，它在去黄疸药里面就是一个寒凉的平药。

秦艽相关药对

- 秦艽＋钩藤：治疗眼皮跳，颜面神经痉挛，面肌痉挛。
- 海桐皮＋秦艽：1. 风湿为患，络道经气闭阻，气血循行不畅，以致腰腿肢节疼痛、周身肌肉酸痛，甚则肢体挛急不遂等症；2. 小儿麻痹后遗症。
- 秦艽＋丹参＋虎杖：治红斑性狼疮发作。贫血，发热，骨蒸潮热，脸色红。

络石藤

络石藤	
性味	苦，微寒
归经	心、肝
主治	祛风通络，凉血消肿
运用	1. 用于风湿痹痛，筋脉拘挛。2. 用于喉痹，疮肿
药性	寒

络石藤连石头都可以穿透，所以可以去肿块，不论是咽喉疼痛、吞咽困难、一般的肿疮，还是乳房硬块，都可以使用。

络石藤相关药对

- 海风藤 + 络石藤：1. 风湿痹痛，筋脉拘急，全身游走性疼痛等症；风湿化热，关节肿痛等症；2. 半身不遂症；见筋肉挛急，屈伸不利者；3. 糖尿病性周围神经病变。

桑枝

桑枝	
性味	苦，平
归经	肝
主治	祛风通络，行水消肿
运用	1. 用于风湿痹痛，四肢拘挛。2. 用于水肿，脚气浮肿
药性	寒　热

桑枝快速笔记

- 桑枝能作用在手掌。
- 风湿痹痛、四肢拘挛：桑枝。
- 桑科植物：桑叶 + 火麻仁 + 桑枝 + 桑白皮 + 楮实子 + 桑椹。

桑枝能作用在手掌，它是能走到四肢末梢的引经药。桑枝可以治疗风湿痹痛、四肢拘挛、水肿和脚气浮肿。

桑枝相关药对

- 桑枝 + 桂枝：治疗中风、半身不遂，或上肢麻痹。
- 桑叶 + 桑枝：1. 外感初起，身热不甚，头痛，周身不适、疼痛等症；2. 风湿痹痛，四肢拘挛，关节疼痛等症；3. 风热痒疹等症。
- 桑枝 + 桑寄生：1. 风湿为患，经气闭阻，以致腰酸腰痛、关节屈伸不利、筋骨疼痛等症；2. 高血压，冠心病，证属肝肾不足、阴虚阳亢，症见头痛、头晕、耳鸣、心悸、肢体麻木；3. 糖尿病并发周围血管病症，症见肢体发凉、麻木、痹痛等；4. 不孕症，证属肾虚输卵管阻塞不通者。
- 桑枝 + 柽柳：1. 痹症（风湿性关节炎）；2. 瘾疹不透，烦闷不适，周身肌肤作痛者。

桑寄生

桑寄生	
性味	苦、甘，平
归经	肝、肾
主治	祛风湿，益肝肾，强筋骨，安胎
运用	1. 用于风湿痹痛，腰膝酸软等。2. 用于胎漏下血，胎动不安
药性	寒 热 补 散 燥

桑寄生快速笔记

- 治肝肾亏虚胎动不安之要药：桑寄生。
- 桑寄生科植物：桑寄生。
- 安胎用药：
  紫苏（气滞胎动）
  黄芩（胎热胎动）
  砂仁（气滞胎动）
  苎麻根（胎热、胎漏胎动）
  竹茹（胎热胎动）
  白术（脾虚气弱胎动）
  杜仲（肝肾虚亏）
  桑寄生（肝肾虚亏）
  续断（肝肾虚亏）
  菟丝子（肾虚）

桑寄生是治疗肝肾亏虚造成的胎动不安的要药，是补肝肾的，所以能强筋骨，安胎，其中又以安胎为它功能上的重点。

桑寄生相关药对

- 杜仲 + 续断 + 桑寄生：肝肾不足的腰膝酸痛，下肢痿软。
- 钩藤 + 桑寄生：1. 高血压病，证属肝肾不足，肝阳上扰者；2. 冠心病心绞痛，证属肝肾不足者。
- 续断 + 桑寄生 + 菟丝子：1. 肝肾不足，腰酸腰痛，筋骨无力等；2. 肝肾两虚、冲任虚损，以致月经过多、崩漏带下诸症；3. 胎元不固，有先兆流产征兆者。
- 桑寄生 + 鸡血藤：1. 糖尿病之下肢无力、沉重、酸痛等症；2. 中风偏枯诸症；3. 女闭经，证属血虚有滞者。
- 桑枝 + 桑寄生：1. 风湿为患，经气闭阻，以致腰酸腰痛、关节屈伸不利、筋骨疼痛等症；2. 高血压病，冠心病，证属肝肾不足、阴虚阳亢，症见头痛、头晕、耳鸣、心悸、肢体麻木；3. 糖尿病并发周围血管病，症见肢体发凉、麻木、痹痛等；4. 不孕症，属肾虚输卵管阻塞不通者。

狗脊

烫狗脊 – 狗脊	
性味	苦、甘，温
归经	肝、肾
主治	祛风湿，补肝肾，强腰膝
运用	1. 用于风湿腰痛脊强，肾虚腰膝软弱。2. 用于肾虚尿频，遗尿，白带过多
药性	热　补　降　散　燥

狗脊快速笔记

- 狗脊是滋补、强筋骨的要药。
- 颈椎的常用药物是葛根跟狗脊。
- 狗脊补肝肾，治风湿腰痛脊强。
- 蚌壳蕨科植物：狗脊。

狗脊是一个滋补、强筋骨的要药，是补肝肾的好药。如果有颈椎酸痛、颈椎气血不通、颈椎病，我们会用葛根配狗脊。狗脊补肝肾，所以可以治风湿腰痛脊强（也就是脊柱僵硬）。狗脊的名字里就有个脊字，提示我们它作用在脊柱上，它让我们的脊柱就跟狗的脊柱一样（听说狗的脊柱是很强的），所以狗脊是一个很好的治疗腰膝酸软的药。

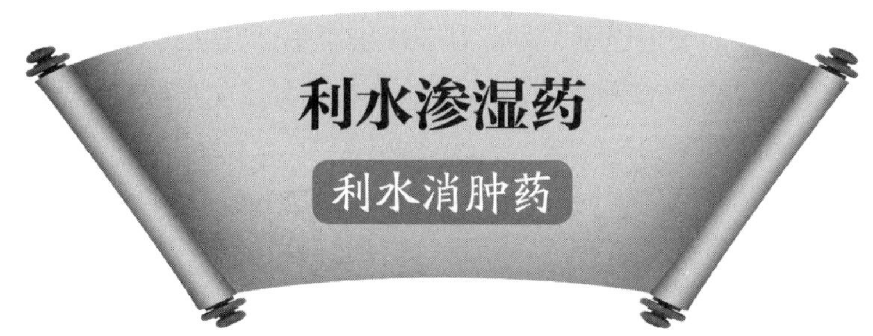

利水渗湿药

利水消肿药

利水渗湿药分三个部分，分别是利水消肿药、利尿通淋药和利湿退黄药。利水渗湿药能够帮助我们身体排出多余的水分，把不需要的湿气排掉，身体才会健康。

第一，利水消肿药。

利水消肿药性味甘淡，渗泄内停的水饮，能够把我们身体里面，甚至肌表的水液排出去。

第二，利尿通淋药。

利尿通淋药性味多为苦寒或淡寒，因为淋证多有郁热，故不宜温药，常用比较淡、寒、泻的药利尿，走下焦开窍泄热除湿以利尿通淋。

第三，利湿退黄药。

利湿退黄药性味多苦寒，主要入肝、脾、胃三个脏腑，要退掉湿热造成的黄疸。

【药性寒热补泻分布表】

药性	温热药	平药	寒凉药
补药			
平药		猪苓	薏苡仁 ☀
泻药		茯苓，赤小豆	泽泻

【药性升降收散动力分布表】

药性	升性药	平药	降性药
散性药		猪苓	泽泻，赤小豆
平药			薏苡仁 ☀
收性药			茯苓

【药性燥湿分布表】

湿性药	中性药	燥性药
		茯苓，猪苓，泽泻，薏苡仁，赤小豆

利水消肿药主要是祛水肿和小便不利。小便通利的话，水肿就比较容易得到改善。利水消肿药以平药或凉药为主，都偏泻、偏降，有散有收。下面从功能细节来比较各利

水消肿药。注意，利水消肿药在大方向上没有本质区别，只是在细节上各有擅长，如玉米须既可利水消肿，又能通淋退黄，划分在三个细类里面其实都可以，且容易获取，难以涨价，可做茶饮，有点药食同源的意思，普通人知道这个窍门可以节省很多医药费，故我们在此一并介绍。

利水渗湿药 _ 利水消肿药的比较

药名	同	异
茯苓	小便不利、水肿	心悸，失眠
猪苓		泄泻，淋浊，带下
泽泻		晕眩、欲吐、痰饮、泄泻、湿热带下、淋浊
薏苡仁		健脾止泻，清热排脓，除痹
赤小豆		解毒排脓，利湿退黄
玉米须		淋证、黄疸
• 淋证：猪苓、泽泻、玉米须 • 泄泻：猪苓、泽泻 • 退黄：赤小豆、玉米须 • 排脓：薏苡仁、赤小豆		

茯苓专治心悸、失眠，我们记一个字就是“悸”。

猪苓治泄泻、淋浊、带下。淋浊就是小便白浊，比方说蛋白尿。

泽泻的重点是晕眩，我们记一个字就是“眩”，它能治晕眩、欲吐、痰饮、泄泻、湿热带下、淋浊。

薏苡仁能健脾止泻、清热排脓、除痹痛。在皮肤病，尤其是有脓或其他体液流出来时，常常用到薏苡仁，它会让我们的皮肤变得比较漂亮。

赤小豆能解毒排脓，利湿退黄，尤其作用在中下焦，肠的部分。

玉米须能治疗淋证、黄疸。

与淋证治疗密切相关的是猪苓、泽泻、玉米须。

泄泻比较严重时，用到的是猪苓和泽泻。

退黄用赤小豆、玉米须。

排脓用薏苡仁、赤小豆。

茯苓

茯苓	
性味	甘、淡，平
归经	心、脾、胃
主治	利水渗湿，健脾安神
运用	1. 水肿、小便不利。2. 脾虚诸证。3. 心悸，失眠
药性	**寒 热 泻 降 收 燥**

茯苓快速笔记

- 绿豆要带壳才有利尿作用，凡是有皮的基本都利尿（茯苓皮、杜仲皮、五加皮、绿豆壳）。
- 茯苓 + 猪苓 + 泽泻的协同利尿作用：泽泻把所有的表水都带到中焦肠胃后，茯苓把它利到下焦，再靠猪苓把它从小便排出去。
- 真武汤是利尿剂，加重茯苓的量，茯苓要比白术多，向下排水力量才会强，用以排水利尿。附子汤中白术与茯苓的比例就是 4∶3，白术比茯苓多，所以重在健脾。
- 茯苓长在松树的根下面，主根下面的是茯神，支根下面的是茯苓。
- 多孔菌科真菌：茯苓。

很多植物皮类中药可以利尿，如茯苓皮、杜仲皮、五加皮、绿豆壳，都是利尿的。

茯苓、猪苓、泽泻一起协同利尿，这个组合叫“泻苓苓”。泽泻把所有的表水带到中焦肠胃，茯苓再把它从中焦带到下焦，最后由猪苓把它从小便排出去。

真武汤是利尿剂，其中加重茯苓的量，茯苓比白术多，往下排水力量才会强，用以排水利尿。附子汤中，白术与茯苓的比例是 4∶3，白术比茯苓多，重点在健脾。相较之下，真武汤的排水作用强，附子汤的健脾作用强，主要就是白术和茯苓的比例不一样。

茯苓相关药对

- 茯苓 + 姜半夏：治疗胃中停饮之呕吐。
- 茯苓 + 猪苓：治疗水湿内停之水肿。
- 姜半夏 + 厚朴 + 茯苓 + 生姜 + 苏子：治疗咳喘，一直有痰_白色黏痰，痰白或清稀，苔白腻而滑。
- 姜半夏 + 厚朴 + 茯苓 + 生姜 + 紫苏叶：治疗咳喘，一直有痰_白色黏痰，痰白或清稀，苔白腻而滑。
- 茯苓 + 桂枝 + 白术 + 炙甘草：治疗中阳不足之痰饮。胸胁支满，目眩心悸，短气而咳，舌苔白滑，脉弦滑或沉紧。
- 苍术 + 茯苓 + 炮附子：治疗寒湿证的肩背酸痛，腰痛，髋部痛等。
- 川芎 + 白芍 + 茯苓 + 泽泻：治疗腰腹疼痛，眩晕，小便不利、足跗浮肿，舌淡红、苔白腻，脉濡细缓。
- 山药 + 芡实 + 茯苓：治疗脾虚下利。
- 山茱萸 + 人参 + 麦冬 + 茯苓：治疗肝肾阴虚，上盛下虚造成的咳嗽（尤其久咳），口干、咽干，舌质红，脉细数。
- 人参 + 茯苓：治疗气虚证，或兼有水肿。
- 茯苓 + 陈皮：治疗痰湿壅滞证。舌苔白腻而滑。
- 厚朴 + 杏仁 + 茯苓 + 苏子：治疗咳嗽气喘。

- 陈皮 + 姜半夏 + 茯苓 + 桑白皮：治疗小儿久咳，舌质红苔白腻。常合麻杏甘石汤。
- 茯苓 + 桂枝 + 白术 + 炙甘草 + 姜半夏：治疗眩晕证，小便不利，舌苔白腻而滑。
- 苍术 + 茯苓 + 炮附子 + 白术：治疗寒湿痹痛。膝盖疼痛，腰痛，舌苔白厚腻，脉弦紧。
- 苍术 + 茯苓 + 炮附子 + 薏苡仁：治疗寒湿痹痛。全身关节疼痛，舌苔白厚腻，脉弦紧。
- 白术 + 茯苓：治疗脾虚湿盛证的大便溏泻，软便。
- 金银花 + 土茯苓：治疗梅毒的要药。
- 茯苓 + 苍术 + 泽泻：治疗水湿内停证。水肿，泄泻，小便不利，膝盖肿，小腹重坠感，腰以下重。
- 土茯苓 + 蚤休：1. 乙型病毒性肝炎 HBsAg 阳性，ALT 增高者；2. 痈肿疮疡诸症。
- 茯苓 + 益智仁：1. 下元虚寒，气化功能失调，以致小便淋漓不畅、小便浑浊等症；2. 脾肾虚寒，泄泻等症。
- 茯苓 + 茯神：水火不济，以致心慌、少气、夜寐不安、失眠、健忘等症。
- 赤小豆 + 赤茯苓：1. 湿热为患，水肿腹满，下肢浮肿，小便不利，甚或尿血等症；2. 急性肾炎，急性膀胱炎诸症；3. 乳痈（乳腺炎）；4. 泻痢。
- 赤茯苓 + 赤芍：1. 水肿、小便不利、尿血等症；2. 急性肾炎、膀胱炎诸症；3. 温热病，热入营分、血热吐衄、小便短赤等症；4. 耳源性眩晕。
- 冬葵子 + 茯苓：1. 水肿（包括妇人妊娠水肿）；2. 急、慢性肾炎，有浮肿、腹水者，均可使用。
- 土茯苓 + 萆薢：1. 梅毒；2. 膏淋、尿浊、尿蛋白，妇人带下，证属湿毒蕴结者；3. 疖痈疮疡；4. 痛风性关节炎。
- 大黄 + 生姜 + 生半夏 + 茯苓：治疗肾衰时的恶心呕吐。
- 牡蛎 + 瓦楞子 + 防己 + 茯苓：淋巴癌。
- 生姜 + 姜半夏 + 茯苓：寒饮呕吐。
- 土茯苓：1. 用于梅毒；2. 用于热淋，带下，湿疹。
- 茯苓 + 杏仁：胸痛，胸闷，以闷为主，短气，或似有水饮逆窜胸中，或呕吐痰涎，质地清稀，舌淡，苔滑，脉沉或滑。

猪苓

猪苓	
性味	甘、淡，平
归经	肾、膀胱
主治	利水渗湿
运用	水肿、小便不利，泄泻，淋浊，带下
药性	寒 热 散 燥

猪苓快速笔记

- 茯苓＋猪苓＋泽泻的协同利尿作用：泽泻把所有的表水都带到中焦肠胃后，茯苓把它利到下焦，再靠猪苓把它从小便排出去。
- 利小便以止利：猪苓、泽泻。

利小便以止利，用到的是猪苓和泽泻。利小便以止利即利小便以实大便，当拉肚子严重时，一利小便，水都往小便走，大便就不会太稀。五苓散就是利小便以实大便的具体例子。

猪苓相关药对

- 茯苓＋猪苓：治疗水湿内停之水肿。
- 桂枝＋猪苓＋泽泻：治疗眩晕，口渴，小便不利。
- 莪术＋猪苓：1. 肝癌之腹水，肺癌晚期之胸腔积液，心包积液诸症；2. 放疗、化疗患者出现免疫抑制和白细胞减少等毒副反应者可用。

泽泻

泽泻	
性味	甘、淡，寒
归经	肾、膀胱
主治	利水渗湿，泻热
运用	1. 水肿、小便不利，痰饮，泄泻。2. 湿热带下，淋浊
药性	寒　泻　降　散　燥

泽泻快速笔记

- 中药中的攻坚药：牡蛎、芒硝、海藻、泽泻、茜草、鳖甲、生硫黄、阳起石、巴豆、生附子、蜈蚣、水蛭、瓦楞子、瞿麦、大戟、甘遂、芫花（咸味的药多有攻坚的效果）。
- 苍术加泽泻可以解酒。另一药对是柴胡，郁金（用于解酒，清肝脏之毒）。
- 茯苓＋猪苓＋泽泻的协同利尿作用：泽泻把所有的表水都带到中焦肠胃后，茯苓把它利到下焦，再靠猪苓把它从小便排出去。
- 利小便以止利：猪苓、泽泻。
- 【倪师】补肾时，用泽泻（五钱）可使肾脏休息，再用补骨脂等补肾药补之。
- 泽泻科植物：泽泻。

泽泻也是一个攻坚药，主要攻肾与膀胱之邪。

苍术加泽泻可以解酒，不过柴胡和郁金的效果又更好。

运用泽泻还有一个最重要的主证是“眩”。

泽泻相关药对

- 川芎＋白芍＋茯苓＋泽泻：治疗腰腹疼痛，眩晕，小便不利、足跗浮肿，舌淡红、苔白腻，脉濡细缓。
- 桂枝＋猪苓＋泽泻：治疗眩晕，口渴，小便不利。
- 泽泻＋桂枝：治疗水饮内停证。水肿，小便不利，泄泻，舌苔白而滑。
- 茯苓＋苍术＋泽泻：治疗水湿内停证。水肿，泄泻，小便不利，膝盖肿，小腹重坠感，腰以下重。

薏苡仁

薏苡仁	
性味	甘、淡，微寒
归经	脾、胃、肺
主治	利水渗湿，健脾止泻，清热排脓，除痹
运用	1. 水肿、小便不利。2. 脾虚泄泻。3. 肺痈，肠痈。4. 湿痹筋脉拘挛
药性	寒　降　燥

薏苡仁快速笔记

- 尿酸性关节炎：苍术、黄柏、牛膝（三妙散）（＋薏苡仁：四妙散）。
- 薏苡仁能排脓，治皮肤皲裂和甲错，润滑皮肤，治疣。皮肤病多用。
- 车前子或玉米须煮水代茶饮，或薏苡仁粥，排尿酸效果颇佳，亦是降三高的食疗。
- 肺痈：鱼腥草、薏苡仁、瓜蒌。
- 肠痈：红藤、败酱草、牡丹皮、络石藤、薏苡仁、瓜蒌、大黄。
- 禾本科植物：芦根＋竹叶＋淡竹叶＋薏苡仁＋玉米须＋麦芽＋稻芽＋白茅根＋竹茹＋天竺黄＋浮小麦＋糯稻根须。

薏苡仁也是个食物。

治疗尿酸性关节炎，可以用苍术、黄柏、牛膝。苍术、黄柏、牛膝合起来叫三妙散，加上薏苡仁叫四妙散，治疗痛风效果很好。

薏苡仁能够排脓，治皮肤皲裂和甲错，润滑枯燥的皮肤，治疣，于皮肤病多用。常吃薏苡仁，皮肤会滋润、漂亮。

车前子或玉米须煮水代茶饮，或薏苡仁粥，排尿酸效果颇佳，也是降三高的食疗。

治疗肺痈，鱼腥草、薏苡仁、瓜蒌是常见的大将。

治疗肠痈的药里面也有薏苡仁，因为薏苡仁是一个排脓的高手。

薏苡仁相关药对

- 麻黄 + 薏苡仁：治疗风湿身疼痛。
- 大黄 + 薏苡仁：治疗肺痈，肠痈。
- 苍术 + 薏苡仁：治疗湿痹，全身疼痛沉重。
- 黄柏 + 栀子 + 连翘 + 薏苡仁：治疗湿热证的皮肤病。红疹，皮肤痒，皮肤发红，皮肤发热，皮肤痛，舌质红苔黄腻，脉数。
- 桂枝 + 苍术 + 薏苡仁：治疗风湿，全身疼痛，身体沉重，苔白腻。
- 大黄 + 川芎 + 薏苡仁：治疗痤疮，青春痘。
- 苍术 + 茯苓 + 炮附子 + 薏苡仁：治疗寒湿痹痛。全身关节疼痛，舌苔白厚腻，脉弦紧。
- 连翘 + 薏苡仁：治疗各种皮肤病，皮肤痒，疮痈，急性化脓。
- 防己 + 薏苡仁 + 苍术 + 白术：治疗风湿痹证，全身沉重疼痛，水肿，小便不利，脚气肿痛，舌苔白而厚腻。
- 薏苡仁 + 桔梗 + 甘草：治疗脓已成而未破。
- 薏苡仁 + 生地黄 + 黄明胶：治疗皮肤干。
- 茵陈蒿 + 薏苡仁 + 苍术：治疗湿热黄疸、湿重于热证。症见皮肤发黄，形寒发热，食欲减退，大便溏，小便色黄、短少不利，苔腻，脉缓。
- 绿豆 + 薏苡仁：1. 糖尿病，表现为上消诸症者宜用；2. 肾脏病之水肿，尿蛋白诸症。
- 杏仁 + 薏苡仁：肺痿，肺痈（类似肺脓疡）诸症。
- 血余炭 + 滑石 + 甘草 + 薏苡仁：各种结石症治愈之后，用以巩固疗效时宜服。
- 薏苡仁 + 乌梅：子宫肌瘤，卵巢囊肿，盆腔炎性包块等症。

赤小豆

赤小豆	
性味	甘，平
归经	心、小肠
主治	利水消肿，解毒排脓，利湿退黄
运用	1. 用于水肿，小便不利。2. 用于痈疮肿毒。3. 用于黄疸
药性	寒 热 泻 降 散 燥

赤小豆是一个可以去掉黄疸和痈疮肿毒的药。

倪海厦先生使用赤小豆前，会让它稍微先发芽，这样它的力量会更强。

赤小豆也可以治疗青春痘，青春痘的常用药有赤小豆、薏苡仁、黄芩、连翘、金银花。

赤小豆也是黄疸用药。

赤小豆的药性是中性偏泻，以药物动力学来看，是偏散、偏降的。

赤小豆相关药对

- 赤小豆 + 赤茯苓：1. 湿热为患，水肿腹满，下肢浮肿，小便不利，甚或尿血等症；2. 急性肾炎，急性膀胱炎诸症；3. 乳痈（乳腺炎）；4. 泻痢。

玉米须

玉米须	
性味	甘，平
归经	膀胱、肝、胆
主治	利水消肿，利湿退黄
运用	1 水肿，小便不利，淋证。2. 黄疸
药性	寒　热

玉米须快速笔记

- 车前子或玉米须煮水代茶饮，或薏苡仁粥，排尿酸效果颇佳，亦是降三高的食疗。

玉米须可以降三高，尤其是高血糖的朋友，常常会用到。它也可以治水肿与小便不利。

车前子或玉米须煮水代茶饮，或薏仁粥，其实是降四高，而不是三高，除了血压、血脂、血糖以外，还能治痛风，也就是尿酸高。现在中药铺里面可以买到整理得很干净、很漂亮的玉米须做药用，当然自己在家里平常煮玉米的时候，好好收藏玉米须，晒干备用也是很好的。

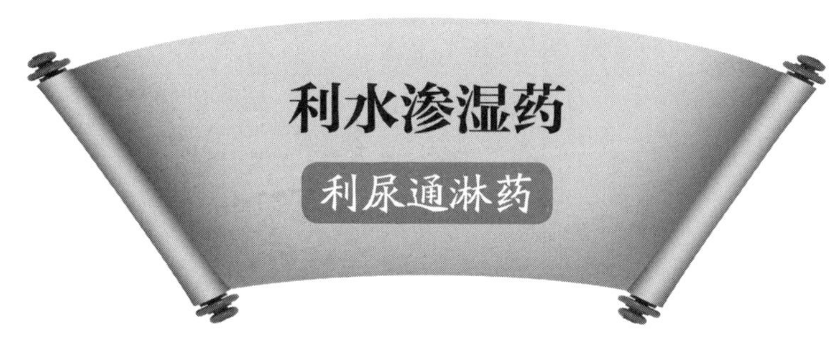

【药性寒热补泻分布表】

药性	温热药	平药	寒凉药
补药		萆薢☀	
平药			滑石
泻药			车前子，通草，海金沙☀，石韦☀，冬葵子☀，灯心草

【药性升降收散动力分布表】

药性	升性药	平药	降性药
散性药			车前子，滑石，通草，海金沙☀，石韦☀，冬葵子☀，灯心草，萆薢☀
平药			
收性药			

【药性燥湿分布表】

湿性药	中性药	燥性药
		车前子，滑石，通草，海金沙，石韦，冬葵子，灯心草，萆薢

利尿通淋药有很多，里面以寒凉药为主，没有温热药，有补有泻，有散有收。它在动力学上的分布特点是没有升散药，也没有降收药。

利水渗湿药 _ 利尿通淋药的比较

药名	同	异
车前子	小便不利、尿量少、频尿	渗湿止泻，清肝明目，清肺化痰
滑石		清热解暑，祛湿敛疮
通草		通乳
海金沙		排石
石韦		清肺止咳，凉血止血
冬葵子		通乳、润肠通便
灯心草		心烦失眠、口舌生疮，咽痛
萆薢		膏淋、白浊
• 通乳：冬葵子、通草		

利尿通淋药的共同点是治疗小便不利、尿量少、频尿等小便的问题。接着来看它们功用上的差异：

车前子是用于渗湿止泻、清肝明目、清肺化痰的。

滑石是用于清热解暑、祛湿敛疮的，它比较偏凉，所以会用来解暑。

通草的特殊用途是通乳。

海金沙的特殊用途是排石，肾结石可以用。

石韦能清肺止咳、凉血止血。

冬葵子能够通乳，奶汁不够可以用，或是乳房发育不好的年轻女孩子也可以用。它还可以润肠通便，因为它是子，也就是有油性的。

灯心草治疗心烦失眠、口舌生疮、咽痛。

萆薢治疗膏淋、白浊，也就是在小便非常混浊的时候用的。

车前子

车前子 – 车前草	
性味	甘，寒
归经	肾、肝、肺
主治	利尿通淋，渗湿止泻，清肝明目，清肺化痰
运用	1. 用于热淋，水肿、小便不利。2. 用于暑湿泄泻。3. 用于目赤肿痛，目暗昏花。4. 用于热痰咳嗽
药性	**寒　泻　降　散　燥**

车前子快速笔记

• 中医眼科常用药：枸杞子、菊花、决明子、石决明、九孔（即九孔鲍鱼，其壳为石决明）、茺蔚子、青葙子、谷精子、密蒙花、蕤仁、车前子。

- 车前子或玉米须煮水代茶饮，或薏苡仁粥，排尿酸效果颇佳，亦可用于降三高的食疗。
- 车前子利水而不伤阴，是治泌尿系统病变及眼科疾病很好的一味药。
- 下肢水肿：怀牛膝、车前子、丹参、薏仁、金钱草、白茅根。
- 减肥食品：蒟蒻粉（1.5克）+车前子粉（1.5克）放在500mL的容器里，用滚烫的开水冲泡。
- 苓桂术甘汤可加车前子、牛膝来降眼压。
- 降血压：杜仲、夏枯草、决明子、青葙子、车前子、罗布麻、地龙、青木香、大蓟、小蓟、马兜铃、桑白皮、荠菜、臭梧桐、淫羊藿、山茱萸、豨莶草、山楂。
- 车前科植物：车前子。

车前子是一个眼科常用药，利水不伤阴，尤其是眼睛含水过多的时候，它可以排掉一些水，但是也不会造成太严重的阴虚。

车前子或玉米须煮水代茶饮，或薏米粥，这三种都可以排尿酸。

治疗下肢水肿的常用药有怀牛膝、车前子、丹参、薏苡仁、金钱草、白茅根。

将蒟蒻粉1.5g和车前子粉1.5g放在500mL的容器里面，用滚烫开水冲泡，可以作为一种减肥食品，它只有一点点，就能充塞你的胃，让你觉得饱足，你就会少吃一点东西，达到减肥的效果。

苓桂术甘汤可以加车前子、牛膝来降眼压。

车前子也是降血压常用药的一员。

车前子相关药对

- 木通＋车前子：治疗热淋涩痛，心烦尿赤，水肿脚气。
- 怀牛膝＋车前子：治疗小便不利，脚水肿，眼压高。
- 车前子＋滑石＋甘草：1. 夏日中暑，发热汗出，烦躁口渴，小便黄少、不利，或呕吐，腹泻等症；2. 淋浊（急性肾炎，慢性肾炎，肾盂肾炎，膀胱炎，尿道炎，前列腺肥大，表现为小便不利者）诸症；3. 石淋（尿路结石）。
- 车前子＋墨旱莲：1. 尿频、尿急、尿痛，小便淋漓不畅，血淋、石淋、沙淋等症；2. 急性肾炎，慢性肾炎，膀胱炎，以及尿路感染诸症；3. 溺血。
- 血余炭＋车前子：1. 尿少、尿痛、尿赤、小便带血等症；2. 急性肾炎诸症；3. 泄泻、痢疾。
- 滑石＋车前子：1. 急性尿路感染，症见尿频、尿急、尿痛等症；2. 妇女带下诸症；3. 暑湿泄泻。
- 车前子：1. 用于热淋，水肿、小便不利；2. 用于暑湿泄泻；3. 用于目赤肿痛，目暗昏花；4. 用于热痰咳嗽。
- 车前子＋冬葵子＋乌药＋木香：前列腺癌，小便不利，尿闭小便不出。

- 枸杞子 + 菟丝子 + 覆盆子 + 五味子 + 车前子：肾虚遗精，阳痿早泄，小便后余沥不清，久不生育，及气血两虚，须发早白等症。

滑石

滑石	
性味	甘、淡，寒
归经	膀胱、胃
主治	利尿通淋，清热解暑，祛湿敛疮
运用	1. 热淋，石淋。2. 暑热烦渴、湿温初起。3. 收湿敛疮
药性	**寒 降 散 燥**

滑石快速笔记

- 清六腑之热：石膏、滑石、寒水石。
- 治湿热淋痛之良药：滑石。

石膏、滑石、寒水石都能清消化道的热（又叫六腑之热）。

滑石是凉的，它又能治湿热淋痛。在猪苓汤里面，滑石就是让小便比较容易滑出来，大家可以这样形象记忆。

滑石相关药对

- 滑石 + 甘草：治疗暑湿证。身热烦渴，小便不利，或泄泻。
- 车前子 + 滑石 + 甘草：1. 夏日中暑，发热汗出，烦躁口渴，小便黄少、不利，或呕吐，腹泻等症；2. 淋浊（急性肾炎，慢性肾炎，肾盂肾炎，膀胱炎，尿道炎，前列腺肥大，表现为小便不利者）诸症；3. 石淋（尿路结石）。
- 滑石 + 甘草 + 荷叶：1. 夏季受暑，头昏头胀，胸闷不舒，食欲不振，全身无力，大便溏泻，小便黄少等症；2. 尿血诸症。
- 滑石 + 甘草 + 灯心草：1. 夏日受暑，身热，面赤唇红，口干口渴，心烦不安，小便短少等症；2. 淋证。
- 滑石 + 甘草 + 血余炭：1. 夏日中暑，呕吐、泄泻、小便不利等症；2. 急慢性肠炎诸症；3. 尿路感染、泌尿系结石诸症。
- 枇杷叶 + 滑石 + 甘草：肺痿、肺痈，症见咳嗽，痰涎黏稠者（轻症效佳）。
- 滑石 + 车前子：1. 急性尿路感染，症见尿频、尿急、尿痛等症；2. 妇女带下诸症；3. 暑湿泄泻。
- 滑石 + 海浮石：1. 石淋，沙淋（尿路结石），以致小便淋漓不畅、尿道疼痛等症；

2. 前列腺肥大诸症。

- 瓦楞子 + 滑石：肾结石、输尿管结石、膀胱结石诸症。
- 血余炭 + 滑石 + 甘草 + 薏苡仁：各种结石症治愈之后，用以巩固疗效时宜服。
- 海金沙 + 五倍子 + 滑石：治胆结石。

通草

通草	
性味	甘、淡，微寒
归经	肺、胃、膀胱
主治	利尿通淋，下乳
运用	1. 用于湿热淋证。2. 用于产后乳汁不通或乳少
药性	寒 补 升 收 润

通草快速笔记

- 开音：菖蒲、白通草、蝉蜕、诃子、玄参。
- 丰胸：王不留行、穿山甲、白通草、鸡血藤、旱莲草、阿胶。
- 白通草能让脑下垂体做工而令尿液通利。
- 白通草通九窍，通血脉关节。
- 通经下乳：路路通、木通、通草、漏芦、王不留行、穿山甲、冬葵子。
- 五加科植物：五加皮 + 通草 + 三七 + 人参 + 西洋参 + 刺五加。

菖蒲、白通草、蝉蜕、诃子、玄参可以开音，当一个人咽喉痹塞发不出来声音时，用这些药以后，咽喉会打通，声音便能发出来。

王不留行、穿山甲、白通草、鸡血藤、旱莲草、阿胶都是丰胸用的。

白通草能让脑下垂体做工而令尿液通利。古书上说白通草通九窍，通血脉关节，所以它的作用很多，它也能通经下乳。如果怀孕生产之后，乳汁不够，可以用路路通、木通、通草、漏芦、王不留行、穿山甲、冬葵子。

海金沙

海金沙	
性味	甘，寒
归经	膀胱、小肠
主治	利尿通淋
运用	用于各种淋证
药性	寒

海金沙快速笔记

- 诸淋涩痛之要药：海金沙。
- 排石：海金沙、金钱草、鸡内金、郁金、核桃仁。
- 海金沙科植物：海金沙。

海金沙最重要的作用就是排石，所以是诸淋涩痛的要药。排石的常用药里面有海金沙、金钱草、鸡内金、郁金、核桃仁。

海金沙相关药对

- 海金沙＋金钱草：治疗石淋、血淋。
- 金钱草＋海金沙＋郁金＋炒鸡内金：治疗胆结石最重要的四个药。
- 海浮石＋海金沙：1. 湿热为患，以致小便淋漓不畅、尿道灼热疼痛等症；2. 沙淋、石淋（尿路结石）诸症；3. 膏淋，热淋（尿路感染）诸症。
- 海金沙＋五倍子＋滑石：治胆结石。

石韦

石韦	
性味	苦、甘，微寒
归经	肺、膀胱
主治	利尿通淋，清肺止咳，凉血止血
运用	1. 热淋，石淋，血淋。2. 肺热咳喘。3. 血热出血证
药性	寒

石韦属于蕨类，可以活血化瘀，所以血淋、石淋都会用到它。它是一个微凉的药，可以治肺热造成的咳喘，以及血热出血证。

冬葵子

冬葵子	
性味	甘，寒
归经	大肠、小肠、膀胱
主治	利水通淋，下乳，润肠通便
运用	1. 淋证，水肿。2. 产后乳汁不下，乳房胀痛。3. 肠燥便秘
药性	寒

冬葵子快速笔记

- 冬葵子就是常用蔬菜秋葵的子。
- 长期吃降血压药而造成阳痿，可用冬葵子、石斛、麝香、远志、菖蒲。
- 润肠通便：火麻仁、郁李仁、柏子仁、核桃仁、桃仁、决明子、榧子、苏子、冬葵子、瓜蒌、当归、何首乌、黑芝麻、桑椹、肉苁蓉、胖大海、知母、生地黄、锁阳、杏仁。
- 通经下乳：路路通、木通、通草、漏芦、王不留行、穿山甲、冬葵子。
- 锦葵科植物：冬葵子。

冬葵子就是蔬菜秋葵的子，可以润肠通便。润肠通便的药里面大部分都是植物的种子。另外，通经下乳的药里面也有冬葵子。

冬葵子相关药对

- 冬瓜子＋冬葵子：1. 水肿、小便不利、大便不通等症；2. 肺痈（类似肺脓疡），肠痈（类似阑尾炎），悬饮（类似渗出性胸膜炎）诸症；黧黑斑、黄褐斑、肝斑。
- 冬葵子＋茯苓：1. 水肿（包括妇人妊娠水肿）；2. 急、慢性肾炎，有浮肿、腹水者，均可使用。
- 车前子＋冬葵子＋乌药＋木香：前列腺癌，小便不利，尿闭小便不出。

灯心草

灯心草	
性味	甘、淡，微寒
归经	心、肺、小肠
主治	利尿通淋，清心除烦
运用	1. 热淋。2. 心烦失眠，小儿夜啼。3. 治口舌生疮，咽痛
药性	寒　泻　升　燥

灯心草快速笔记

- 喉痹：络石藤、灯心草。
- 灯心草科植物：灯心草。

灯心草的药性是微寒，可以治疗口舌生疮、咽痛一类的问题，也可以治心烦失眠、小儿夜啼。灯心草和络石藤都可以治喉痹，所以如果喉咙有痹痛、不通、吞咽困难等问题，都可以用灯心草。

灯心草相关药对

- 滑石＋甘草＋灯心草：1. 夏日受暑，身热，面赤唇红，口干口渴，心烦不安，小便短少等症；2. 淋证。

萆薢

萆薢	
性味	苦，平
归经	脾、胃、膀胱
主治	利湿浊，祛风湿
运用	1. 用于膏淋、白浊。2. 用于风湿痹证
药性	寒　热　补　降　散　燥

萆薢快速笔记

- 小便有泡沫：冬瓜子、萆薢。
- 萆薢属薯蓣科，对尿蛋白、潜血疗效很好。
- 白茅根、茵陈蒿等协同萆薢帮助肾脏分清别浊。
- 膏淋：萆薢。
- 薯蓣科植物：穿山龙＋萆薢＋黄药子＋山药。

小便有泡沫，其实就是膏淋，也就是现在所谓的蛋白尿，冬瓜子、萆薢都可以治疗。萆薢属于薯蓣科，对尿蛋白、潜血的疗效都很好。

白茅根和茵陈蒿可以协同萆薢，帮助肾脏分清别浊。

萆薢相关药对

- 益智仁＋萆薢：1. 肾虚小便混浊不清，尿意频频，淋漓不畅等症；2. 妇人带下诸症；3. 乳糜尿；4. 尿酸性关节炎；5. 中老年人前列腺肥大诸症。
- 石韦＋萆薢：1. 产后下肢水肿诸症；2. 尿路感染，湿热下注，以致小便不利，下肢水肿等症；3. 尿路结石诸症；4. 原因不明之下肢水肿。
- 萆薢＋蚕沙：1. 淋症（膏淋）；2. 痹证，证属湿热伤筋；3. 痛风性关节炎。
- 土茯苓＋萆薢：1. 梅毒；2. 膏淋、尿浊、尿蛋白，妇人带下，证属湿毒蕴结者；3. 疖痈疮疡；4. 痛风性关节炎。

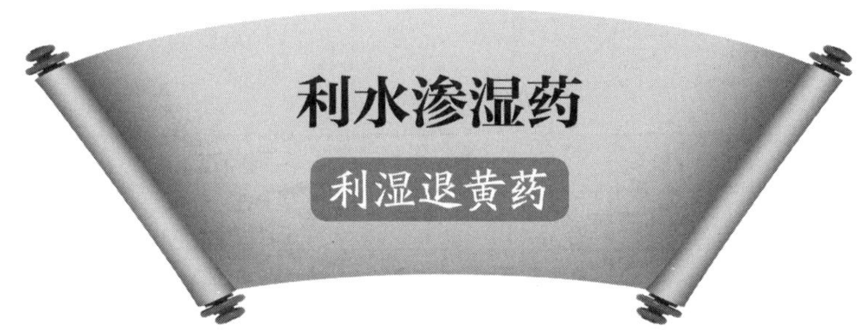

【药性寒热补泻分布表】

药性	温热药	平药	寒凉药
补药			
平药			
泻药			茵陈蒿，金钱草 ☀

【药性升降收散动力分布表】

药性	升性药	平药	降性药
散性药		金钱草 ☀	茵陈蒿
平药			
收性药			

【药性燥湿分布表】

湿性药	中性药	燥性药
		茵陈蒿，金钱草

利湿退黄药入脾胃和肝，能去黄疸，黄疸分为阴黄和阳黄，两者之间有一些差异，怎么选药是一个重要课题。

利水渗湿药_利湿退黄药的比较

药名	同	异
茵陈蒿	利湿退黄	湿疮，湿疹
金钱草		石淋、热淋、恶疮肿毒、毒蛇咬伤、烧烫伤

利湿退黄药主要有茵陈蒿和金钱草。

退黄主要指黄疸，黄疸偏热，所以茵陈蒿和金钱草都是凉药，凉且燥，祛湿、退热、退黄，两个都是散性药。功能方面，相同的是两个都能利湿退黄，不同的是，茵陈蒿能够治湿疮、湿疹，就是皮肤表面有水的病症；金钱草可以化石，可以治疗小便方面的问题，例如石淋、热淋，另外如恶疮肿毒、毒蛇咬伤、烧烫伤，也都可以用金钱草。

【黄疸的相关用药】

药性	温热药	平药	寒凉药
补药	白术☀		
平药		玉米须	滑石，大青叶，秦艽，大蓟，小蓟，白茅根
泻药		赤小豆	柴胡，淡竹叶☂，栀子，黄芩，黄柏☀，龙胆草☀，苦参，白鲜皮☀，蒲公英，大黄，茵陈蒿，金钱草☀，郁金

药性	升性药	平药	降性药
散性药	柴胡	金钱草☀，郁金	淡竹叶☂，白鲜皮☀，蒲公英，滑石，茵陈蒿，赤小豆
平药	苦参	大青叶，秦艽，玉米须，大蓟，小蓟，白茅根	
收性药		白术☀	栀子，黄芩，黄柏☀，龙胆草☀，大黄

茵陈蒿

茵陈－茵陈蒿	
性味	苦，寒
归经	脾、胃、肝、胆
主治	清利湿热，利胆退黄
运用	1. 用于黄疸。2. 用于湿温，湿疮，湿疹
药性	**寒 泻 降 散 燥**

茵陈蒿快速笔记

- 蒲公英、茵陈蒿是排胆红素止痒的药。
- 白茅根、茵陈蒿等协同萆薢帮助肾脏分清别浊。

茵陈蒿与蒲公英都是止痒药，它们止痒的机理是把胆红素排掉，而达到止痒的效果。

茵陈蒿与白茅根协同萆薢能帮助肾脏分清别浊，可以治疗膏淋、尿蛋白过多之类的问题。

黄疸的用药很多，纯利湿退黄的药主要就是茵陈蒿和金钱草。

茵陈蒿相关药对

- 茵陈蒿＋干姜：治疗黄疸中的阴黄。
- 茵陈蒿＋栀子：治疗黄疸中的阳黄。
- 茵陈蒿＋郁金＋丹参：治疗肝病、黄疸。
- 茵陈蒿＋薏苡仁＋苍术：治疗湿热黄疸、湿重于热证。症见皮肤发黄，形寒发热，食欲减退，大便溏，小便色黄、短少不利，苔腻，脉缓。
- 大黄＋茵陈蒿：治疗黄疸。
- 茵陈蒿＋金钱草：1. 急慢性肝炎，证属湿热为患者；2. 胆囊炎、胆结石诸症；3. 尿路结石诸症。

金钱草

金钱草	
性味	甘、淡，微寒
归经	肝、胆、肾、膀胱
主治	除湿退黄，利尿通淋，解毒消肿
运用	1. 用于湿热黄疸。2. 用于石淋、热淋。3. 用于痈、恶疮肿毒、毒蛇咬伤。4. 用于烧伤、烫伤
药性	寒　泻　散　燥

金钱草快速笔记

- 下肢水肿：怀牛膝、车前子、丹参、薏仁、金钱草、白茅根。
- 金钱草属菊科，凡菊科植物都可用于清热解毒。
- 治沙淋、石淋之要药：金钱草。
- 排石：海金沙、金钱草、鸡内金、郁金、核桃仁。
- 毒蛇咬伤：紫花、地丁、蚤休、白花蛇舌草、穿心莲、金钱草、半夏。
- 报春花科植物：金钱草。

治疗下肢水肿的常用药有怀牛膝、车前子、丹参、薏苡仁、金钱草、白茅根。

金钱草属于菊科，菊科的植物多能清热解毒。

金钱草是治沙淋、石淋的要药，有结石的时候可以使用。

要排石时，我比较喜欢用四逆散加减，可以加海金沙、金钱草、鸡内金、郁金、核桃仁。前面四味都有“金”，又叫四金散。同时再加上辨证用的主要方剂，就可以排石。

治疗毒蛇咬伤的常用药里面也有金钱草。

金钱草相关药对

- 海金沙 + 金钱草：治疗石淋、血淋。
- 金钱草 + 海金沙 + 郁金 + 炒鸡内金：治疗胆结石最重要的四个药。
- 茵陈蒿 + 金钱草：1. 急慢性肝炎，证属湿热为患者；2. 胆囊炎、胆结石诸症；3. 尿路结石诸症。

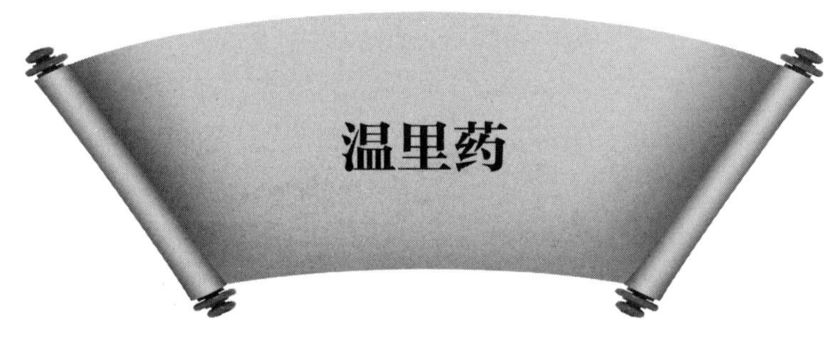

温里药

【药性寒热补泻分布表】

药性	温热药	平药	寒凉药
补药	生附子☀，炮附子☀，肉桂，干姜☀，丁香，小茴香，蜀椒☀，高良姜☀		
平药	吴茱萸，胡椒		
泻药			

【药性升降收散动力分布表】

药性	升性药	平药	降性药
散性药	生附子☀，干姜☀，丁香，高良姜☀	肉桂	吴茱萸，蜀椒☀，胡椒
平药			
收性药	炮附子☀		小茴香

【药性燥湿分布表】

湿性药	中性药	燥性药
		生附子，炮附子，肉桂，干姜，吴茱萸，丁香，小茴香，蜀椒，高良姜，胡椒

温里药是以热药、补阳的药为主，所以药性都是温热的，基本是补药，至多是平性，而且都是燥性。药物动力学方面，温里药里面有升有降，有散有收，但大部分都是散的，因为热药通常会发散之力比较大。

温里药都是祛寒的，多能治寒性腹痛，“里”指的主要是躯干中心的腹部。除了祛寒、治腹痛，我们来看看它们在功能上的一些差异：

温里药的比较

药名	同	异
生附子	祛寒、治腹痛	通一切经络，温里寒
炮附子		温肾阳，固表
肉桂		止痛，温经通脉
干姜		疗寒饮伏肺喘咳
吴茱萸		疗寒凝肝脉诸痛、呕吐吞酸、虚寒泄泻
丁香		疗胃寒呕吐、呃逆、脘腹冷痛、肾虚阳痿
小茴香		疗寒疝腹痛，睾丸偏坠胀痛，少腹冷痛，痛经
蜀椒		疗湿疹瘙痒，阴痒，蛔虫腹痛
高良姜		疗胃寒呕吐
胡椒		下气消痰，疗癫痫

虽然生附子和炮附子都是附子，可是因为炮制而产生了不同的药性。生附子通一切经络，温里寒；炮附子温肾阳，固表（固表就是能够敛汗，让人不发太多汗）。

肉桂能止痛，温经通脉。温里药多有止痛的作用，但是肉桂须特别强调。

干姜治疗寒饮伏肺咳喘。寒饮就是比较清稀的痰，且是冷的，在肺里面就造成咳嗽。因为是肺部的问题，所以我们会用到干姜，干姜入肺，生姜入胃。

吴茱萸治疗寒凝肝脉诸痛、呕吐吞酸、虚寒泄泻。在对治消化道本身的问题时，吴茱萸是一员大将，而且它是热药。

丁香也是治疗胃寒呕吐、呃逆的药，另外，有胃脘冷痛、肾虚阳痿时，也可以用。

小茴香治疗寒疝腹痛、睾丸偏坠胀痛（有一点气陷）、少腹冷痛、痛经等。

蜀椒可以治湿疹瘙痒、阴痒、蛔虫造成的腹痛，它的作用偏于下焦。蜀椒就是花椒。

高良姜治疗胃寒呕吐。虽然它跟姜都是姜科的植物，但还是有差别。

胡椒能下气消痰，也治癫痫。

生附子

生附子	
性味	辛、甘，大热；有毒
归经	心、肾、脾
主治	回阳救逆，补火助阳，散寒止痛
运用	1. 用于亡阳证。2. 用于阳虚证。3. 用于寒痹证
药性	**热　补　升　散　燥**

生附子快速笔记

- 中药中的攻坚药：牡蛎、芒硝、海藻、泽泻、茜草、鳖甲、生硫黄、阳起石、巴豆、生附子、蜈蚣、水蛭、瓦楞子、瞿麦、大戟、甘遂、芫花（咸味的药多有攻坚的效果）。
- 炮附子温肾阳，固表；生附子是通一切经络，温里寒。
- 生附子是温心阳，补命门火；炮附子温肾阳。
- 生则泻之，生附子泻寒，泻阴实。熟则补之，炮附子补阳虚。
  生附子是攻坚药，有阴实的时候用来把阴实打破。

生附子相关药对

- 生附子 + 肉桂：治疗下焦命门火衰，肾阳不足诸证。
- 生附子 + 干姜：治疗亡阳虚脱，脾肾阳虚泄泻，舌质白淡胖大有齿痕，舌苔白滑或白腻，脉弦紧或尺沉微弱。
- 生附子 + 白术：治疗风湿相搏之关节疼痛。
- 生附子 + 炮附子：用于亡阳证。
- 生附子 + 生硫黄：癌症肿瘤、全身水肿等。

生附子和炮附子的比较

药名	同	异
生附子	补阳、散寒、止痛	通一切经络，温里寒；温心阳，补命门火
炮附子		温肾阳，固表

炮附子温肾阳，固表；生附子通一切经络，温里寒。因此，敛汗用炮附子，打通全身经络用生附子。生附子温心阳，补命门火；炮附子温肾阳。“生则泻之”，生附子泻寒，泻阴实；“熟则补之”，炮附子补阳虚。肾阳虚用炮附子，泻阴实用生附子。

炮附子

炮附子 – 黑顺片	
性味	辛、大热；有毒
归经	心、脾、肾
主治	回阳救逆，助阳补火，散寒止痛
运用	1. 用于亡阳证。2. 用于虚寒性的阳痿宫冷，脘腹冷痛，泄泻，水肿等症。3. 用于寒痹证。本品辛散温通，有较强的散寒止痛作用
药性	**热　补　升　散　燥**

炮附子快速笔记

- 炮附子温肾阳，固表；生附子通一切经络，温里寒。
- 生附子温心阳，补命门火；炮附子温肾阳。
- 生则泻之，生附子泻寒，泻阴实。熟则补之，炮附子补阳虚。
- 神经病变（Neuropathy）用药：芍药、甘草、炮附子、牛膝、丹皮、川芎。
  治疗神经病变的常用药里有芍药、甘草、炮附子、牛膝、丹皮、川芎。

炮附子相关药对

- 麻黄 + 炮附子：治疗阳虚外感或风寒痹痛。
- 炮附子 + 黄芪：治疗阳虚自汗，畏冷。
- 大黄 + 炮附子：治疗寒积便秘。
- 炮附子 + 肉桂：治疗肾阳虚证。腰痛脚软，阳痿早泄，老人夜尿频繁，舌淡而胖，尺弱或沉细。
- 吴茱萸 + 醋香附 + 炮附子 + 干姜：肝郁气滞、月经不调兼有里寒，如严重的痛经、乳房疼痛、乳痈等。
- 干姜 + 炮附子：治疗亡阳虚脱，脾肾阳虚泄泻，舌质白淡胖大有齿痕，舌苔白滑或白腻，脉弦紧或尺沉微弱。
- 鹿角胶 + 炮附子：肾阳不足，精血亏虚的阳痿早泄，宫寒不孕，尿频不禁，头晕耳鸣，腰膝酸痛，肢冷神疲等。
- 苍术 + 茯苓 + 炮附子：治疗寒湿证的肩背酸痛、腰痛、髋部痛等。
- 葛根 + 炮附子 + 桂枝 + 白芍 + 羌活：治疗膏肓痛、背痛。
- 苍术 + 炮附子：治疗寒湿证的肩背酸痛、腰痛、髋部痛、膝盖疼痛。
- 葛根 + 苍术 + 炮附子：治疗腰背疼痛。
- 白术 + 炮附子：阳虚脓疡之症。
- 干姜 + 白术 + 人参 + 炮附子：治疗脾肾阳虚证，舌质白淡胖大有齿痕，右关尺沉紧或沉弱。
- 桂枝 + 炮附子 + 苍术：治疗全身痹痛。
- 桂枝 + 炮附子：治疗寒凝血滞的痹证。全身疼痛，或脘腹冷痛，或痛经、闭经。
- 炮附子 + 炮姜 + 艾叶炭：治疗寒证的月经崩漏，或月经淋漓不止，舌质白淡苔白滑，脉弦紧。
- 炮附子 + 干姜 + 肉桂：治疗里寒证。四肢厥冷，手脚冰冷，舌淡苔白，脉弦紧或尺沉微弱。
- 苍术 + 茯苓 + 炮附子 + 白术：治疗寒湿痹痛。膝盖疼痛，腰痛，舌苔白厚腻，脉弦紧。

- 苍术 + 茯苓 + 炮附子 + 薏苡仁：治疗寒湿痹痛。全身关节疼痛，舌苔白厚腻，脉弦紧。
- 炮附子 + 炮姜：治疗寒证的痛经，月经淋漓不止，崩漏。
- 炮附子 + 怀牛膝：治疗肾虚下肢无力。
- 麻黄 + 炮附子 + 细辛：素体阳虚，外感风寒证。
- 人参 + 炮附子：1. 重病，久病，失血，心脏疾病等引起的四肢逆冷、冷汗自出、气虚欲脱、心脏衰脉微欲绝等症；2. 除中（即《伤寒论》厥阴病，出现四肢厥冷，下利者，应当不能食，若中气将绝而反能食者，称为除中）；3. 休克型肺炎；4. 不育症，证属发育不良，性功能减退者；5. 小儿久咳，症见病势渐剧，身体消瘦，食欲不振，舌白唇淡者；6. 阳痿。
- 炮附子 + 白芍：1. 心痛，属络道瘀滞，血脉不畅，受凉感寒即发者；2. 胃脘痛、腹痛，属虚寒为患者；3. 胁痛，属寒滞肝脉，络道瘀阻，胁肋疼痛，肝脾肿大者；4. 痛经，属寒滞，胞宫经血不畅，经前腹痛，经至痛减，经色紫暗，夹杂血块；5. 痹证，属寒湿为患者。
- 炮附子 + 黄连：1. 冠心病，心悸，心律失常，证属寒热错杂者；2. 咯血，呕吐，口舌生疮，心烦不寐，膝下、足趾冰冷，证属上热下寒者；3. 慢性泄泻，慢性痢疾，证属脾肾阳虚者；4. 慢性胃炎，溃疡病，证属寒热错杂者；5. 胆道蛔虫症，肠蛔虫症，证属寒热错杂者。
- 生附子 + 炮附子：用于亡阳证。
- 生半夏 + 栀子 + 炮附子：咽喉痞塞感，咽下困难，通过障碍者。
- 细辛 + 炮附子：脚冷、脚麻、频尿等。
- 炮附子：1. 用于亡阳证。2. 用于虚寒性的阳痿宫冷、脘腹冷痛、泄泻、水肿等症。3. 用于寒痹证。本品辛散温通，有较强的散寒止痛作用。
- 炮附子 + 石膏：全身痛证兼有局部发热。

肉桂

肉桂	
性味	辛、甘，大热
归经	肾、脾、心、肝
主治	补火助阳，散寒止痛，温经通脉
运用	1. 用于肾阳虚证。2. 用于寒凝血滞的脘腹冷痛，寒湿痹痛，胸痹，寒疝腹痛。3. 用于寒凝血滞的痛经，经闭。4. 用于阴疽
药性	热　补　散　燥

肉桂快速笔记

- 还魂汤其实就是麻黄汤，只是麻黄汤里的桂枝要改成肉桂。
- 桂枝用于心阳虚，肉桂用于肾阳虚。
- 扶阳温肝法：指在温阳方的基础上加入温肝药物。常用药物如吴茱萸、佛手、椒目、小茴香、肉桂。
- 治下元虚冷、虚阳上浮诸证之要药：肉桂。
- 引火归原治命门火衰证：肉桂。
- 樟科植物：桂枝＋肉桂＋荜澄茄＋乌药＋樟脑。

肉桂和桂枝是同一棵树的两个部位，在功用上，肉桂偏向补肾阳，桂枝偏向强心阳。倪海厦先生常讲，还魂汤就是麻黄汤，只是当作为还魂汤用时，需要把人体整个阳瞬间带回来的时候，里面的桂枝要改成肉桂。

扶阳温肝法是指在温阳方的基础上再加上温肝的药物。常见的温肝药物有吴茱萸、佛手、椒目、小茴香、肉桂。

肉桂是治疗下元虚冷、虚阳上浮诸证的要药，因为它会把阳往下带到肾。引火归原治命门火衰的关键药就是肉桂。

肉桂相关药对

- 生附子＋肉桂：治疗下焦命门火衰、肾阳不足诸证。
- 肉桂＋黄柏：治疗肾虚小便不利，尿闭。
- 黄连＋肉桂：治疗肾阴虚心火旺、心肾不交之心悸失眠。
- 炮附子＋肉桂：治疗肾阳虚证。腰痛脚软，阳痿早泄，老人夜尿频繁，舌淡而胖，尺弱或沉细。
- 干姜＋肉桂：治疗腹中寒证。腹痛、胃痛，喜温喜按，舌淡苔白，脉弦紧。
- 吴茱萸＋炮姜＋肉桂＋生姜：治疗腹部寒证，腹痛，喜温喜按，舌淡苔白，脉弦紧。
- 炮附子＋干姜＋肉桂：治疗里寒证。四肢厥冷，手脚冰冷，舌淡苔白，脉弦紧或尺沉微弱。
- 肉桂＋高良姜：治疗剧烈疼痛，如胃痛。
- 知母＋黄柏＋紫油肉桂：1. 糖尿病，表现为“肾消”，也叫“下消”者，症见多尿，小便混浊、如膏如脂等。2. 糖尿病兼见下身瘙痒者。
- 大黄＋肉桂：1. 习惯性便秘；2. 肝郁多怒，胃郁气逆，以致吐血、衄血；3. 胃脘痛，证属寒热错杂者。

干姜

干姜	
性味	辛，大热
归经	脾、胃、心、肺
主治	温中散寒，回阳通脉，温肺化饮
运用	1. 用于脾胃寒证。2. 用于亡阳证。3. 用于寒饮伏肺喘咳
药性	**热 补 升 散 燥**

干姜快速笔记

- 四季料理用姜：春天。
- 生姜作用在胃，炮姜作用在小肠，干姜作用在大肠（肺）。
- 肝、脾之寒治之以吴茱萸，其效胜过干姜。治抽筋用吴茱萸亦胜芍药、甘草。
- 高良姜散寒止痛的效力强于干姜，但并无回阳和温肺化痰之功。
- 四季咳嗽用药建议：
    - 春季：旋覆花、款冬花。
    - 夏天：麦冬、五味子、人参。
    - 秋天：麻黄、黄芩。
    - 冬天：麻黄根、干姜。
- 温中散寒之要药：干姜。
- 亡阳证：附子、干姜。

“四季用姜，春天用嫩姜，夏天用生姜，秋天用老姜，冬天用干姜”，有此一说，这个给大家参考一下。生姜作用在胃，炮姜作用在小肠（炮姜就是把姜烘干再炮制，干姜则是让水分慢慢散失而干燥），干姜作用在大肠（因为干姜入肺，所以也可以用来温暖大肠）。

肝、脾之寒治之以吴茱萸，其效胜过干姜。抽筋用吴茱萸亦胜过芍药、甘草。如果觉得干姜治脾胃、肝的寒效果不好的时候，可以改用吴茱萸。

高良姜散寒止痛效力强过干姜，但是没有回阳或温肺化痰之功。温中散寒要药是干姜。

亡阳证用附子和干姜。

干姜相关药对

- 生附子 + 干姜：治疗亡阳虚脱，脾肾阳虚泄泻，舌质白淡胖大有齿痕，舌苔白滑或白腻，脉弦紧或尺沉微弱。

- 干姜＋黄连：治疗寒热互结之胃脘痞满、泛酸、泄泻、痢疾等症。
- 茵陈蒿＋干姜：治疗黄疸中的阴黄。
- 干姜＋细辛＋五味子：治疗寒咳之证。痰白清稀或久咳无痰，舌质白淡，舌苔白，脉弦紧。
- 吴茱萸＋醋香附＋炮附子＋干姜：肝郁气滞、月经不调兼有里寒，如严重的痛经、乳房疼痛、乳痈等。
- 干姜＋白术＋人参：中焦虚寒证。自利不渴、腹痛呕吐。
- 干姜＋炮附子：治疗亡阳虚脱，脾肾阳虚泄泻，舌质白淡胖大有齿痕，舌苔白滑或白腻，脉弦紧或尺沉微弱。
- 干姜＋肉桂：治疗腹中寒证。腹痛、胃痛，喜温喜按，舌淡苔白，脉弦紧。
- 干姜＋白术＋人参＋炮附子：治疗脾肾阳虚证，舌质白淡胖大有齿痕，右关尺沉紧或沉弱。
- 干姜＋五味子：治疗寒证的久咳气喘，舌淡白苔白滑，脉紧。
- 干姜＋细辛：治疗寒饮证的咳嗽气喘，舌淡白苔白滑，脉弦紧。
- 炮附子＋干姜＋肉桂：治疗里寒证。四肢厥冷，手脚冰冷，舌淡苔白，脉弦紧或尺沉微弱。
- 干姜＋炙甘草：脾虚寒的大便溏泻。
- 吴茱萸＋干姜：寒凝肝脉诸痛。

生姜、干姜的比较

药名	同	异
干姜	散寒	作用在肺，质轻在上。偏温肺化饮。去阴实之寒
生姜		作用在胃，质重在下。偏温中散寒。去阳虚之寒

生姜与干姜的比较：相同处是生姜与干姜都能散寒，不同处是干姜作用在肺，质轻在上，偏温肺化饮，去阴实之寒；生姜作用在胃，质重在下，偏温中散寒，去阳虚之寒。

吴茱萸

吴茱萸	
性味	辛、苦，大热；有小毒
归经	肝、脾、胃、肾
主治	散寒止痛，疏肝降逆，助阳止泻
运用	1. 用于寒凝肝脉诸痛。2. 用于呕吐吞酸。3. 用于虚寒泄泻证
药性	热　降　散　燥

吴茱萸快速笔记

- 吴茱萸大热，热作用在大肠故止泻。
- 口疮外治：吴茱萸醋敷涌泉（引火归原）。
- 吴茱萸是补肝阳第一要药。
- 肝、脾之寒治之以吴茱萸，其效胜过干姜。治抽筋用吴茱萸亦胜芍药、甘草。
- 扶阳温肝法：指在温阳方的基础上加入温肝药物。常用药物如吴茱萸、佛手、椒目、小茴香、肉桂。
- 治肝火犯胃呕逆之证：黄连、吴茱萸合而用之（《丹溪心法》左金丸）。
- 厥阴经头痛要用到吴茱萸。（吴茱萸汤：头痛、习惯性头痛、偏头痛）。
- 中寒肝逆或肝寒气滞诸痛之要药：吴茱萸。
- 胃寒呕吐：丁香、生姜、吴茱萸、高良姜、沉香。
- 口疮：吴茱萸。
- 寒凝肝脉诸痛证：吴茱萸。
- 芸香科植物：黄柏＋白鲜皮＋吴茱萸＋花椒＋陈皮＋青皮＋枳实＋佛手＋香橼。

吴茱萸大热，作用在大肠，所以止泻，在治疗消化道疾病常用的热药之中，吴茱萸很著名。口疮外治可以用吴茱萸醋调敷在涌泉，主要是把热往下带，这叫引火归原。

吴茱萸是补肝阳第一要药。肝火犯胃呕逆之证，可以黄连、吴茱萸合用。黄连是寒药，吴茱萸是热药，一热一寒合用，对胃的呕逆特别有用，这是出自《丹溪心法》的左金丸。

厥阴经头痛是肝的问题，可以用吴茱萸。吴茱萸汤能治疗头痛、习惯性头痛、偏头痛。吴茱萸是中寒肝逆或肝寒气滞诸痛之要药，很多因寒而起的痛都可以考虑用吴茱萸。

胃寒呕吐的常用药里面有丁香、生姜、吴茱萸、高良姜、沉香。

吴茱萸相关药对

- 桂枝＋吴茱萸：治疗冲任虚寒，少腹痛，月经痛。
- 黄连＋吴茱萸：肝郁化火导致胃失和降，胁肋胀痛，呕吐吞酸，嘈杂嗳气，口苦，舌红苔黄，脉象弦数等。
- 吴茱萸＋醋香附＋炮附子＋干姜：肝郁气滞、月经不调兼有里寒，如严重的痛经、乳房疼痛、乳痈等。
- 吴茱萸＋醋香附：寒凝肝脉诸痛，尤其右胁肋痛，少腹痛，舌淡苔白滑，脉弦紧。
- 吴茱萸＋炮姜＋肉桂＋生姜：治疗腹部寒证，腹痛，喜温喜按，舌淡苔白，脉弦紧。
- 吴茱萸＋姜半夏：治疗胃寒证，呕吐酸水为多。

- 吴茱萸＋生姜：寒凝肝脉诸痛，如头顶痛。
- 黄连＋吴茱萸＋血余炭：1. 肝郁化火，胁肋胀痛，呕吐吞酸，嘈杂嗳气，口苦纳呆，胃脘疼痛（胃、十二指肠溃疡均宜使用）等；2. 急性肠炎，慢性肠炎，痢疾诸症。
- 黄连＋吴茱萸＋蚕沙：1. 湿热内蕴，肠胃传化功能失调，以致纳呆脘满、恶心呕吐、吞酸嘈杂、腹胀腹痛、泄泻等症；2. 慢性痢疾，半痢半粪等症。
- 吴茱萸＋木瓜：1. 寒湿为患，小腿挛急、抽痛（俗称小腿肚转筋）等症；2. 暑湿为患，呕吐腹泻，小腿转筋，筋脉拘挛等症；3. 脚气上冲，恶心呕吐，心烦心悸，腹痛等症；4. 下肢痿软无力等症；5. 疝气腹痛诸症。
- 吴茱萸＋干姜：寒凝肝脉诸痛。

丁香

丁香	
性味	辛，温
归经	脾、胃、肾
主治	温中降逆，散寒止痛，温肾助阳
运用	1. 用于胃寒呕吐、呃逆。2. 用于脘腹冷痛。3. 用于肾虚阳痿
药性	**热　补　升　散　燥**

丁香快速笔记

- 香气重的药能刺激平滑肌收缩，行气力强。
- 香字药比较：
    - 木香：消除子宫胀气、大肠胀气、小腹胀气、胸闷胀气。
    - 檀香：增加含氧量，作用在呼吸道。
    - 沉香：去秽止泻，作用在大肠。
    - 降香：使心脏的冠状动脉扩张，治疗狭心症。
    - 藿香：治霍乱、胃肠型感冒。
    - 丁香：胃寒呕逆之要药。
    - 香附：胃寒呕逆之要药。
- 丁香刺激平滑肌收缩→令人食欲大振。小儿不吃饭，汤里面撒一点丁香粉和山楂粉可促进食欲。
- 胃寒呕逆之要药：丁香。
- 胃寒呕吐：丁香、生姜、吴茱萸、高良姜、沉香。
- 虚寒呃逆：丁香。
- 桃金娘科植物：丁香。

丁香治胃寒呕逆，当肚子摸着非常冷，甚至冷痛的时候，用丁香就非常适合。丁香会刺激平滑肌收缩，让人食欲大振，所以小孩不吃饭时，可以在汤里面撒一点丁香粉和山楂粉，这样便能刺激脾胃的功能，促进食欲。虚寒呃逆也可以用丁香。

丁香相关药对

- 丁香 + 柿蒂：治疗虚寒的呃逆症。

小茴香

小茴香	
性味	辛，温
归经	肝、肾、脾、胃
主治	散寒止痛，理气和中
运用	1. 用于寒疝腹痛，睾丸偏坠胀痛，少腹冷痛，痛经。2. 用于中寒气滞证
药性	**热　补　降　收　燥**

小茴香快速笔记

- 扶阳温肝法：指在温阳方的基础上加入温肝药物。常用药物如吴茱萸、佛手、椒目、小茴香、肉桂。
- 小茴香作用在小肠、子宫，对于尾椎疼痛很有效；大茴香对于大肠的温暖有帮助，寒性腹泻的患者可以考虑用大茴香。
- 小孩疝气首选当归四逆汤加川楝、小茴香。
- 伞形科植物：防风 + 羌活 + 白芷 + 藁本 + 胡荽 + 柴胡 + 独活 + 小茴香 + 阿魏 + 川芎 + 前胡 + 羊红膻 + 当归 + 北沙参 + 明党参 + 蛇床子。

小茴香是扶阳温肝法会用的药，作用在小肠和子宫，同时对尾椎痛也很有效，痛经、尾椎疼痛都常用到小茴香。大茴香作用在大肠，它能温暖大肠，寒性腹泻患者可以用。小孩子疝气首选当归四逆汤加川楝子、小茴香，这是小茴香的单味药加减的重要运用。

小茴香相关药对

- 乌药 + 小茴香 + 高良姜 + 醋香附：治疗疝气，睾丸痛，少腹疼痛。

花椒

花椒 – 蜀椒 – 川椒	
性味	辛，热
归经	脾、胃
主治	温中止痛，杀虫止痒
运用	1. 用于脾胃寒证。2. 用于湿疹瘙痒，阴痒，蛔虫腹痛
药性	**热 补 降 散 燥**

蜀椒，也就是花椒，能温中散寒，杀虫，祛痰饮，有寒湿、湿疹瘙痒、阴痒、蛔虫腹痛时，可以考虑用花椒，如乌梅丸里面就用到了花椒。

高良姜

高良姜	
性味	辛，热
归经	脾、胃
主治	散寒止痛，温中止呕
运用	1. 用于胃寒腹痛。2. 用于胃寒呕吐
药性	**热 补 升 收 散 燥**

高良姜跟姜不一样，它的散寒止痛效力比干姜好，但是没有回阳或温肺化痰的功效。

高良姜相关药对

- 高良姜 + 醋香附：治疗肝郁、胃寒、脘腹冷痛。
- 乌药 + 小茴香 + 高良姜 + 醋香附：治疗疝气，睾丸痛，少腹疼痛。
- 肉桂 + 高良姜：治疗剧烈疼痛，如胃痛。

胡椒

胡椒	
性味	辛，热
归经	胃、大肠
主治	温中止痛，下气消痰
运用	1. 脾胃寒证。2. 癫痫
药性	**热 降 散 燥**

胡椒主治脾胃寒证。癫痫的成因很多时候是痰，胡椒下气消痰，所以也可以用于治疗癫痫。

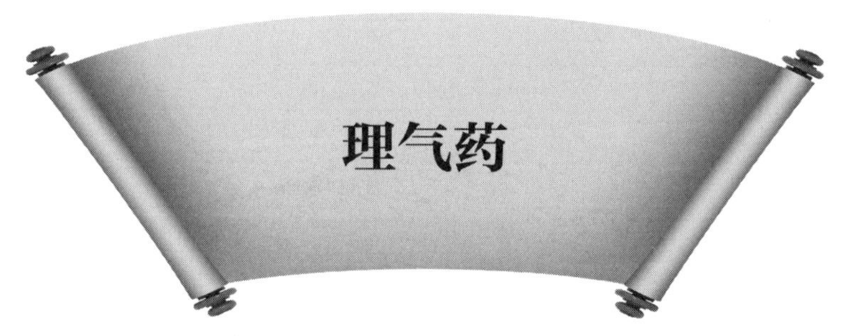

【药性寒热补泻分布表】

药性	温热药	平药	寒凉药
补药	木香，乌药，沉香，薤白☀	香附☀	
平药	陈皮，檀香		
泻药	青皮☀		枳实，枳壳，川楝子

【药性升降收散动力分布表】

药性	升性药	平药	降性药
散性药	枳壳，乌药，薤白☀	陈皮，木香，川楝子	青皮☀，枳实，香附☀，沉香，檀香
平药			
收性药			

【药性燥湿分布表】

湿性药	中性药	燥性药
	枳壳，川楝子	陈皮，青皮，枳实，木香，香附，乌药，沉香，檀香，薤白

调整气滞、气陷、气虚等与气有关的问题的药叫理气药。理气药主要就是行气，帮助身体气机顺畅，补气药是补气之不足。理气药有温有寒，有补也有泻。身体比较虚寒，要补的时候，用木香、乌药、薤白。我们了解药性分布后，临床上即可按照患者的体质来选药。理气药大部分是散性药，因为若药性收敛的话，气机就更不畅了，要气机顺畅就要让郁滞之气散开，所以理气药是以散性药为主。其有升有降则代表药力运行方向不同。

理气药的比较

药名	同	异
陈皮	疏理气机，治疗气滞、气逆	理气健脾，燥湿化痰
青皮		疏肝破气，消积化滞
枳实		破气消积，化痰除痞
枳壳		破气除痞，化痰稍积，宽肠胃除胀
木香		疏脾胃、肝胆气滞，疗泻下后重
香附		疏肝理气，调经止痛
乌药		疗寒凝气滞所致胸腹诸痛，下元虚冷之尿频、遗尿
沉香		疗胃寒呕吐、虚喘（温肾纳气）
檀香		疗胃脘冷痛，呕吐食少
川楝子		疗肝郁化火、胁肋胀痛、虫积腹痛
薤白		疗胸痹、肠胃气滞、泻痢后重
• 化痰：陈皮、枳实、枳壳 • 疏肝：青皮、香附、川楝子		

虽然都是理气药，都可以治疗气滞、气逆，可是它们之间还是有差异，作用点不一样。有些是用来强健脾胃的药，强健脾胃通常跟化痰有关系，如陈皮、枳实、枳壳，因为肺为储痰之器，脾为生痰之源，所以脾胃气机活泼就不易生痰。人的情绪最主要受肝的影响，疏肝的药有青皮、香附、川楝子。陈皮与青皮都是橘子皮，陈皮入脾胃化痰为主，青皮疏肝破气，都有理气作用，但是重点不一样。枳实与枳壳都是除痰、破气的。木香除了能够兼顾脾胃与肝胆的气滞之外，还可治疗泻下、里急后重等大便的问题。香附是很有名的疏肝气的药，也是妇女很常用的调经止痛药。乌药是比较热的药，治疗寒凝气滞所引发的胸腹诸痛，或是下焦虚寒的尿频、遗尿。有香气的药通常可以行气，如沉香和檀香，它们都是比较暖的药。川楝子以疏肝气为主，可以治疗肝郁化火、胸胁胀痛，以及虫积腹痛。薤白除胸痹，可以治疗心胸闷痛、肠胃气滞、泻痢。

陈皮

陈皮	
性味	辛、苦，温
归经	脾、肺
主治	理气健脾，燥湿化痰
运用	1. 用于脾胃气滞证。2. 用于痰湿壅滞证
药性	**热　散　燥**

陈皮快速笔记

- 治手汗加地黄和玄参，此二者易滋腻，可再加砂仁、陈皮。

- 行气药如木香、陈皮可助打嗝（上行），破气药如厚朴、枳实就会通利大便（下行）。
- 芸香科植物：黄柏＋白鲜皮＋吴茱萸＋花椒＋陈皮＋青皮＋枳实＋佛手＋香橼。

陈皮常跟砂仁合用，在用到有些比较滋腻的药时就会加陈皮和砂仁，如用地黄、玄参治手汗时，因为地黄和玄参易滋腻，就可再加点陈皮和砂仁。

陈皮是一个很有名的行气药。

行气药如木香与陈皮可以帮助打嗝，让气往上走；破气药如厚朴、枳实会通利大便，则使气往下走。

陈皮相关药对

- 姜半夏＋陈皮：治疗痰饮证，咳吐白痰，舌苔白腻。
- 苍术＋厚朴＋陈皮：治疗脾胃湿阻证。脘腹胀满、嗳气泛酸、纳差、口淡无味、肢体困重、倦怠喜睡、腹泻、舌苔白腻、脉缓。
- 茯苓＋陈皮：治疗痰湿壅滞证。舌苔白腻而滑。
- 陈皮＋姜半夏＋茯苓＋桑白皮：治疗小儿久咳，舌质红苔白腻。常合麻杏甘石汤。
- 诃子＋陈皮：咽喉不爽，声音嘶哑等症。
- 陈皮＋桑白皮：1. 肺热咳嗽、喘逆痰多或面肿胀、小便不利等症；2. 急慢性支气管炎、肺炎均可选用。
- 陈皮＋竹茹：1. 脾胃虚弱，气机不调，寒热错杂，脘腹胀满，恶心呕吐，呃逆等症；2. 妊娠恶阻诸症。
- 青皮＋陈皮：1. 肝郁气滞，胃气不和，两胁胀痛，胸腹满闷，胃脘胀痛等症；2. 肋间神经痛，急、慢性肝炎表现为胸胁胀痛等症。
- 陈皮＋枳实：1. 脾胃不健，消化不良，气机失调，脘腹胀满、疼痛等症；2. 急性胃炎、慢性胃炎，胃、十二指肠球部溃疡，凡表现有上述症状者均宜使用；3. 急性肠炎，慢性肠炎，痢疾，溃疡性结肠炎。
- 陈皮＋沉香：1. 消化不良，脘腹胀满、疼痛等症；2. 慢性肝炎，胃肠功能紊乱等所引起的腹胀等症。

陈皮、青皮、橘红皮、化橘红皮的比较

药名	同	异	物种
陈皮	理气药	理气健脾，燥湿化痰。温补作用强	果实全熟之橘皮晒制
青皮		破气消积，化痰除痞。行气之力强	未成熟幼果之橘皮晒制
橘红皮		解表、发散风寒、清痰、止吐	橘之果实成熟后采收，割下外果皮晒制
化橘红皮		治消化不良，可消积导滞、化气、化痰	柚皮

橘子类的东西都是芸香科的植物，通常对行气都有帮助。虽然陈皮、青皮、橘红皮、化橘红皮都是芸香科的植物，可是它们也是有差别的。陈皮是橘子成熟果实的果皮

晒制而成，而且一般会放得比较久一点；青皮是橘子未成熟幼果的果皮晒制而成；橘红皮是橘子成熟果实的果皮去掉内部白色部分后晒制而成。陈皮温补的作用比较强，用来燥湿化痰。青皮行气的作用比较强，所以能消积，有食积的时候就适合用青皮。橘红皮也可以解表散风寒，这方面陈皮就稍微弱一点，所以要解表发散风寒就可以选用橘红皮。化橘红皮又叫化橘红，它是柚子皮，主治消化不良，可以消食积、化痰、化气。

枳实

枳实	
性味	苦、辛，微寒
归经	脾、胃、大肠
主治	破气消积，化痰除痞
运用	1. 食积气滞，脘腹痞满证。2. 痰浊阻滞，胸脘痞满证
药性	寒 泻 降 散 燥

枳实快速笔记

- 化脓药：桔梗、枳实、连翘。
- ［动力药］头面：半夏；上焦：枳实；中焦：厚朴；下焦：大黄。
- 行气药如木香、陈皮可助打嗝（上行），破气药如厚朴、枳实就会通利大便（下行）。
- 皮厚而小为枳实，壳薄虚大为枳壳。枳实、枳壳所主略同，但枳实利胸膈，枳壳宽肠胃，枳实力猛，枳壳力缓。
- 治胃肠积滞及痰滞胸痞之要药：枳实。
- 芸香科植物：黄柏＋白鲜皮＋吴茱萸＋花椒＋陈皮＋青皮＋枳实＋佛手＋香橼。

枳实也是一种橘子，这种橘子比较小。“橘逾淮为枳”，橘子到了淮河以北就长得不好，果实小小的一颗，并且特别酸，可是它的药用价值就很高。

三大著名化脓药是桔梗、枳实、连翘。枳实除了常常拿来化脓，它同时也是一个动力药。头面的动力药是半夏，上焦的动力药是枳实，中焦的动力药是厚朴，下焦的动力药是大黄。

前面说过，木香、陈皮往上走，厚朴、枳实往下走。

皮厚而小为枳实，壳薄虚大为枳壳，枳实、枳壳所主略同，如果真要分的话，枳实利胸膈，枳壳宽肠胃，枳实力猛，枳壳力缓。治疗胸闷的时候，枳实比较常用，治疗肠胃积滞及痰滞胸痞的要药则是枳实。

枳实相关药对

- 枳实＋白术：水饮内停，心下坚，大如盘，边如旋盘。

- 大黄 + 枳实 + 火麻仁 + 厚朴 + 当归：治疗血虚津亏便秘。
- 大黄 + 枳实 + 火麻仁 + 厚朴 + 当归 + 肉苁蓉：治疗老人阴阳两虚型便秘。
- 柴胡 + 白芍 + 枳实 + 炙甘草：治疗肝脾气郁证。胁肋胀闷疼痛，脘腹疼痛，脉弦。
- 柴胡 + 白芍 + 枳实 + 石斛：治疗阴虚证兼有胁肋痛、胃痛，舌质红，脉弦细数。
- 枳实 + 厚朴 + 木香 + 青皮：治疗脘腹胀满。
- 枳实 + 厚朴：治疗食积气滞，脘腹痞满证。
- 枳实 + 薤白 + 桂枝：治疗胸痹，心中痞气，气结在胸，胸满，胁下逆抢心。
- 桔梗 + 枳实：兼起疼痛的化脓性肿疡，而气血凝滞，患部紧张，炎性浸润性强，呈现坚硬状态的各种疾患。
- 大黄 + 枳实 + 厚朴：阳明腑实证，大便秘结，谵语潮热，胸腹痞满，舌苔老而黄，脉滑而疾者。
- 枳实 + 竹茹：1. 胃热痰盛，胃气上逆，恶心呕吐，胸脘满闷等症；2. 失眠，晕眩等症。
- 枳实 + 枳壳：1. 纳食不消，气机失调，胸腹胀满、疼痛，大便不畅等症；2. 胃扩张，胃下垂，子宫下垂，产后子宫复归不全，脱肛诸症。
- 陈皮 + 枳实：1. 脾胃不健，消化不良，气机失调，脘腹胀满、疼痛等症；2. 急性胃炎、慢性胃炎，胃、十二指肠球部溃疡，凡表现有上述症状者均宜使用；3. 急性肠炎，慢性肠炎，痢疾，溃疡性结肠炎。
- 瓜蒌 + 枳实：1. 心下（胃脘）痞满、胀痛，食欲不振，大便不利、便秘等症；2. 冠心病心绞痛。
- 枳实：1. 食积气滞，脘腹痞满证；2. 痰浊阻滞，胸脘痞满证。

木香

木香	
性味	辛、苦，温
归经	脾、胃、大肠、胆
主治	行气，调中，止痛
运用	1. 脾胃气滞证。2. 大肠气滞，泻下后重。3. 肝胆气滞证
药性	**热　补　散　燥**

木香快速笔记

- 马兜铃酸相关中药：
  - 含有马兜铃酸的中药：关木通、广防己、青木香。（已禁用）
  - 不含有马兜铃酸的中药：川木通、粉防己、广木香（目前入药者→安全）。
- 香气重的药能刺激平滑肌收缩，行气力强。

带香字的药比较：

- 木香：消除子宫胀气、大肠胀气、小腹胀气、胸闷胀气。
- 檀香：增加含氧量，作用在呼吸道。
- 沉香：去秽止泻，作用在大肠。
- 降香：使心脏的冠状动脉扩张，治疗狭心症。
- 藿香：治霍乱、胃肠道感冒。
- 丁香：胃寒呕逆之要药。
- 香附：胃寒呕逆之要药。

- 行气药如木香、陈皮可助打嗝（上行），破气药如厚朴、枳实就会通利大便（下行）。
- 行气调中止痛之要药：木香。
- 泻痢里急后重：木香。
- 降血压：杜仲、夏枯草、决明子、青葙子、车前子、罗布麻、地龙、青木香、大蓟、小蓟、马兜铃、桑白皮、荠菜、臭梧桐、淫羊藿、山茱萸、豨莶草、山楂。
- 马兜铃科植物：细辛＋寻骨风＋关木通＋青木香＋天仙藤＋马兜铃。
- 菊科植物：苍耳子＋鹅不食草＋牛蒡子＋菊花＋蒲公英＋野菊花＋漏芦＋千里光＋青蒿＋豨莶草＋雪莲花＋佩兰＋苍术＋茵陈＋木香＋鹤虱＋小蓟＋大蓟＋艾叶＋红花＋刘寄奴＋旋覆花＋紫菀＋款冬花＋白术＋墨旱莲。

青木香是马兜铃科植物的根，含有马兜铃酸，已禁用；广木香则是菊科植物的根，是安全的，不含有马兜铃酸。

香气重的药能够刺激平滑肌收缩，行气力强。

木香的作用点非常多，它能消除子宫胀气、大肠胀气、小腹胀气、胸闷胀气，是很好用的一个药。

行气调中止痛要药是木香，它能行气，能调中，也就是调和肠胃，能止痛，尤其是腹痛与肠胃痛。

泻痢里急后重，拉肚子，而且拉完以后觉得还是没拉干净，就可以考虑用木香。

木香也是降血压药里面的一员。

木香相关药对

- 黄连＋木香：治疗湿热痢疾，下利便脓血，里急后重。
- 木香＋焦山楂：治疗食积胀满及痢疾。
- 木香＋白芍＋黄芩：治疗湿热痢疾，下利腹痛便脓血，里急后重。
- 木香＋槟榔：治疗下利里急后重，排便不净。
- 木香＋白芍＋槟榔：治疗下利，便脓血，里急后重。
- 木香＋醋延胡索：治疗心下痛，胃痛；心下满，腹胀，胃胀气。
- 枳实＋厚朴＋木香＋青皮：治疗脘腹胀满。

- 木香 + 白芍 + 黄芩 + 醋延胡索：治疗下利腹痛。
- 木香 + 槟榔 + 黄芩 + 白芍：治疗湿热痢疾，下利便脓血，里急后重。
- 木香 + 醋香附 + 醋延胡索：治疗气滞诸痛证。胃痛，胁肋痛，少腹痛。
- 车前子 + 冬葵子 + 乌药 + 木香：前列腺癌，小便不利，尿闭小便不出。

香附

醋香附 – 香附	
性味	辛、微苦、微甘，平
归经	肝、三焦
主治	疏肝理气，调经止痛
运用	1. 肝郁气滞诸痛证。2. 月经不调诸证
药性	寒 热 补 降 散 燥

香附快速笔记

- 香气重的药能刺激平滑肌收缩，行气力强。
  带香字的药比较：
  - 木香：消除子宫胀气、大肠胀气、小腹胀气、胸闷胀气。
  - 檀香：增加含氧量，作用在呼吸道。
  - 沉香：去秽止泻，作用在大肠。
  - 降香：使心脏的冠状动脉扩张，治疗狭心症。
  - 藿香：治霍乱、胃肠道感冒。
  - 丁香：胃寒呕逆之要药。
  - 香附：胃寒呕逆之要药。
- 五郁之法：香附开气郁，苍术除湿郁，川芎行血郁，栀子清火郁，神曲消食郁。
- 温血海而暖胞宫，自古以来治不孕症必用的两味药：香附、艾叶。
- 柏子仁、酸枣仁、百合，都是很好的安神药。郁金、香附都是可以疏导情绪压力的药物。
- 疏肝理气、调经止痛之要药：香附。
- 疏肝解郁之佳品：香附。
- “气病之总司，女科之主帅”：香附。

香附是“气病之总司，女科之主帅”，所以妇科常常会用到香附，因为只要遇到妇女有气滞问题的时候，就常用到香附。

香附是治胃寒呕逆的要药。

在五郁之法（气湿血火食的郁阻），气郁就用香附，它是气病之总司。

香附能温血海而暖胞宫，自古以来，不孕症必用的两味药就是香附与艾叶。

有关情志病，柏子仁、酸枣仁、百合都是很好的安神药，郁金、香附则可以疏导情绪压力。

疏肝理气、调经止痛的要药就是香附。

香附相关药对

- 高良姜 + 醋香附：治疗肝郁、胃寒、脘腹冷痛。
- 醋香附 + 郁金：治疗胸胁苦满，胁肋胀痛，月经不调痛经，抑郁症，脉弦。
- 醋香附 + 枳壳 + 桔梗：治疗胸口胀满不适。
- 醋香附 + 枳壳：治疗肝郁气滞痛证，如胁肋胀痛等。
- 吴茱萸 + 醋香附 + 炮附子 + 干姜：肝郁气滞、月经不调兼有里寒，如严重的痛经、乳房疼痛、乳痈等。
- 吴茱萸 + 醋香附：寒凝肝脉诸痛，尤其右胁肋痛，少腹痛，舌淡苔白滑，脉弦紧。
- 醋香附 + 艾叶：肝郁气滞诸痛证。
- 醋香附 + 郁金 + 醋延胡索 + 丹参：治疗严重痛经之要药。
- 醋香附 + 醋延胡索 + 益母草：治疗妇人痛经兼有水肿。
- 乌药 + 小茴香 + 高良姜 + 醋香附：治疗疝气，睾丸痛，少腹疼痛。
- 醋香附 + 益母草 + 泽兰：治疗妇人痛经或闭经，兼有水肿之症。
- 醋香附 + 郁金 + 醋延胡索 + 川楝子：治疗胁肋疼痛胀痛。
- 醋香附 + 丹参：治疗气滞血瘀证。胸痛，胁肋痛，痛经等。
- 醋香附 + 郁金 + 王不留行 + 青皮：治疗肝郁气滞痛证。胁肋疼痛，乳房疼痛，脉弦。
- 木香 + 醋香附 + 醋延胡索：治疗气滞诸痛证。胃痛，胁肋痛，少腹痛。
- 香附 + 五灵脂 + 牵牛子：1. 支气管哮喘；2. 皮肤过敏诸症。
- 香附 + 紫苏：1. 气血不调，脘腹胀满不舒等症；2. 妊娠呕吐、腹胀等症。
- 香附 + 乌药：1. 心腹胀满、疼痛，寒疝腹痛等症；2. 急、慢性肝炎，午后腹胀者；3. 急、慢性痢疾，里急后重者；4. 妇人头痛，经闭。
- 醋香附 + 郁金 + 醋延胡索 + 丹参 + 酒白芍：腹痛、痛经、胁肋痛等。

乌药

乌药	
性味	辛，温
归经	肺、脾、肾、膀胱
主治	行气止痛，温肾散寒
运用	1. 寒凝气滞所致胸腹诸痛证。2. 下元虚冷之尿频、遗尿证
药性	**热　补　升　散　燥**

乌药快速笔记

- 乌药用处：
  上焦、中焦：寒凝气滞所致胸腹诸痛证。
  下焦：虚冷之尿频、遗尿。
- 寒疝腹痛：乌药、荔枝核。
- 樟科植物：桂枝＋肉桂＋荜澄茄＋乌药＋樟脑。

乌药在上、中、下焦都可以用到。乌药用在上焦、中焦的时候，是用来治疗寒凝气滞的胸腹诸痛；乌药用在下焦的时候，是用来治虚寒的尿频、遗尿。

寒疝腹痛可以用乌药和荔枝壳。

樟脑、乌药、荜澄茄、肉桂、桂枝都是樟科植物，都有比较强的气味，所以它们的药力会比较强。

乌药在临床上多用于止痛，不过治疗尿频、遗尿、夜尿的效果也很好。

乌药相关药对

- 乌药＋小茴香＋高良姜＋醋香附：治疗疝气，睾丸痛，少腹疼痛。
- 乌药＋益智仁：1. 下元虚冷，小便频数等症；2. 小儿遗尿；3. 中、老年人前列腺肥大诸症。
- 香附＋乌药：1. 心腹胀满、疼痛，寒疝腹痛等症；2. 急、慢性肝炎，午后腹胀者；3. 急、慢性痢疾，里急后重者；4. 妇人头痛，经闭。
- 细辛＋乌药：下腹诸痛证。
- 车前子＋冬葵子＋乌药＋木香：前列腺癌，小便不利，尿闭小便不出。

沉香

沉香	
性味	辛、苦，温
归经	脾、胃、肾
主治	行气止痛，降逆止呕，温肾纳气
运用	1. 寒凝气滞之胸腹胀痛证。2. 胃寒呕吐。3. 虚喘
药性	热

沉香快速笔记

- 香气重的药能刺激平滑肌收缩，行气力强。

带香字的药比较：

- ◆ 木香：消除子宫胀气、大肠胀气、小腹胀气、胸闷胀气。
- ◆ 檀香：增加含氧量，作用在呼吸道。
- ◆ 沉香：去秽止泻，作用在大肠。
- ◆ 降香：使心脏的冠状动脉扩张，治疗狭心症。
- ◆ 藿香：治霍乱、胃肠道感冒。
- ◆ 丁香：胃寒呕逆之要药。
- ◆ 香附：胃寒呕逆之要药。

- 理气良药：沉香。
- 胃寒呕吐：丁香、生姜、吴茱萸、高良姜、沉香。
- 肾不纳气之喘：蛤蚧、补骨脂、沉香、磁石、紫河车。
- 瑞香科植物：芫花＋沉香。

沉香去秽止泻，作用在大肠，所以呕吐或拉肚子都可以用。

沉香是理气的良药。

胃寒呕吐的常用药里面有沉香，肾不纳气的喘也会用到沉香。

沉香跟芫花都是瑞香科植物，芫花是很猛的药，相对来说，沉香就没有那么峻。

沉香相关药对

- 姜半夏＋沉香＋神曲：脾胃不健、消化不良、气机不畅、脘腹胀痛等症。
- 陈皮＋沉香：1. 消化不良，脘腹胀满、疼痛等症；2. 慢性肝炎，胃肠功能紊乱等所引起的腹胀等症。

檀香

檀香	
性味	辛，温
归经	脾、胃、肺
主治	理气调中，散寒止痛
运用	寒凝气滞，胃脘冷痛，呕吐食少等证
药性	热

檀香快速笔记

- 香气重的药能刺激平滑肌收缩，行气力强。

  带香字的药比较：

  - ◆ 木香：消除子宫胀气、大肠胀气、小腹胀气、胸闷胀气。

- ◆ 檀香：增加含氧量，作用在呼吸道。
- ◆ 沉香：去秽止泻，作用在大肠。
- ◆ 降香：使心脏的冠状动脉扩张，治疗狭心症。
- ◆ 藿香：治霍乱、胃肠道感冒。
- ◆ 丁香：胃寒呕逆之要药。
- ◆ 香附：胃寒呕逆之要药。

- 檀香科植物：檀香。

檀香是檀香科的植物，作用在呼吸道（沉香作用在大肠），它能让呼吸道的气比较顺畅，所以可以增加血中含氧量，头脑就会变得清晰起来。因此，以前读书时点一盘檀香是有它的用处的。

檀香相关药对

- 丹参＋檀香：1. 气滞血瘀，络道不和，胸痹诸症；2. 高血压病，冠心病心绞痛，证属气滞血瘀者；3. 胆汁反流性胃炎，症见胸骨后灼热疼痛等。

川楝子

川楝子	
性味	苦，寒；有小毒
归经	肝、胃、小肠、膀胱
主治	行气止痛，疏肝泻热，杀虫疗癣
运用	1. 肝郁化火，胁肋胀痛之证。2. 虫积腹痛
药性	寒　泻

川楝子快速笔记

- 川楝子疏肝气止痛。
- 川楝子止痛，五灵脂破瘀血，加上蒲黄之化瘀止血成为失笑散，用以治疗“西子捧心”之心绞痛、心肌梗死（患者因心部疼痛而用手捂心，形似成语西子捧心之动作，下同）。若有胁下或上腹部疼痛的症状时，再加三七、五灵脂。
- 楝科植物：川楝子＋苦楝皮。

川楝子疏肝气止痛，它是一个止痛很强力的药。川楝子与苦楝皮都是楝科植物。

肝郁化火，胸胁胀痛之证，或是虫积腹痛，都可以用川楝子，但是注意它比较苦寒，而且有小毒。

川楝子相关药对

- 川楝子 + 醋延胡索：治疗肝郁化火证。胸腹胁肋诸痛，时发时止，口苦，或痛经，或疝气痛，舌红苔黄，脉弦数。
- 醋香附 + 郁金 + 醋延胡索 + 川楝子：治疗胁肋疼痛胀痛。
- 川楝子 + 泽兰：1. 肝郁不舒，胁肋疼痛等症；2. 月经不调，经闭痛经，产后瘀阻，癥瘕诸症。

薤白

薤白	
性味	辛、苦，温
归经	肺、心、胃、大肠
主治	通阳散结，行气导滞
运用	1. 胸痹证。2. 肠胃气滞，泻痢后重
药性	**热　补　升　散　燥**

薤白快速笔记

- 治胸痹之要药：薤白。
- 胸痹：薤白。
- 百合科植物：葱白 + 知母 + 重楼 + 土茯苓 + 芦荟 + 薤白 + 川贝母 + 浙贝母 + 韭菜子 + 百合 + 麦冬 + 天冬 + 玉竹 + 黄精 + 大蒜。

薤白是治胸痹（胸闷痛、心脏痛）的要药，它是一个百合科的植物。

胃肠气滞，泻痢后重也可以用到薤白。

在瓜蒌薤白桂枝汤、瓜蒌薤白苦酒汤中，用薤白主要就是治心脏痛、胸闷痛的问题。

薤白相关药对

- 瓜蒌 + 薤白：治疗气滞痰阻之胸痹。
- 枳实 + 薤白 + 桂枝：治疗胸痹，心中痞气，气结在胸，胸满，胁下逆抢心。
- 瓜蒌 + 薤白 + 川芎：治疗狭心症，冠心病。胸口闷痛兼刺痛。
- 桔梗 + 枳壳 + 薤白 + 杏仁：1. 气机不调，胸膈胀闷，脘胀不适，甚则疼痛，食欲不振，大便不利等症；2. 急慢性气管炎，中焦胸膈满闷，痰气不畅者；3. 冠心病心绞痛，症见胸闷憋气者；4. 呃逆，证属气机不调者；5. 功能性失语；6. 梅核气诸症。
- 瓜蒌 + 薤白 + 姜半夏：胸痛，胸口闷痛，胸痛彻背、背痛彻心等症。

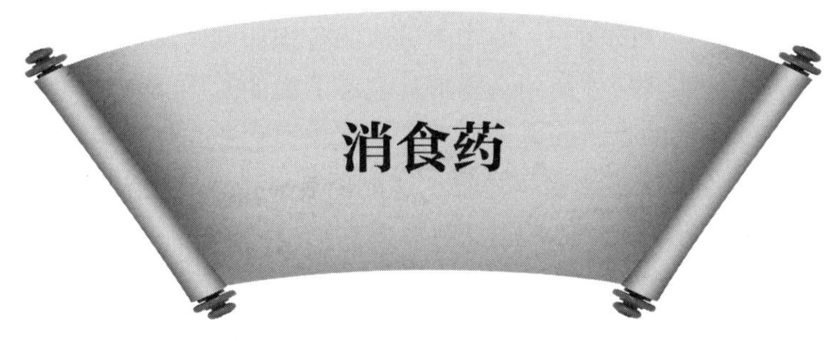

【药性寒热补泻分布表】

药性	温热药	平药	寒凉药
补药	神曲 ☀	麦芽，炒麦芽，谷芽	
平药			
泻药	山楂	莱菔子，鸡内金	鸡矢藤 ☀

【药性升降收散动力分布表】

药性	升性药	平药	降性药
散性药		山楂，麦芽，炒麦芽	神曲 ☀，莱菔子，鸡矢藤 ☀，鸡内金
平药			谷芽
收性药			

【药性燥湿分布表】

湿性药	中性药	燥性药
山楂	麦芽，炒麦芽，谷芽，莱菔子，鸡内金	神曲，鸡矢藤

消食药在药性的分布上，有寒有热，有补有泻，有温热的补药神曲，也有温热的泻药山楂。动力学方面以散性药为主，顶多到平性，没有收性药，因为要把积聚在肠胃的食物消掉，不可能再让它收。

消食药的比较

药名	同	异
山楂	食积	治油腻肉积、泻痢腹痛
神曲		治外感表证兼食滞
麦芽		疏肝解郁，解米面薯芋食滞
炒麦芽		回乳
谷芽		解米面薯芋食滞
莱菔子		治痰盛气喘
鸡矢藤		化痰止咳，清热解毒，止痛
鸡内金		治遗精遗尿，排石去癥

功用上，除了都能消食之外，以下是它们不同的地方：

山楂的特性是消除油腻的肉积，即吃肉造成的食积，同时可以治疗腹泻、腹痛。

神曲治疗外感表证兼食滞，是用在感冒且吃不下饭的时候。

麦芽能疏肝解郁，消的是米面薯芋食滞，即淀粉类食积，因为麦芽也是淀粉类。麦芽炒后叫炒麦芽，炒麦芽除了治食积之外，还能回乳，就是让乳汁能够通过月事排掉，尤其是当母亲不想喂母乳的时候，炒麦芽可以把它消掉。

谷芽也是消淀粉类的食积。

莱菔子是消痰盛气喘。

鸡屎藤也是化痰的，化痰就能止咳，此外，鸡屎藤还能清热解毒、止痛，它是寒凉的药。

鸡内金除了去食积之外，还能治疗遗精、遗尿，可以排石去癥，当身体有一些阴实化不开的时候，鸡内金可以把它打开来，力量是比较强的。

山楂

山楂－仙楂	
性味	酸、甘，微温
归经	脾、胃、肝
主治	消食化积，行气散瘀
运用	1. 用于肉食积滞证。2. 用于泻痢腹痛。3. 用于瘀阻肿痛
药性	**热 泻 散 润**

山楂快速笔记

- 大黄加上“焦三仙”的谷芽、麦芽和山楂制糕可做养生之用。
- 丁香刺激平滑肌收缩→令人食欲大振。小儿不吃饭，汤里面撒一点丁香粉和山楂粉可促进食欲。
- 生山楂只是助消化，焦山楂才有溶解血栓、扩张血管，促进血液循环的作用。
- 治油腻肉积之要药：山楂。
- “焦三仙”：焦山楂、焦神曲、焦麦芽。
- 高脂血症：山楂、蒲黄、姜黄、没药。
- 降血压：杜仲、夏枯草、决明子、青葙子、车前子、罗布麻、地龙、青木香、大蓟、小蓟、马兜铃、桑白皮、荠菜、臭梧桐、淫羊藿、山茱萸、豨莶草、山楂。
- 蔷薇科植物：委陵菜＋翻白草＋郁李仁＋木瓜＋石楠叶＋玫瑰花＋绿萼梅＋山楂＋鹤草芽＋地榆＋仙鹤草＋桃仁＋月季花＋苦杏仁＋枇杷叶＋乌梅＋覆盆子＋金樱子。

山楂很多时候被拿来做食物，炒过的谷芽、麦芽与山楂叫“焦三仙”，“焦三仙”再加一点大黄来破实，可以制糕养生，让身体不会有积聚，是很好的一个药。

如果小孩子不吃饭，可以在汤里撒一点丁香粉与山楂粉来促进食欲。丁香可以刺激平滑肌的收缩，山楂可以去肉食积滞。

生山楂只是助消化，焦山楂才能够溶解血栓，扩张血管，促进血液循环。

治疗油腻肉积的要药是山楂。

高脂血症常用药里面有山楂、蒲黄、姜黄、没药。降血压的常用药里面也有山楂。

山楂是属于蔷薇科的，跟玫瑰花和蔷薇花是同科的。

山楂相关药对

- 木香 + 焦山楂：治疗食积胀满及痢疾。
- 焦山楂 + 焦神曲 + 炒麦芽：治疗饮食积滞证。
- 何首乌 + 山楂 + 黄精 + 黄芪：治疗胆固醇高，高血脂。
- 丹参 + 山楂：1. 冠心病心绞痛诸症；2. 高脂血症。

神曲

神曲－神曲	
性味	甘、辛，温
归经	脾、胃
主治	消食和胃，解表退热
运用	饮食积滞证，外感表证兼食滞
药性	热　补　降　散　燥

神曲快速笔记

- 五郁之法：香附开气郁，苍术除湿郁，川芎行血郁，栀子清火郁，神曲消食郁。

神曲是好几种药发酵以后做成的，是天然的酵素。它除了消食积之外，外感兼有食滞的时候也可以用。

神曲相关药对

- 焦山楂 + 焦神曲 + 炒麦芽：治疗饮食积滞证。
- 焦神曲 + 姜半夏：治疗饮食积滞证。脘腹胀满，嗳腐吞酸，不欲饮食，恶心呕吐，或大便泄泻，舌苔厚腻，脉滑。

麦芽

麦芽	
性味	甘，平
归经	脾、胃、肝
主治	消食健胃，疏肝解郁
运用	用于食积不化
药性	寒　热　补　散

麦芽快速笔记

- 大黄加上“焦三仙”的谷芽、麦芽和山楂而制糕可做养生之用。
- 用炒麦芽退乳要配合四物汤同用，以免有血虚现象。
- 炒浮小麦或炒麦芽：治失眠。生的浮小麦或生麦芽，可以使乳汁分泌增加，且令人容易清醒。（浮小麦：小麦质轻而浮于水者。）
- “焦三仙”：焦山楂、焦神曲、焦麦芽。
- 回乳：芒硝（外用）炒麦芽。
- 米面薯芋食滞证：麦芽。
- 禾本科植物：芦根＋竹叶＋淡竹叶＋薏苡仁＋玉米须＋麦芽＋稻芽＋白茅根＋竹茹＋天竺黄＋浮小麦＋糯稻根须。

麦芽、谷芽、山楂、大黄可以做成糕点。

麦芽拿去炒就是炒麦芽，它可以回乳，但由于退乳迅速，血会非常虚，这时候要配合四物汤补血，两者加起来就叫炒麦芽四物汤。

炒浮小麦或炒麦芽可以治失眠，生浮小麦或生麦芽可以使乳汁分泌增加。浮小麦其实就是把小麦放在水里面时会浮起来那一部分小麦，它跟麦芽其实是同一个物种。

回乳用炒麦芽加芒硝外用。有些人虽然不在哺乳期，但会有一些乳汁分泌，这种情况也可以用这个方法。

麦芽属于小麦，是禾本科的植物。

麦芽相关药对

- 焦山楂＋焦神曲＋炒麦芽：治疗饮食积滞证。
- 鸡内金＋麦芽＋谷芽：1. 脾胃虚弱，消化不良，食欲不振等症；2. 久病之后，胃气不苏，不饥少纳，或毫无食欲等症；各种癌肿放疗、化疗后食欲不振，或毫不思食者。

炒麦芽

炒麦芽	
性味	甘，平
归经	脾、胃、肝
主治	消食健胃，回乳消胀
运用	1. 用于食积不化。2. 用于妇女断乳，乳汁郁积、乳房胀痛
药性	寒 热 补 散

炒麦芽快速笔记

- 用炒麦芽退乳要配合四物汤同用，以免有血虚现象。
- 炒浮小麦或炒麦芽：治失眠。生的浮小麦或生麦芽，可以使乳汁分泌增加，且令人容易清醒。（浮小麦：小麦质轻而浮于水者。）
- 回乳：芒硝（外用）炒麦芽。

炒麦芽相关药对

- 焦山楂 + 焦神曲 + 炒麦芽：治疗饮食积滞证。

谷芽

谷芽 – 谷芽	
性味	甘，平
归经	脾、胃
主治	消食健胃
运用	用于食积停滞证
药性	寒 热 补 降

谷芽与麦芽很相近，都治食积，尤其是米饭类的、淀粉的食积。谷芽是米的芽。

莱菔子

炒莱菔子 – 莱菔子 – 萝卜子	
性味	辛、甘，平
归经	脾、胃、肺
主治	消食除胀，降气化痰
运用	1. 用于食积气滞证。2. 用于痰盛气喘证
药性	寒 热 泻 降 散

莱菔子快速笔记

- 润剂之别：
  - 瓜蒌清而润。
  - 苏子温而润。
  - 莱菔子消而润。
  - 麦冬补而润。
  - 牛蒡子、杏仁散而润。
- 十字花科植物：大青叶＋板蓝根＋荠菜＋莱菔子＋白芥子＋葶苈子。

莱菔子其实就是萝卜子，除了消食，还能降气化痰，其化痰的特点是把一些很黏的痰变成稀一点，便可以更容易排出来。

润剂是让身体津液更多，像瓜蒌、苏子、麦冬、牛蒡子、杏仁都是润剂，但瓜蒌清而润，苏子温而润，莱菔子消而润，麦冬补而润（麦冬补肺气），牛蒡子、杏仁散而润。这些药可以排掉一些痰，带来干净的津液。

十字花科的植物有大青叶、板蓝根、荠菜、莱菔子、白芥子和葶苈子。

鸡屎藤

鸡屎藤	
性味	甘、苦，微寒
归经	脾、胃、肝、肺
主治	消食健胃，化痰止咳，清热解毒，止痛
运用	1. 饮食积滞，小儿疳积。2. 热痰咳嗽。3. 热毒泻痢，咽喉肿痛，疮痈肿毒。4. 多种痛证
药性	寒

鸡屎藤（又名鸡矢藤）是植物，除了小儿疳积外，热痰咳嗽，热毒泄泻，咽喉肿痛都可以用其治疗，其性微寒。另外，痛症也可以用鸡屎藤。

鸡内金

炒鸡内金－鸡内金	
性味	甘，平
归经	脾、胃、小肠、膀胱
主治	消食健胃，固精止遗
运用	1. 用于饮食积滞，小儿疳积。2. 用于遗精遗尿。3. 用于结石癥块
药性	寒　热

鸡内金快速笔记

- 消食运脾之要药：鸡内金。
- 泌尿系或肝胆结石症：鸡内金、虎杖。
- 排石：海金沙、金钱草、鸡内金、郁金、核桃仁。

鸡内金是动物药，是鸡的内脏的一部分，是消食运脾的要药。

治泌尿系统结石或肝胆结石会用到鸡内金、虎杖。

排石常用药里面有海金沙、金钱草、鸡内金、郁金与核桃仁，前四味药合起来叫四金散。

鸡内金相关药对

- 金钱草＋海金沙＋郁金＋炒鸡内金：治疗胆结石最重要的四个药。
- 鸡内金＋丹参：1. 胃、十二指肠球部溃疡，久久不愈，胃阴受损，舌红少苔，唇红口干，食欲不振，胃脘疼痛等症；2. 热性病后期，津液耗竭，胃阴不足，以致嗳气、吞酸、胃口不开，甚则毫无食欲、进食发愁、舌红少苔等症；3. 各种癌肿放疗、化疗之后胃阴受損者；肝、脾肿大诸症。
- 鸡内金＋麦芽＋谷芽：1. 脾胃虚弱，消化不良，食欲不振等症；2. 久病之后，胃气不苏，不饥少纳，或毫无食欲等症；各种癌肿放疗、化疗后食欲不振，或毫不思食者。
- 白术＋鸡内金：1. 虚弱，运化无力，食欲不振，食后不消，痰湿内停，脘腹胀满，倦怠无力，或泄泻等症；2. 萎缩性胃炎，证属脾虚夹瘀者。
- 鸡内金＋芒硝：尿路结石（肾结石、输尿管结石、膀胱结石）诸症。

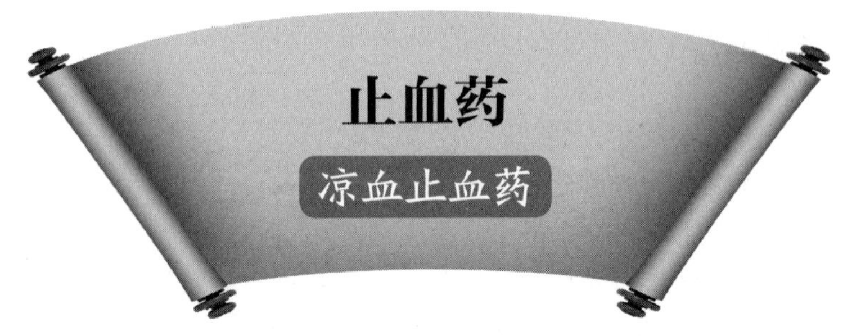

止血药有 4 个部分，分别是凉血止血药、化瘀止血药、收敛止血药、温经止血药。

【药性寒热补泻分布表】

药性	温热药	平药	寒凉药
补药			
平药		蚕蜕	
泻药			地榆，槐花，侧柏叶 ☀，白茅根 ☀

【药性升降收散动力分布表】

药性	升性药	平药	降性药
散性药			侧柏叶 ☀，白茅根 ☀
平药			
收性药		地榆	槐花，蚕蜕

【药性燥湿分布表】

湿性药	中性药	燥性药
槐花	地榆，蚕蜕	侧柏叶，白茅根

凉血止血药味甘苦，性寒凉而入血分，治热迫血行。热迫血行是指当我们身体有热的时候，血会乱跑，导致不正当的出血。

化瘀止血药是针对身上有瘀的情况，所以止血的同时要去化瘀。止血的同时又不留下瘀，这挺难的，因为血要凝结才能止，可又不能够过度凝结而造成瘀血，所以化瘀止血药就很难得了。

收敛止血药是收血液于脉管内而止血。当血液跑到组织外面，这时可能会有淤青，有些从外表就看得到，有些在脏腑，从外表看不到。收敛止血药的功效就是把组织里面的血收回到脉管中。

温经止血药是以温热药固冲脉而统摄血液。它的机理是让身体暖起来，当能量变强以后，身体就可以把血液做很好的分配运用。

止血药 _ 凉血止血药的比较

药名	同	异
地榆	血热妄行而出血	解毒敛疮，治水火烫伤，湿疹，皮肤溃烂、痔疮便血
槐花		治肝火上炎之目赤头痛、痔疮便血
侧柏叶		祛痰止咳，止掉发
白茅根		治热淋，水肿，小便不利及湿热黄疸
蚕蜕		治各种皮肤病、崩漏、带下、痢疾、便血吐血衄血、牙宣、口疮、目翳

常用的凉血止血药有 5 个，都是寒凉药，有湿有燥，有散有收，降性比较多，没有升性。它们都是寒药，寒药可以让血停下来，因为寒主收引，一收引，血管一收缩，尤其是微血管一收缩，血就停下来，这是凉血止血药的特点。中医有一句话叫“热迫血行”，当身体很热的时候，血液会流得特别快，有些时候微血管会破裂，血到处乱跑，这时候我们就可以用凉血止血药来止血。

从功能上来看地榆、槐花、侧柏叶、白茅根和蝉蜕之间的差别：

地榆能解毒敛疮，治疗水火烫伤、湿疹、皮肤溃烂、痔疮便血。痔疮就是在肛门附近有静脉曲张，曲张的血管会绷得很紧，很容易导致微血管破裂出血，用寒药就可以缓解，地榆、槐花都可以治疗痔疮便血。

槐花除了治疗痔疮便血，它还治肝火上炎的目赤头痛。侧柏叶能够祛痰止咳，治疗掉头发。白茅根治热淋（即小便热痛）、水肿、小便不利及湿热黄疸。蚕蜕治各种皮肤病、崩漏、带下、痢疾，还有便血、吐血、衄血、牙宣（牙齿的出血）、口疮、目翳。这些都是凉血药，有些偏重于治疗痔疮，有些偏重于体表皮肤，有些则是偏重于下焦。

地榆

地榆	
性味	苦、酸，微寒
归经	肝、胃、大肠
主治	凉血止血，解毒敛疮
运用	1. 用于各种血热出血证。2. 用于痈疽肿毒。3. 用于水火烫伤，湿疹，皮肤溃烂
药性	寒 泻 收

地榆快速笔记

- 地榆这味药能清能润也能止，不一定要炒黑。
- 治水火烫伤之要药：地榆。
- 烫烧伤：四季青、紫珠、地榆、虎杖、侧柏叶。

- 蔷薇科植物：委陵菜＋翻白草＋郁李仁＋木瓜＋石楠叶＋玫瑰花＋绿萼梅＋山楂＋鹤草芽＋地榆＋仙鹤草＋桃仁＋月季花＋苦杏仁＋枇杷叶＋乌梅＋覆盆子＋金樱子。

地榆能润也能止，不一定要炒黑才可以止血。

治水火烫伤的要药是地榆。烧烫伤常用药里面有四季青、紫珠、地榆、虎杖、侧柏叶，一般都可以外用。

地榆是蔷薇科的药，跟玫瑰花、蔷薇花是同科。

地榆常常会配合槐花一起来治痔疮。

地榆相关药对

- 地榆炭＋生地黄＋黄连＋槐花＋侧柏叶：治疗各种热性出血证，如吐血、咯血、衄血、便血、崩漏及血痢等。
- 黄明胶＋艾叶＋地榆＋侧柏叶：治疗便血，胃、十二指肠溃疡，消化性溃疡，溃疡性结肠炎，功能失调性子宫出血。
- 地榆＋槐花：治疗痔疮便血。
- 地榆＋白及＋三七：治疗胃、十二指肠溃疡。

槐花

槐花	
性味	苦，微寒
归经	肝、大肠
主治	凉血止血，清肝明目
运用	1. 用于血热出血证。2. 用于肝火上炎之目赤头痛
药性	寒　泻　降　收　润

槐花主治血热出血证，以及肝火上炎所导致的眼睛红与头痛。它是豆科的植物。

槐花相关药对

- 地榆炭＋生地黄＋黄连＋槐花＋侧柏叶：治疗各种热性出血证，如吐血、咯血、衄血、便血、崩漏及血痢等。
- 地榆＋槐花：治疗痔疮便血。
- 槐花＋黄芩：1. 实性高血压病，动脉硬化，表现为肝阳上亢、头昏目眩、头胀头痛、面红耳赤、口苦咽干、心烦不宁、大便干燥、小便黄赤等症者；2. 妇人崩漏下血不止，证属血热为患者。

侧柏叶

侧柏叶	
性味	苦、涩，微寒
归经	肺、肝、大肠
主治	凉血止血，祛痰止咳
运用	1. 用于各种出血证。2. 用于咳嗽痰多证。3. 外敷可治丹毒、痄腮等
药性	寒 泻 散 燥

侧柏叶快速笔记

- 脱发：侧柏叶（外用）。
- 烫烧伤：四季青、紫珠、地榆、虎杖、侧柏叶。
- 脱发：侧柏叶。
- 柏科植物：侧柏叶＋柏子仁。

侧柏叶对于治疗痰多有帮助，可以外敷治丹毒、痄腮、大头瘟之类的问题。

侧柏叶可以外用治疗脱发，使用方法是将侧柏叶用温水泡起来，温敷在头上，然后再把它洗掉，常常这样做，头发的发质会比较好，发根会比较健康，不会一直掉发。

侧柏叶也是烧烫伤常用药里面的一员。

侧柏叶是柏科的植物，跟柏子仁同科。侧柏叶其实就是柏树的落叶，所以挺便宜的。

侧柏叶相关药对

- 地榆炭＋生地黄＋黄连＋槐花＋侧柏叶：治疗各种热性出血证，如吐血、咯血、衄血、便血、崩漏及血痢等。
- 黄明胶＋艾叶＋地榆＋侧柏叶：治疗便血，胃、十二指肠溃疡，消化性溃疡，溃疡性结肠炎，功能失调性子宫出血。
- 黄明胶＋三七＋侧柏叶：治疗体内外各种出血证。

白茅根

白茅根	
性味	甘，寒
归经	肺、胃、大肠
主治	凉血止血，清热利尿
运用	1. 用于血热出血证。2. 用于热淋，水肿，小便不利及湿热黄疸
药性	寒

白茅根快速笔记

- 下肢水肿：怀牛膝、车前子、丹参、薏仁、金钱草、白茅根。
- 白茅根、茵陈蒿等协同萆薢帮助肾脏分清别浊。
- 保护血管，强化微血管，治疗热迫血妄行：白茅根、藕节、连翘。
- 白细胞过高可用：白茅根、冬瓜子。
- 曾有大量用参附，稍停药则四肢冰冷之患者，徐灵胎用白茅根把郁遏的阳气升提到表面与四肢，让经气流注顺畅，同时大补阴液，也使得患者阴阳得以平衡，则四肢体表常热。
- 冬瓜子、白茅根可避免不必要之洗肾。
- 尿素氮、肌酐过高：肾病主方加冬瓜子、白茅根就可改善。
- 禾本科植物：芦根 + 竹叶 + 淡竹叶 + 薏苡仁 + 玉米须 + 麦芽 + 稻芽 + 白茅根 + 竹茹 + 天竺黄 + 浮小麦 + 糯稻根须。

治疗下肢水肿的常用药里面有牛膝、车前子、丹参、薏仁、金钱草、白茅根。

白茅根治疗热淋、水肿、小便不利。当有些人因尿毒症洗肾，而导致肾功能越来越差的时候，白茅根可以让他的小便通利。白茅根、茵陈蒿协同萆薢帮助肾脏分清别浊。

白茅根、藕节、连翘可以保护血管，治疗热迫血妄行，强化微血管，使血管不会因身体有热而破裂。

白细胞过高时，可以用白茅根、冬瓜子。有时候白细胞过高其实是代表身体跟外邪的对抗比较强，但过度异常的升高也不对，这时可以用白茅根和冬瓜子。

如果患者四肢冰冷，医生常常会用大量的人参、附子等热药，但有些患者一停药，身体状况又会反复。这种就属于热郁，宜宣通不宜温补，徐灵胎先生就曾治疗过类似患者，他用白茅根把被压抑的阳气提升到表面与四肢，让经气流注顺畅，同时大补阴液，因为白茅根是甘寒的药，可以补阴液，使患者的阴阳得以平衡，虽用凉药，反而能让患者的四肢体表热起来。

冬瓜子、白茅根可以避免不必要的洗肾。当尿素氮、肌酐太高，有洗肾的趋势的时候，在治疗肾病的主方基础上加上白茅根与冬瓜子往往可以改善。

白茅根是禾本科植物，跟稻子、小麦一样，都是一种谷类。

白茅根相关药对

- 白茅根 + 芦根：1. 感冒发烧，感冒之初，只用芦根，二三日不解者，加入白茅根；2. 温病之发热、烦渴、烦躁不安等症；3. 肺热咳喘（支气管肺炎，大叶性肺炎，病毒性肺炎等病均宜使用）；4. 麻疹初起，脏腑郁热，疹毒过盛，宜表散者，用之可透发疹毒；5. 急性肾炎，尿路感染，表现有发热、小便不利、水肿者亦可使用；6. 止热呃；7. 流行性出血热。

- 生地黄 + 白茅根：热性病热邪入营，所致的发热，口渴、舌绛，或身现斑疹等症；血热妄行，症见咯血、吐血、脉细数者；热性病伤阴，低烧不退者；手术后发烧，以及原因不明之低烧。
- 白茅根 + 益母草：1. 急性肾炎，症见血尿、水肿等；2. 慢性肾炎、肾功能不全；3. 急性膀胱炎之血尿、小便不利等症。

蚕蜕

蚕蜕	
性味	甘，平
归经	心、肝
主治	祛风止血，退翳明目
运用	1. 用于崩漏。2. 用于带下。3. 用于痢疾。4. 用于肠风便血。5. 用于吐血衄血。6. 用于牙疳。7. 用于口疮。8. 用于喉风。9. 用于目翳
药性	**寒　热**

蚕蜕含很高的抗组织胺，可以治疗破伤风、皮肤病。蚕蜕也可以用于带下、崩漏、大便出血、吐血、衄血、鼻出血、牙齿出血、口腔、喉风、目翳。

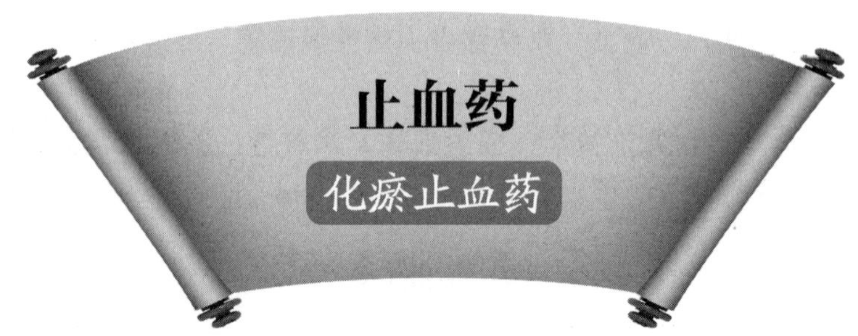

化瘀止血药就是又能够化瘀，又能够止血，止血而不留瘀的药，这个就厉害了。对于那些不断离开血管的血，它能将其止住，对于血管里面瘀积的血块，它能将其化掉，这就是化瘀止血药。

平常做体质调养时，也可能会用到化瘀止血药。

【药性寒热补泻分布表】

药性	温热药	平药	寒凉药
补药			
平药	三七	血余炭 ☀	茜草
泻药	五灵脂	蒲黄 ☀	

【药性升降收散动力分布表】

药性	升性药	平药	降性药
散性药		茜草，五灵脂	蒲黄 ☀
平药	三七		
收性药			血余炭 ☀

【药性燥湿分布表】

湿性药	中性药	燥性药
	三七，五灵脂	血余炭，茜草，蒲黄

化瘀止血药里面有热有寒，因为不同体质的患者，会有不同的需求。在药物动力学方面，除了三七有升性，其余都是平药和降性。

止血药_化瘀止血药的比较

药名	同	异
血余炭	既能止血，又能化瘀，止血而不留瘀	利尿
三七		消肿止痛
茜草		活血通经，去风湿痹痛
蒲黄		治瘀滞心腹疼痛、血淋
五灵脂		活血止痛，治小儿疳积

接下来看化瘀止血药的功能比较：

血余炭能够利尿。

三七能够消肿止痛。

茜草能够活血通经，去掉风湿痹痛，茜草止痛力应该是不错的。

蒲黄能够治疗瘀滞心腹疼痛、血淋，也就是身体正面的疼痛，以及小便有血的时候可以用。

五灵脂能够活血止痛，治疗小儿疳积。小儿疳积简单来说就是小孩子吃不下饭，消化能力差，脾胃有很大的问题，这时也可以用五灵脂。

血余炭

血余炭	
性味	苦、涩，平
归经	肝、胃、膀胱
主治	收敛止血，化瘀利尿
运用	用于体内外各种出血证
药性	寒 热 补 升 润

血余炭就是将人的头发用火烧了以后形成的碳化物，一般用病患自己的头发，毕竟拿别人的头发来吃有点恶心。血余炭一方面有滑窍的作用，如开骨散里面就用血余炭，另一方面有很好的止血效果，体内外各种出血证都可以使用。倪海厦先生曾经讲过把血余炭用吸管喷到患者的耳朵里，对于脑部有积血而昏迷的外伤患者会有很惊人的效果。

血余炭相关药对

- 滑石 + 甘草 + 血余炭：1. 夏日中暑，呕吐、泄泻、小便不利等症；2. 急慢性肠炎诸症；3. 尿路感染、泌尿系结石诸症。
- 黄连 + 吴茱萸 + 血余炭：1. 肝郁化火，胁肋胀痛，呕吐吞酸，嘈杂嗳气，口苦纳呆，胃脘疼痛（胃、十二指肠溃疡均宜使用）等症；2. 急性肠炎，慢性肠炎，痢疾诸症。
- 血余炭 + 禹余粮：1. 久泻、久痢诸症；2. 慢性肠炎，肠黏膜有损伤者，均宜使用。
- 血余炭 + 乌梅：1. 慢性直肠炎、结肠炎，肠黏膜呈炎症改变、充血、水肿、糜烂、溃疡，大便脓血，腹痛肠鸣，肛门下坠等症；2. 休息痢，症见大便不爽，痢下脓血，肛门下坠，时发时止者。
- 血余炭 + 韭菜子：1. 腰酸、腰痛，小便不利，小便带血，下肢浮肿等症；2. 慢性肾炎。

- 血余炭 + 车前子：1. 尿少、尿痛、尿赤、小便带血等症；2. 急性肾炎诸症；泄泻、痢疾。
- 血余炭 + 滑石 + 甘草 + 薏苡仁：各种结石症治愈之后，用以巩固疗效时宜服。

三七

三七	
性味	甘、微苦，温
归经	肝、胃
主治	化瘀止血，消肿定痛
运用	1. 用于体内外各种出血证。2. 用于跌仆瘀肿疼痛
药性	热　升

三七快速笔记

- 伤科用药→三七、续断、乳香、没药、丹皮、紫根。
- 川楝子止痛，五灵脂破瘀血，加上蒲黄之化瘀止血成为失笑散，用以治疗“西子捧心”之心绞痛、心肌梗死。若有胁下或上腹部疼痛的症状时，再加三七、五灵脂。
- 出血、瘀血诸证之良药：三七。
- 五加科植物：五加皮 + 通草 + 三七 + 人参 + 西洋参 + 刺五加。

三七是一个伤科用药，各种出血都可以用到，或是跌打损伤、疼痛都很好用。三七、续断、乳香、没药、丹皮、紫根都是伤科常用药。

川楝子是止痛药，五灵脂是破瘀血药，再加上化瘀止血的蒲黄，成为失笑散。失笑散可以治疗类似“西子捧心”的心绞痛及心肌梗死。如果有胁下、上腹部疼痛或整个身体躯干部的疼痛时，我们会在失笑散基础上加三七、五灵脂。

出血、瘀血诸证的良药是三七。

五加皮、通草、三七、人参、西洋参、刺五加都是五加科的植物。

很多人会每天吃一点三七粉来防止心血管的病变，因为它是化瘀止血的良药。

三七相关药对

- 黄明胶 + 三七 + 侧柏叶：治疗体内外各种出血证。
- 赤芍 + 当归 + 红花 + 苏木 + 三七：治疗血瘀证，跌打损伤，局部肿痛。
- 地榆 + 白及 + 三七：治疗胃、十二指肠溃疡。
- 黄明胶 + 制何首乌 + 三七：治疗血小板减少性紫癜。
- 醋乳香 + 醋没药 + 三七 + 苏木：治疗跌打损伤，血瘀肿痛。
- 川芎 + 葛根 + 丹参 + 三七：治疗心肌梗死。

- 人参＋三七：1. 虚劳咳嗽，老年体弱之痰嗽，经久不愈者；2. 冠心病心绞痛诸症；3. 各种出血性疾患，如衄血、吐血、尿血、便血，以及妇女崩漏下血等症。
- 三七＋白及：1. 肺组织损伤（肺结核、支气管扩张等）引起的咯血诸症；2. 吐血（胃出血所致）、尿血、便血、衄血等症。
- 丹参＋三七：1. 冠心病心绞痛诸症；2. 动脉硬化诸症；3. 肝脾肿大。

茜草

茜草－新绛	
性味	苦，寒
归经	肝
主治	凉血止血，活血通经
运用	1. 用于血热夹瘀之出血证。2. 用于血瘀经闭，跌打损伤，风湿痹痛
药性	**寒　散　燥**

茜草快速笔记

- 中药中的攻坚药：牡蛎、芒硝、海藻、泽泻、茜草、鳖甲、生硫黄、阳起石、巴豆、生附子、蜈蚣、水蛭、瓦楞子、瞿麦、大戟、甘遂、芫花（咸味的药多有攻坚的效果）。
- 茜草一名血见愁，其理血之效可知。
- 治疗肝癌、攻肝家阴实：炙鳖甲、茜草、牡蛎。
- 茜草→可清除肝组织里的瘀血。
- 月经腹痛可用茜草、丹皮、白芍、川芎等入肝经的活血药治之。
- 栀子是很好的消炎药，因为是茜草科植物，也有利于活血化瘀。
- 茜草科植物：栀子＋白花蛇舌草＋鸡矢藤＋茜草＋钩藤＋巴戟天。

茜草是一个攻坚的药，又叫血见愁，表示它理血的效果很强，有出血就可以让它停止，有瘀血就可以把它化掉。注意！茜草是治疗肝癌，攻肝家阴实的，应用时会再加上两个动物药——炙鳖甲、牡蛎壳。茜草可以清除肝组织里面的瘀血。

月经腹痛可以用茜草、丹皮、白芍、川芎等入肝经活血药治之。只有肝经经过泌尿生殖器，所以入肝经的活血药就可以治疗月经的腹痛。

栀子是很好的消炎药，有利于活血化瘀。栀子与茜草都是茜草科植物，所以是比较相近的药，但是在活血化瘀方面，茜草还是使用得更多。

茜草相关药对

- 海螵蛸＋茜草：1. 崩漏，证属由崩而漏，由漏而崩，循环往复者（功能性子宫出血诸症可用）；2. 妇女带下绵绵，久久不愈者。

- 丹参 + 茜草：1. 肝脾大恙由慢性肝炎所致；2. 妇人子宫内膜异位症，症见血瘀痛经等。
- 醋鳖甲 + 茜草：治疗脾肿大，肝肿大。
- 醋鳖甲 + 茜草 + 牡蛎：治疗脾肿大，肝肿大。
- 龙骨 + 茜草 + 阳起石：卵巢癌、子宫癌、子宫颈癌，症见阴道出血、频尿等。

蒲黄

蒲黄	
性味	甘、微辛，平
归经	肝、心
主治	化瘀，止血，利尿
运用	1. 用于各种内外出血证。2. 用于瘀滞心腹疼痛。3. 用于血淋
药性	寒 热 泻

蒲黄快速笔记

- 蒲黄乃蒲花之花粉，入药。
- 川楝子止痛，五灵脂破瘀血，加上蒲黄之化瘀止血成为失笑散，用以治疗“西子捧心”之心绞痛、心肌梗死。若有胁下或上腹部疼痛的症状时，再加三七、五灵脂。
- 妇女月经过多、崩漏、胎漏下血、肾小球肾炎之血尿：止血三炭——荆芥炭、蒲黄炭、艾叶炭。
- 血淋：蒲黄。
- 血淋涩痛：石韦、蒲黄。
- 高脂血症：山楂、蒲黄、姜黄、没药。
- 香蒲科植物：蒲黄。

蒲黄是蒲花的花粉。

妇女月经过多、崩漏、胎漏下血、肾小球肾炎的血尿都可以使用止血三炭。止血三炭是三种经过碳化以后止血力很强的药，分别是荆芥炭、蒲黄炭、艾叶炭。尤其是妇女崩漏，血出得很多的时候，除了用一些止崩漏的药，如芎归胶艾汤之外，我们还会使用止血三炭，效果非常好。临床上我有治过非常严重的出血，西医一定要摘除她的子宫，可是用了止血三炭以后，血就很快停下来了。

血淋（小便带血）用蒲黄。血淋涩痛用石韦、蒲黄。

高血脂的常用药有山楂、蒲黄、姜黄、没药。

蒲黄是属于香蒲科的植物。

蒲黄相关药对

- 醋五灵脂 + 蒲黄：治疗瘀血停滞证。心腹刺痛，或产后恶露不行，或月经不调之痛经，少腹急痛等。
- 蒲黄 + 白术：1. 中风失语，证属痰瘀互结，舌窍闭阻，舌根发僵，言语困难者；2. 口舌生疮，舌肿疼痛诸症。
- 荆芥炭 + 蒲黄炭 + 艾叶炭：1. 妇女月经过多、崩漏、胎漏下血诸症；2. 功能性子宫出血、子宫肌瘤之出血过多等症；3. 肾小球肾炎之血尿。

五灵脂

醋五灵脂 – 五灵脂	
性味	苦、甘，温
归经	肝、脾
主治	化瘀止血，活血止痛
运用	1. 用于瘀血内阻之出血证。2. 用于瘀血内阻诸痛证。3. 治小儿疳积
药性	热　泻

五灵脂快速笔记

- 五灵脂不会导致溶血而伤脾，所谓不伤脾是指有些药物会刺激脾脏而导致溶血，但是五灵脂不会，对于没有瘀血的患者，它绝对不会破坏正常的血。
- 川楝子止痛，五灵脂破瘀血，加上蒲黄之化瘀止血成为失笑散，用以治疗“西子捧心”之心绞痛、心肌梗死。若有胁下或上腹部疼痛的症状时，再加三七、五灵脂。
- 血瘀诸痛之要药：五灵脂。

五灵脂是鼯鼠的粪便，听起来有点可怕，但是临床上确实好用。五灵脂不会导致溶血而伤脾，有些药物会刺激脾脏而溶血，但是五灵脂不会，对于没有瘀血的人，它绝对不会破坏正常的血，所以是非常好用的。五灵脂是血瘀诸痛要药。

五灵脂相关药对

- 醋五灵脂 + 蒲黄：治疗瘀血停滞证。心腹刺痛，或产后恶露不行，或月经不调之痛经，少腹急痛等。
- 香附 + 五灵脂 + 牵牛子：1. 支气管哮喘；2. 皮肤过敏诸症。
- 五灵脂 + 降香：1. 冠心病心绞痛诸症；2. 气滞血瘀之胸胁痛、胃脘痛、腹痛等症。

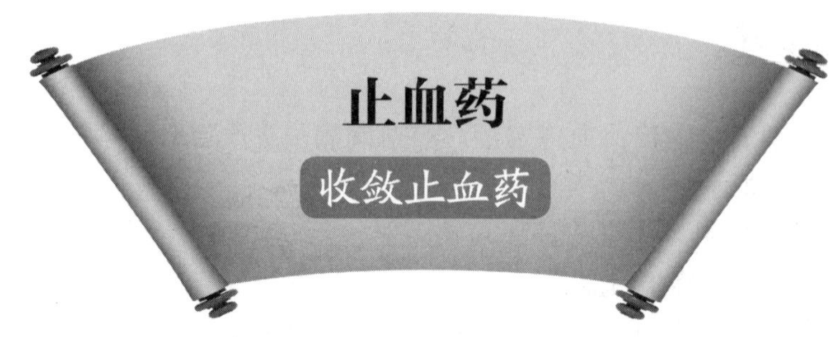

【药性寒热补泻分布表】

药性	温热药	平药	寒凉药
补药			
平药		藕节	白及☂
泻药			

【药性升降收散动力分布表】

药性	升性药	平药	降性药
散性药			
平药			
收性药		白及☂，藕节	

【药性燥湿分布表】

湿性药	中性药	燥性药
白及	藕节	

收敛止血药能把血液从组织里面收回血管，常用的收敛止血药包括白及跟藕节，两者都能治疗尿血、便血、咳血、吐血。收敛止血药可以美白皮肤，因为它们能收敛皮肤毛孔与微血管，进而达到美白皮肤的效果。白及可以用于疮疡肿毒、烫伤、肛裂、手足皲裂。白及比较寒凉，藕节比较平和，所以有热毒时就会选用白及而不是藕节。藕节就是莲藕各节的连接部分，可以预防坏血病，治疗血管破裂。常服藕节可以治疗流鼻血。白及比较润，并且有收性，藕节则是平性。

白及

白及－白芨	
性味	苦、甘、涩，微寒
归经	肺、胃、肝
主治	收敛止血，消肿生肌
运用	1. 用于体内外诸出血证。2. 用于疮疡肿毒，烫伤及肛裂、手足皲裂等
药性	寒　收　润

白及快速笔记

- 治肺脏的纤维化：百合、白及、乳香。
- 治肝脏的纤维化：当归、丹参。
- 收敛止血之要药：白及。
- 手足皲裂：白及。

白及（又称白芨）治疗各种出血、疮疡中毒、烫伤、肛裂、手足皲裂，药性偏寒。

现在很多人都很在意肺纤维化的问题，治疗肺纤维化可以用百合、白及、乳香。治疗肝纤维化则用当归、丹参。

收敛止血的要药就是白及。

治疗手足皲裂用白及，也可以用它来做美白、皮肤保养。

白及相关药对

- 地榆＋白及＋三七：治疗胃、十二指肠溃疡。
- 白及＋百部＋夏枯草：治疗肺痨（肺结核）。

藕节

藕节	
性味	甘、涩，平
归经	肝、肺、胃
主治	收敛止血，散瘀
运用	用于各种出血证
药性	寒　热

藕节快速笔记

- 保护血管，强化微血管，治疗热迫血妄行：白茅根、藕节、连翘。
- 党参、大枣、藕节含大量维生素 C，可以令皮肤美白。
- 藕节含大量维生素 C，可预防坏血病，防止血管破裂。常服可治流鼻血。

保护血管、强化微血管、治疗热迫血妄行有三大常用药，分别是白茅根、藕节、连翘。

党参、大枣、藕节都含有大量的维生素 C，能令皮肤美白，因此藕节也算是一个美白药。因为藕节含有大量维生素 C，所以就能预防坏血病的发生，防止血管破裂、流鼻血等，平时有这类问题的人都可以用藕节来作为调养之品。

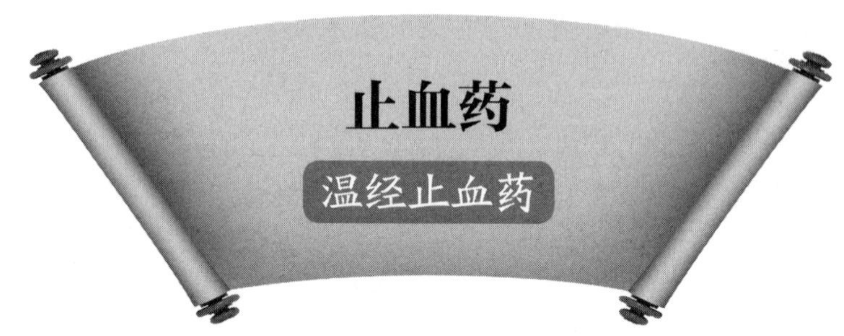

【药性寒热补泻分布表】

药性	温热药	平药	寒凉药
补药	灶心土		
平药	荆芥炭 ☀		
泻药	艾叶 ☀		

【药性升降收散动力分布表】

药性	升性药	平药	降性药
散性药		荆芥炭 ☀	灶心土
平药		艾叶 ☀	
收性药			

【药性燥湿分布表】

湿性药	中性药	燥性药
		艾叶，灶心土，荆芥炭

温经止血药能让冲脉固摄血液，主要治疗出血，尤其是女性的月经崩漏。常用的温经止血药包含艾叶、灶心土、荆芥炭，当然这些药也可以治其他出血。既然是“温经”，就都是温热药，没有凉的，而且都是偏燥，都是平或降，没有升性药，都是散或平，没有收性药，这是温经止血药的特点。

止血药_温经止血药的比较

药名	同	异
艾叶	治出血、月经崩漏	治虚寒性腹痛、月经不调及胎动不安、带下、湿疹、疥癣
灶心土		温胃止呕，温脾止泻
荆芥炭		治便血、产后血晕、吐血、鼻衄

功用方面的比较如下：

艾叶可用于虚寒性的腹痛、月经不调、胎动不安、妇女带下、湿疹。艾叶另外一个很大的运用就是艾灸，针灸包含了针和灸，灸指的就是艾灸。

灶心土能温胃止呕，温脾止泻，主要作用在中焦脾胃。

荆芥炭可以治疗便血、产后的血晕、吐血、鼻衄。

艾叶

艾叶	
性味	辛、苦，温
归经	肝、脾、肾
主治	温经止血，散寒止痛，调经安胎，祛湿止痒
运用	1. 用于虚寒性出血证，尤宜于崩漏。2. 用于虚寒性腹痛。3. 用于虚寒性的月经不调及胎动不安。4. 用于泻痢霍乱，妇女带下及湿疹，疥癣
药性	热　泻　燥

艾叶快速笔记

- 艾叶可去血室中之冷气。
- 艾叶重用则可收白带。
- 温血海而暖胞宫，自古以来治不孕症必用的两味药：香附、艾叶。
- 妇女月经过多、崩漏、胎漏下血、肾小球肾炎之血尿：止血三炭（荆芥炭、蒲黄炭、艾叶炭）。
- 菊科植物：苍耳子 + 鹅不食草 + 牛蒡子 + 菊花 + 蒲公英 + 野菊花 + 漏芦 + 千里光 + 青蒿 + 豨莶草 + 雪莲花 + 佩兰 + 苍术 + 茵陈 + 木香 + 鹤虱 + 小蓟 + 大蓟 + 艾叶 + 红花 + 刘寄奴 + 旋覆花 + 紫菀 + 款冬花 + 白术 + 墨旱莲。

艾叶是热药，可以去血室中的冷气，也就是妇女生育器官里面的寒冷，重用时可以收白带，因为白带很多时候是因寒而起。艾叶温血海而暖胞宫，自古以来治疗不孕症常用的两味药是香附、艾叶。

妇女月经过多、崩漏、胎漏下血、肾小球肾炎之血尿可以用止血三炭（荆芥炭、蒲黄炭、艾叶炭），艾叶烧过以后，止血力会变得非常强。

艾叶能够治疗湿疹、疥癣，所以把它泡在水里洗浴，对皮肤也会有帮助。

艾叶是菊科的植物。

艾叶相关药对

- 艾叶 + 炮姜：治疗各种虚寒出血及少腹疼痛。
- 黄明胶 + 艾叶 + 地榆 + 侧柏叶：治疗便血，胃、十二指肠溃疡，消化性溃疡，溃疡性结肠炎，功能失调性子宫出血。

- 醋香附 + 艾叶：肝郁气滞诸痛证。
- 炮附子 + 炮姜 + 艾叶炭：治疗寒证的月经崩漏，或月经淋漓不止，舌质白淡苔白滑，脉弦紧。
- 黄明胶 + 艾叶：治疗子宫出血，月经崩漏，月经淋漓不止。
- 荆芥炭 + 蒲黄炭 + 艾叶炭：1. 妇女月经过多、崩漏、胎漏下血诸症；2. 子宫功能性出血、子宫肌瘤之出血过多等症；3. 肾小球肾炎之血尿。

灶心土

灶心土	
性味	辛，温
归经	脾、胃、肝
主治	温中止血，温胃止呕，温脾止泻
运用	1. 用于脾气虚寒出血。2. 用于虚寒性呕吐，反胃及妊娠恶阻。3. 用于脾胃虚寒之脘腹疼痛，久泻不止
药性	**热 补 降 散 燥**

灶心土是烧了很多年的乡下土灶中所挖出来的土，刚烧的新土是没有用的，因为只有常年烧的土灶，既秉持着土气，又秉持着火气，才能够热，能够作为修补之用。

灶心土味甘性温平，功能是补土利湿，修补胃壁的损伤与贲门的破洞。灶心土对于脾胃的问题，以及腹痛都有帮助，而且还能够治疗久泄不止。灶心土又热，又能保养脾胃中州。

荆芥炭

荆芥炭 – 黑荆芥	
性味	辛，涩，微温
归经	肺、肝
主治	收敛止血
运用	便血、崩漏、产后血晕、吐血、鼻衄
药性	**热 散 燥**

荆芥炭快速笔记

- 妇女月经过多、崩漏、胎漏下血、肾小球肾炎之血尿：止血三炭（荆芥炭、蒲黄炭、艾叶炭）。

荆芥炭是止血三炭里面的一员，所以可以治疗便血、崩漏、产后血晕、吐血、鼻衄。

荆芥炭相关药对

- 荆芥炭 + 蒲黄炭 + 艾叶炭：1. 妇女月经过多、崩漏、胎漏下血诸症；2. 子宫功能性出血、子宫肌瘤之出血过多等症；3. 肾小球肾炎之血尿。
- 荆芥炭 + 蒲灰 + 醋艾炭：主要用于月经淋漓不止、崩漏、经间期出血等。

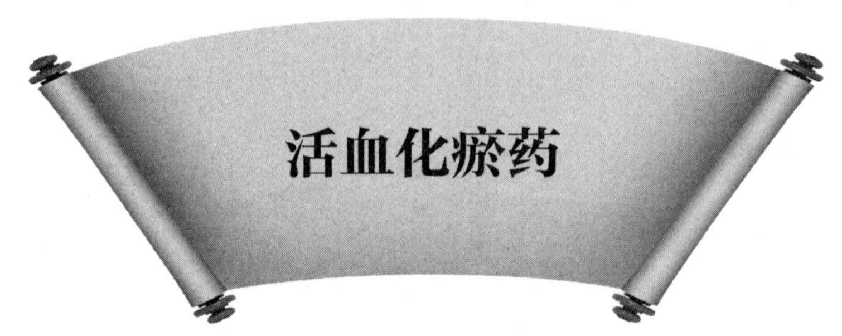

活血化瘀药

【药性寒热补泻分布表】

药性	温热药	平药	寒凉药
补药	川芎，乳香，鸡血藤，骨碎补	没药	丹参
平药	延胡索，莪术	怀牛膝 ☀，川牛膝 ☀	
泻药	姜黄，红花，泽兰	桃仁，王不留行 ☀，血竭，苏木，三棱，水蛭	郁金，益母草，虻虫

【药性升降收散动力分布表】

药性	升性药	平药	降性药
散性药	川芎	延胡索，郁金，姜黄，乳香，没药，益母草，泽兰，骨碎补，莪术，三棱	丹参，红花，桃仁，怀牛膝 ☀，川牛膝 ☀，鸡血藤，王不留行 ☀，水蛭，虻虫
平药			血竭，苏木
收性药			

【药性燥湿分布表】

湿性药	中性药	燥性药
川芎，红花，桃仁	郁金，乳香，没药，丹参，鸡血藤，骨碎补，血竭，苏木，莪术，三棱，水蛭，虻虫	延胡索，姜黄，益母草，怀牛膝，川牛膝，泽兰，王不留行

不同体质的患者都可能有瘀血，因此，活血化瘀药的药性分布是温、寒、补、泻都有。在动力学上，活血化瘀药没有收性药，因为要化瘀就不可能再让它收敛，所以基本都是散性药，顶多是中性药。在功能方面，虽然都是活血化瘀药，可是有些常用于跌打损伤，有些常用于癥瘕积聚（肿瘤、大的血块瘀积），有些常用于闭经。

活血化瘀药的比较

药名	同	异
川芎	去血瘀	治头痛、风湿痹痛、肢体麻木
延胡索		治血瘀气滞诸痛
郁金		治胸胁腹痛、热病神昏、癫痫、肝郁化火，气火上逆，破血妄行之吐血、衄血及妇女倒经
姜黄		治风寒湿痹
乳香		治血瘀诸痛证、疮疡痈肿、瘰疬
没药		止痛、消肿、生肌
丹参		治血瘀经闭、痛经、月经不调、产后瘀滞腹痛、心腹疼痛、癥瘕积聚、疮疡痈肿、烦躁不安、心悸、失眠
红花		治血瘀痛经、经闭、产后瘀滞腹痛、癥瘕积聚、跌打损伤、心腹损伤疼痛、血热瘀滞，斑疹紫暗
桃仁		治肺痈、肠痈、肠燥便秘、止咳平喘
益母草		治妇人经产诸证、水肿、小便不利、疮痈肿毒、皮肤瘙痒
怀牛膝		治痛经、经闭、产后腹痛、胞衣不下、腰膝酸软无力、上部火热证、淋证、水肿、小便不利、滋润柔软筋骨
川牛膝		破血，治痛经、经闭、产后腹痛、胞衣不下、腰膝酸软无力、上部火热证、淋证、水肿、小便不利，壮筋骨
泽兰		治痛经、经闭、产后瘀滞腹痛，恶露不尽、跌打损伤、胸胁刺痛及痈肿、产后水肿、小便不利
鸡血藤		治月经不调、痛经、经闭、痹痛、肢体麻木、半身不遂
王不留行		治血瘀痛经，经闭、产后乳汁不下、乳痈、热淋、血淋、石淋
骨碎补		治跌打损伤、筋伤骨折、瘀肿疼痛、肾虚腰痛、足膝痿弱、耳鸣耳聋、牙痛、久泻
血竭		治跌打损伤、瘀滞心腹刺痛、外伤出血、疮疡不敛
苏木		治经闭痛经、产后瘀阻、胸腹刺痛、外伤肿痛
莪术		治癥瘕积聚、食积气滞、脘腹胀痛
三棱		治血瘀气滞经闭腹痛、癥瘕积聚、食积气滞、脘腹胀痛
水蛭		治癥瘕积聚、血瘀经闭、跌打损伤
虻虫		治癥瘕痞块、血瘀经闭、跌打损伤、血瘀肿痛
• 跌打损伤：虻虫、水蛭、红花、泽兰、骨碎补、血竭 • 癥瘕积聚：丹参、红花、莪术、三棱、水蛭、虻虫 • 经闭：丹参、红花、怀牛膝、川牛膝、泽兰、鸡血藤、王不留行、苏木、三棱、水蛭、虻虫		

常用于跌打损伤的药有虻虫、水蛭、红花、泽兰、骨碎补、血竭，这些也就是所谓的伤科用药。其中虻虫、水蛭是虫类药，特别强。

常用于癥瘕积聚（肿瘤、大的血块瘀积）的药有丹参、红花、莪术、三棱、水蛭、虻虫。

常用于闭经的药有丹参、红花、怀牛膝、川牛膝、泽兰、鸡血藤、王不留行、苏木、三棱、水蛭、虻虫，都可以通经、活血。

川芎

川芎	
性味	辛，温
归经	肝、胆、心包
主治	活血行气，祛风止痛
运用	1. 用于血瘀气滞证。2. 用于头痛。3. 用于风湿痹痛、肢体麻木
药性	**热　补　升　散　润**

川芎快速笔记

- 五郁之法：香附开气郁，苍术除湿郁，川芎行血郁，栀子清火郁，神曲消食郁。
- 月经腹痛可用茜草、丹皮、白芍、川芎等入肝经的活血药治之。
- 神经病变用药：芍药、甘草、炮附子、牛膝、丹皮、川芎。
- 一般而言，头痛首先考虑川芎，再是钩藤。而头部风痛（会改变部位）则用白附子、僵蚕。
- 当归、川芎为血分之主药，一般而言，川芎不能比当归的剂量还大，否则易导致后遗症大出血。（川芎不可以单服或久服。）（欲止血不可用川芎，因为川芎会行血。）（佛手散有此二药。）
- 当归作用在五脏六腑的行血，而川芎作用在四肢及表面的行血。
- 头痛三要药：川芎、僵蚕、白附子。
- 活血调经，祛风止痛，为妇科活血调经之要药：川芎。
- “血中之气药”：川芎“头痛不离川芎”（风寒、风热、风湿、血瘀、血虚）。
- 伞形科植物：防风＋羌活＋白芷＋藁本＋胡荽＋柴胡＋独活＋小茴香＋阿魏＋川芎＋前胡＋羊红膻＋当归＋北沙参＋明党参＋蛇床子。

川芎是很有名的活血化瘀药，最有名的运用就是在四物汤，它是四物汤里面的活血药。川芎也是头痛首选药。

在五郁之中，血郁用川芎，气郁用香附，湿郁用苍术，火郁用栀子，食郁用神曲。

月经腹痛时，可用茜草、丹皮、芍药、川芎等入肝经的活血药治之。事实上，芍药也是一个活血药。

川芎补血的力量不如熟地之类的补血药那么强，川芎的主要功能是活血，要活血才能补血，能动才能补。

神经病变的常用药有芍药、甘草、炮附子、牛膝、丹皮、川芎。

一般的头痛首先考虑川芎，再就是钩藤。而头部风痛（痛的位置会改变）则用白附子、僵蚕。头痛三要药是川芎、僵蚕、白附子。

当归、川芎为血分之主药，川芎一般不能比当归的剂量还要大，否则易导致后遗症大出血。川芎不可以单服或久服。欲止血不可用川芎，因为川芎会行血。（佛手散有此二药。）

当归作用在五脏六腑的行血，而川芎作用在四肢及表面的行血。

川芎可以活血调经，祛风止痛，为妇科活血调经之要药。

川芎是“血中之气药”，头痛不离川芎（风寒、风热、风湿、血瘀、血虚）。

从植物学分科来看，川芎属于伞形科植物，防风、羌活、白芷、藁本、胡荽、柴胡、独活、小茴香、阿魏、川芎、前胡、羊红膻、当归、北沙参、明党参、蛇床子都同样是伞形科的，它们的作用也有些相似。

川芎相关药对

- 当归 + 川芎：月经不调，经行腹痛，妇人难产，产后瘀血腹痛等症。
- 天麻 + 川芎：治疗肝阳上亢之头痛眩晕。
- 羌活 + 川芎 + 桂枝：治疗后头痛。
- 柴胡 + 黄芩 + 川芎 + 蔓荆子：治疗偏头痛、两侧头痛。
- 大黄 + 川芎：治疗脑漏（上颚洞炎）及眼耳痛。
- 葛根 + 川芎 + 白芷：治疗前头痛。
- 葛根 + 川芎：治疗各种头痛。
- 川芎 + 白芍 + 茯苓 + 泽泻：治疗腰腹疼痛，眩晕，小便不利、足跗浮肿，舌淡红、苔白腻，脉濡细缓。
- 牡丹皮 + 川芎 + 赤芍 + 桂枝 + 炮姜：治疗血瘀证。痛经，闭经。
- 丹参 + 川芎 + 葛根：治疗胸口刺痛。
- 川芎 + 白芷：治疗头痛。
- 大黄 + 川芎 + 薏苡仁：治疗痤疮，青春痘。
- 川芎 + 葛根 + 丹参 + 三七：治疗心肌梗死。
- 川芎 + 丹参：治疗狭心症，冠心病。
- 瓜蒌 + 薤白 + 川芎：治疗狭心症，冠心病。胸口闷痛兼刺痛。
- 川芎 + 辛夷：风寒头痛、鼻塞。
- 川芎 + 白芷 + 菊花：1. 面神经麻痹（面瘫）、面肌痉挛、三叉神经痛（面痛）证属风邪入络者；2. 头痛、头晕、目痛流泪等症，证属血虚肝旺受风而致者；3. 糖尿病视网膜病变所引起的视物模糊，视力下降者。

- 钩藤 + 川芎：治头痛（抽痛、紧痛）。

延胡索

醋延胡索 – 延胡索	
性味	辛、苦，温
归经	心、肝、脾
主治	活血，行气，止痛
运用	用于血瘀气滞诸痛
药性	**热　散　燥**

延胡索快速笔记

- 治疗肝区痛（右胁痛）的要药：金铃子、延胡索。
- 延胡索也是很好的止痛药，与鸦片同样属于罂粟科。
- “能行血中气滞，气中血滞，故专治一身上下诸痛之要药”：延胡索。
- 罂粟科植物：延胡索 + 夏天无 + 罂粟壳。

延胡索是止痛的要药，它主要是针对肝区痛，尤其是右胁肋的痛，效果最好，常常和金铃子配伍一起使用，是治疗肝区痛的要药。延胡索是很好的止痛药，和鸦片同样是罂粟科的植物。

延胡索能行血中气滞、气中血滞，故专治疗一身上下诸痛。

延胡索相关药对

- 川楝子 + 醋延胡索：治疗肝郁化火证。胸腹胁肋诸痛，时发时止，口苦，或痛经，或疝气痛，舌红苔黄，脉弦数。
- 醋香附 + 郁金 + 醋延胡索 + 丹参：治疗严重痛经的要药。
- 醋香附 + 醋延胡索 + 益母草：治疗妇人痛经兼有水肿。
- 醋香附 + 郁金 + 醋延胡索 + 川楝子：治疗胁肋疼痛胀痛。
- 木香 + 醋延胡索：治疗心下痛，胃痛；心下满，腹胀，胃胀气。
- 木香 + 白芍 + 黄芩 + 醋延胡索：治疗下利腹痛。
- 木香 + 醋香附 + 醋延胡索：治疗气滞诸痛证。胃痛，胁肋痛，少腹痛。
- 延胡索 + 冰片：1. 冠心病心绞痛诸症；2. 脘腹疼痛，证属气滞血瘀者。
- 醋香附 + 郁金 + 醋延胡索 + 丹参 + 酒白芍：腹痛、痛经、胁肋痛等。

郁金

郁金	
性味	辛、苦，寒
归经	肝、心、胆
主治	活血止痛，行气解郁，凉血清心，利胆退黄
运用	1. 用于血瘀气滞之胸胁腹痛。2. 用于热病神昏，癫痫等证。3. 用于肝胆湿热证。4. 用于肝郁化火，气火上逆，破血妄行之吐血、衄血及妇女倒经等
药性	**寒 泻 散**

郁金快速笔记

- 苍术加泽泻可以解酒。另一药对是柴胡、郁金。（用于解酒，清肝脏之毒。）
- 郁金用来疏散郁气，是行肝气的要药。（忧郁症用郁金！）
- 逆经要药：郁金。
- 远志令人镇静，柴胡、郁金舒解心情。
- 柏子仁、酸枣仁、百合，都是很好的安神药。郁金、香附都是可以疏导情绪压力的药物。

苍术加泽泻可以解酒。另外一对解酒药是柴胡、郁金，它们是通过清肝脏之毒来解酒，都是入肝的药。郁金是行肝气的要药，用来疏散肝气的，忧郁症用郁金。郁金是治疗逆经的要药。

远志令人镇静，柴胡、郁金可以舒解心情。柏子仁、酸枣仁、百合，都是很好的安神药。郁金、香附都是可以疏导情绪压力的药物。实际上，疏解情绪压力也就具备了安神作用。郁金也是黄疸用药。

郁金相关药对

- 郁金 + 白矾：治疗痰迷心窍之癫痫。
- 石菖蒲 + 郁金：治疗湿温浊邪蒙蔽心窍之神昏。
- 醋香附 + 郁金：治疗胸胁苦满，胁肋胀痛，月经不调之痛经，抑郁症，脉弦。
- 醋香附 + 郁金 + 醋延胡索 + 丹参：治疗严重痛经的要药。
- 金钱草 + 海金沙 + 郁金 + 炒鸡内金：治疗胆结石最重要的四个要药。
- 醋香附 + 郁金 + 醋延胡索 + 川楝子：治疗胁肋疼痛胀痛。
- 醋三棱 + 醋莪术 + 郁金 + 牡丹皮：治疗慢性肝炎，症见胁肋疼痛刺痛，腹胀。
- 茵陈蒿 + 郁金 + 丹参：治疗肝病、黄疸。
- 郁金 + 牡丹皮 + 丹参：治疗血瘀证。胸痛，胁肋痛。

- 醋香附 + 郁金 + 王不留行 + 青皮：治疗肝郁气滞痛证。胁肋疼痛，乳房疼痛，脉弦。
- 醋鳖甲 + 郁金 + 党参 + 桂枝：治疗慢性肝炎。
- 蒲公英 + 王不留行 + 郁金 + 夏枯草：治疗乳房囊性增生，乳房疼痛。
- 牡蛎 + 丹参 + 郁金：治疗腹中癥瘕积聚，腹中有硬块或痞块。
- 远志 + 石菖蒲 + 郁金：治疗失语症。
- 枳壳 + 郁金：1. 肝郁气滞，气血不和，以致胁肋胀痛、刺痛，心下逆满，食后不消等症；2. 慢性肝炎所引起的肝区疼痛（右胁肋胀痛、刺痛）等症；3. 急性胆囊炎、慢性胆囊炎、胆结石所引起的胁肋疼痛等症。
- 柴胡 + 黄芩 + 郁金 + 龙胆草：治疗肝病。此为治肝四宝。
- 醋香附 + 郁金 + 醋延胡索 + 丹参 + 酒白芍：腹痛、痛经、胁肋痛等。

姜黄

姜黄	
性味	辛、苦，温
归经	肝、脾
主治	破血行气，通络止痛
运用	1. 用于血瘀气滞诸证。2. 用于风寒湿痹
药性	**热　泻　散　燥**

姜黄快速笔记

- 高脂血症：山楂、蒲黄、姜黄、没药。
- 姜科植物：生姜 + 砂仁 + 豆蔻 + 草豆蔻 + 草果 + 干姜 + 高良姜 + 炮姜 + 郁金 + 姜黄 + 莪术 + 益智仁。

姜黄属于比较热一点的药，它名字中有个“姜”字，虽然它跟姜是同科，但跟姜还是不同。

治疗高脂血症可以用山楂、姜黄、蒲黄、没药。

姜黄可用于血瘀气滞诸证，也可用于风寒湿痹。

乳香

醋乳香 – 乳香	
性味	辛、苦，温
归经	心、肝、脾
主治	活血止痛，消肿生肌
运用	1. 用于血瘀诸痛证。2. 用于疮疡痈肿，瘰疬
药性	**热　补　散**

乳香快速笔记

- 伤科用药：三七、续断、乳香、没药、丹皮、紫根。
- 乳癌而胸口皮肤溃烂，常加乳香以收口。
- 乳香定痛和血，没药破血散结。
- 治肺脏的纤维化：百合、白及、乳香。
- 治肝脏的纤维化：当归、丹参。
- 活血行气止痛，消肿生肌，为外伤科之要药：乳香。
- 橄榄科植物：青果＋乳香＋没药。

乳香、没药是伤科用药，常常放在一起用，因为乳香定痛和血，止痛力强；没药破血散结，散血力强。乳癌而胸口皮肤溃烂时，常常是用乳香来收口。治疗肺脏的纤维化常用百合、白及、乳香；治疗肝脏的纤维化常用当归、丹参。

乳香活血行气止痛，消肿生肌，为外伤科之要药。

乳香相关药对

- 醋乳香＋醋没药＋三七＋苏木：治疗跌打损伤，血瘀肿痛。
- 醋乳香＋醋没药：1. 脏腑经络、气血凝滞，以致脘腹疼痛、女子经行不畅、行经腹痛、产后腹痛等症。2. 跌仆伤痛，风湿痹痛，疮疡肿痛等症；3. 心绞痛，妇女宫外孕诸症；4. 急性、亚急性盆腔炎，盆腔脓肿，外阴肿痛，属火毒内盛者。
- 牡蛎＋瓦楞子＋醋乳香：乳癌、乳房硬块、淋巴结肿大。
- 醋乳香：主要用于脂肪瘤。

没药

醋没药－没药	
性味	苦、辛，平
归经	心、肝、脾
主治	活血止痛，消肿生肌
运用	用于瘀血阻滞之证
药性	寒　热　补　散

没药快速笔记

- 伤科用药：三七、续断、乳香、没药、丹皮、紫根。
- 乳香定痛和血，没药破血散结。

- 高脂血症用药：山楂、蒲黄、姜黄、没药。
- 橄榄科植物：青果＋乳香＋没药。
  乳香和没药功效相似，但在治疗高脂血症的时候，我们常用到的是没药。

没药相关药对

- 醋乳香＋醋没药＋三七＋苏木：治疗跌打损伤，血瘀肿痛。
- 醋乳香＋醋没药：1. 脏腑经络、气血凝滞，以致脘腹疼痛、女子经行不畅、行经腹痛、产后腹痛等症。2. 跌仆伤痛，风湿痹痛，疮疡肿痛等症；3. 心绞痛，妇女宫外孕诸症；4. 急性、亚急性盆腔炎，盆腔脓肿，外阴肿痛，属火毒内盛者。

丹参

丹参	
性味	苦，微寒
归经	心、肝
主治	活血调经，凉血消痈，清心安神
运用	1. 用于血瘀经闭、痛经、月经不调，产后瘀滞腹痛等症。2. 用于血瘀之心腹疼痛，癥瘕积聚等症。3. 用于疮疡痈肿。4. 用于温热病热入营血，烦躁不安及心悸失眠等症
药性	**寒 补 降 散**

丹参快速笔记

- 下肢水肿：怀牛膝、车前子、丹参、薏仁、金钱草、白茅根。
- 活化脑细胞使用量用当归、丹参、葛根。
  葛根：增加脑血流量。
  丹参：脑血管扩张。
  当归：激发人体多余的血液往脑部流。
- 丹参去瘀血且再生新血，且可刺激肝脏放血，供应大脑和心脏。其性为寒。
- 治肺脏的纤维化：百合、白及、乳香。
- 治肝脏的纤维化：当归、丹参。
- 受伤后之疤痕、肉芽、结缔组织增生可用丹参来消除。
- 开窍醒脑：远志、菖蒲，再加上活血化瘀的丹参、田七、荷叶，以及降血压、脑压的钩藤。
- 活血调经，凉血消痈，安神，为妇科之要药：丹参。
- “一味丹参散，功同四物汤”（活血祛瘀、凉血清心）。

- 唇形科植物：紫苏 + 香薷 + 荆芥 + 薄荷 + 夏枯草 + 黄芩 + 藿香 + 丹参 + 益母草 + 泽兰 + 紫苏子。

“一味丹参功同四物”，丹参能活血祛瘀，又能凉血清心。丹参是稍微凉一点的药，微寒，有点苦。

下肢水肿可以用丹参。

活化脑细胞可以用当归、丹参、葛根。葛根是增加脑血流量的；丹参是扩张脑血管的；当归则是激发人体多余的血液往脑部流的。当要准备考试，或是需要使用脑力记很多东西时，就可以使用这三味药。

丹参去瘀血且再生心血，且可刺激肝脏放血来供应大脑与心脏。

丹参可以治疗肝脏纤维化。在受伤之后的疤痕、肉芽、结缔组织增生可用丹参来消除。

开窍醒脑可以用远志、菖蒲，再加上活血化瘀的丹参、田七、荷叶，有时候还会加上钩藤来降血压与脑压。

丹参可活血调经，凉血消痈，安神，为妇科之要药。

丹参相关药对

- 醋香附 + 郁金 + 醋延胡索 + 丹参：治疗严重痛经的要药。
- 当归 + 丹参 + 红花 + 赤芍：治疗妇人痛经，闭经。
- 茵陈蒿 + 郁金 + 丹参：治疗肝病，黄疸。
- 郁金 + 牡丹皮 + 丹参：治疗血瘀证。胸痛，胁肋痛。
- 醋香附 + 丹参：治疗气滞血瘀证。胸痛，胁肋痛，痛经等。
- 丹参 + 川芎 + 葛根：治疗胸口刺痛。
- 益母草 + 丹参：治疗月经不调，痛经，脚水肿。
- 牡蛎 + 丹参 + 郁金：治疗腹中癥瘕积聚证，腹中有硬块或痞块。
- 川芎 + 葛根 + 丹参 + 三七：治疗心肌梗死。
- 川芎 + 丹参：治疗狭心症，冠心病。
- 葛根 + 丹参：1. 糖尿病，表现有瘀血指征（舌质暗，或有瘀点、瘀斑，舌下静脉瘀滞等）者用之最宜；2. 冠心病心绞痛，证属血脉瘀滞者；3. 肝炎，症见黄疸，高胆红素血症。
- 鸡内金 + 丹参：1. 胃、十二指肠球部溃疡，久久不愈，胃阴受损，舌红少苔，唇红口干，食欲不振，胃脘疼痛等症；2. 热性病后期，津液耗竭，胃阴不足，以致嗳气、吞酸、胃口不开，甚则毫无食欲、进食发愁、舌红少苔等症；3. 各种癌肿放疗、化疗之后胃阴受损者；肝、脾肿大诸症。
- 牡丹皮 + 丹参：1. 风热入于血分，发为斑疹热毒、吐血、衄血、下血、风疹、痒疹，以及皮下出血等症；2. 血热瘀滞，月经不调，经闭痛经，腹中包块，产后疲滞，少腹疼痛等症；3. 阴虚发热、低热不退者；4. 热痹，关节红肿热痛者。

- 丹参＋茜草：1. 肝脾大由慢性肝炎所致；2. 妇人子宫内膜异位症，症见血瘀痛经等。
- 当归＋丹参＋王不留行：1. 老年人前列腺增生（肥大），排尿不畅，淋漓不净，小腹拘急等症；2. 妇人血瘀经闭；3. 妇人不孕症，属胞宫血脉瘀滞者。
- 丹参＋黄连：1. 神经衰弱，证属心火亢盛，内扰心神之心烦、失眠等；2. 痈疖疮毒诸症。
- 丹参＋檀香：1. 气滞血瘀，络道不和，胸痹诸症；2. 高血压病，冠心病心绞痛，证属气滞血瘀者；3. 胆汁反流性胃炎，症见胸骨后灼热疼痛等。
- 丹参＋三七：1. 冠心病心绞痛诸症；2. 动脉硬化诸症；3. 肝脾肿大。
- 丹参＋山楂：1. 冠心病心绞痛诸症；2. 高脂血症。
- 醋香附＋郁金＋醋延胡索＋丹参＋酒白芍：腹痛、痛经、胁肋痛等。
- 秦艽＋丹参＋虎杖：红斑性狼疮发作。贫血，发热，骨蒸潮热，脸色红。

红花

红花	
性味	辛，温
归经	心、肝
主治	活血通经，祛瘀止痛
运用	1. 用于血瘀痛经，经闭，产后瘀滞腹痛等症。2. 用于癥瘕积聚，跌打损伤，心腹损伤，心腹瘀阻疼痛等症。3. 用于血热瘀滞，斑疹紫暗
药性	**热　泻　降　散　润**

红花快速笔记

- 红花是温泻药，外用会有热感。
- 催卵圣药：桃仁、红花。
- 菊科植物：苍耳子＋鹅不食草＋牛蒡子＋菊花＋蒲公英＋野菊花＋漏芦＋千里光＋青蒿＋豨莶草＋雪莲花＋佩兰＋苍术＋茵陈＋木香＋鹤虱＋小蓟＋大蓟＋艾叶＋红花＋刘寄奴＋旋覆花＋紫菀＋款冬花＋白术＋墨旱莲。

红花是温泻药，外用会有热感。

桃仁、红花是催卵圣药。当有不孕或排卵有问题时，就会用到红花。其实像闭经、产后瘀滞、腹痛、癥瘕积聚、斑疹等，我们都会用到红花，它是一个很好的祛瘀血药。

红花相关药对

- 桃仁＋红花：治疗血瘀经闭及一切瘀血，唇紫，舌有瘀点。

- 当归＋丹参＋红花＋赤芍：治疗妇人痛经，闭经。
- 赤芍＋当归＋红花＋苏木＋三七：治疗血瘀证。跌打损伤，局部肿痛。

桃仁

桃仁	
性味	苦、甘，平；有小毒
归经	心、肝、大肠
主治	活血祛瘀，润肠通便，止咳平喘
运用	1. 用于多种血瘀证。2. 用于肺痈，肠痈。3. 用于肠燥便秘。4. 止咳平喘
药性	寒 热 泻 降 散 润

桃仁快速笔记

- 开刀后的皮肤蟹足肿（一种疤痕增生，下同）可用牡丹皮、桃仁、白芍。
- 催卵圣药：桃仁、红花。
- 杏仁入肺经的气分，桃仁入大肠经的血分，肺和大肠相表里，故二药常合用。
- “祛瘀生新”：桃仁。
- 排石：海金沙、金钱草、鸡内金、郁金、核桃仁。
- 润肠通便：火麻仁、郁李仁、柏子仁、核桃仁、桃仁、决明子、榧子、苏子、冬葵子、瓜蒌、当归、何首乌、黑芝麻、桑椹、肉苁蓉、胖大海、知母、生地黄、锁阳、杏仁。
- 蔷薇科植物：委陵菜＋翻白草＋郁李仁＋木瓜＋石楠叶＋玫瑰花＋绿萼梅＋山楂＋鹤草芽＋地榆＋仙鹤草＋桃仁＋月季花＋苦杏仁＋枇杷叶＋乌梅＋覆盆子＋金樱子。
- 胡桃科植物：核桃仁。

开刀后的蟹足肿可以用牡丹皮、桃仁、白芍来解决。

因瘀血导致的排卵异常可以使用桃仁、红花，会有帮助。

杏仁入肺经的气分，桃仁入大肠经的血分，肺和大肠相表里，因此两药常配伍应用。

“祛瘀生新”就用桃仁。

桃仁也是排石和润肠通便的药。

桃仁相关药对

- 桃仁＋红花：治疗血瘀经闭及一切瘀血，唇紫，舌有瘀点。
- 补骨脂＋核桃仁：1. 肾虚之咳喘诸症；2. 肾气不足，以致腰酸、腰痛、阳痿、遗精、小便频数、遗尿等症；3. 神经衰弱，头昏、失眠、记忆力减退等症；4. 妊娠腰痛，状不可忍。

- 桃仁 + 杏仁：1. 气滞血壅，以致胸、腹、少腹疼痛等症；2. 老人、虚人津枯肠燥，大便秘结等症；3. 肺癌，噎膈诸症；4. 中、老年慢性支气管炎之咳喘；5. 肝脾大，乳腺增生，硬皮症。

益母草

益母草	
性味	苦、辛，微寒
归经	肝、心、膀胱
主治	活血祛瘀，利水消肿，清热解毒
运用	1. 用于妇人经产诸证。2. 用于水肿，小便不利。3. 用于疮痈肿毒，皮肤瘙痒
药性	寒　泻　散　燥

益母草快速笔记

- 强力的子宫收缩剂：益母草、贯众。
- 益母草是子宫的补剂，治子宫脱垂、子宫有白带、子宫无力、子宫后倾。
- 逍遥散再加益母草：治肝斑、雀斑。
- 治妇科经产病之要药：益母草。
- 唇形科植物：紫苏 + 香薷 + 荆芥 + 薄荷 + 夏枯草 + 黄芩 + 藿香 + 丹参 + 益母草 + 泽兰 + 紫苏子。

益母草和贯众都是强力的子宫收缩剂，所以益母草是妇科、产科的要药。益母草是子宫的补剂，用来治疗子宫脱垂、子宫有白带、子宫无力、子宫后倾等问题。

使用逍遥散加上益母草可以治疗肝斑、雀斑。

益母草也用在水肿、小便不利、小便白浊（就是所谓的蛋白尿），效果都特别好。

益母草相关药对

- 醋香附 + 醋延胡索 + 益母草：治疗妇人痛经兼有水肿。
- 醋香附 + 益母草 + 泽兰：治疗妇人痛经或闭经，兼有水肿之症。
- 益母草 + 丹参：治疗月经不调，痛经，脚水肿。
- 白茅根 + 益母草：1. 急性肾炎，症见血尿、水肿等；2. 慢性肾炎、肾功能不全；3. 急性膀胱炎之血尿、小便不利等症。

怀牛膝

怀牛膝	
性味	苦、酸、甘，平
归经	肝、脾
主治	活血通经，补肝肾，强筋骨，引火（血）下行，利尿通淋
运用	1. 用于血瘀之痛经、经闭、产后腹痛、胞衣不下等症。2. 用于肝肾不足，腰膝酸软无力。3. 用于上部火热证。4. 用于淋证，水肿，小便不利
药性	**寒　热　降　散　燥**

怀牛膝快速笔记

- 下肢水肿：怀牛膝、车前子、丹参、薏仁、金钱草、白茅根。
  怀牛膝、川牛膝常用来引火下行。
  怀牛膝比较偏补，川牛膝比较偏行，但是我们常用的是怀牛膝。

怀牛膝相关药对

- 代赭石 + 怀牛膝：治疗肝阳上亢、气血上逆之头晕目眩。
- 杜仲 + 怀牛膝 + 续断：治疗跌打损伤或肾虚引起的大腿痛，小腿肚痛，脚痛，腰痛，髋部痛，膝盖疼痛等症。
- 怀牛膝 + 车前子：治疗小便不利，脚水肿，眼压高。
- 怀牛膝 + 玄参 + 芍药：治疗大便干。
- 怀牛膝 + 杜仲：治疗肾虚腰酸。
- 炮附子 + 怀牛膝：治疗肾虚下肢无力。
- 怀牛膝 + 制大黄：高血压兼便秘。

泽兰

泽兰	
性味	苦、辛，微温
归经	肝、脾
主治	活血化瘀，痛经，利水消肿
运用	1. 血滞痛经，经闭及产后瘀滞腹痛，恶露不尽。2. 跌打损伤，胸胁刺痛及痈肿。3. 产后水肿，小便不利
药性	**热　泻　散　燥**

泽兰快速笔记

- 泽兰能够活血化瘀且利水消肿。
- 唇形科植物：紫苏＋香薷＋荆芥＋薄荷＋夏枯草＋黄芩＋藿香＋丹参＋益母草＋泽兰＋紫苏子。

泽兰能够活血化瘀且利水消肿，所以常用于产后水肿、血滞痛经、经闭、产后瘀滞腹痛、恶露不尽、小便不利、跌打损伤、胸胁刺痛及臃肿等。

泽兰相关药对

- 醋香附＋益母草＋泽兰：治疗妇人痛经或闭经，兼有水肿之症。
- 川楝子＋泽兰：1. 肝郁不舒，胁肋疼痛等症；2. 月经不调，经闭痛经，产后瘀阻，癥瘕诸症。

鸡血藤

鸡血藤	
性味	苦、甘，温
归经	肝
主治	活血补血，舒筋活络
运用	1. 用于血瘀或血虚之月经不调、痛经、经闭等证。2. 用于痹痛，肢体麻木，半身不遂
药性	热

鸡血藤快速笔记

- 丰胸：王不留行、穿山甲、白通草、鸡血藤、旱莲草、阿胶。
- 体质属于比较燥热者的补血药，改善血色素，增加红细胞、血小板：鸡血藤、阿胶、旱莲草、芝麻、何首乌。

鸡血藤能够活血、化瘀、补血、舒筋活络，痹痛、身体麻木、半身不遂等问题都可以用到。在丰胸的药里面有鸡血藤，因为它可以舒筋活络，用后乳腺就可以通畅。鸡血藤是一个性质比较燥热的补血药，可以改善血色素，增加红细胞、血小板。

鸡血藤相关药对

- 木瓜＋鸡血藤＋威灵仙：治疗骨质增生骨疣骨刺。
- 桑寄生＋鸡血藤：1. 糖尿病之下肢无力、沉重、酸痛等症；2. 中风偏枯诸症；3. 女闭经，证属血虚有滞者。

王不留行

王不留行	
性味	苦，平
归经	肝、脾
主治	活血通经，下乳，消痈，利水通淋
运用	1. 用于血瘀痛经，经闭等证。2. 用于产后乳汁不下或乳痈等证。3. 用于热淋、血淋、石淋等证
药性	寒 热 泻 散 燥

王不留行快速笔记

- 丰胸：王不留行、穿山甲、白通草、鸡血藤、旱莲草、阿胶。
- 通经下乳：路路通、木通、通草、漏芦、王不留行、穿山甲、冬葵子。
- 石竹科植物：银柴胡 + 瞿麦 + 王不留行 + 太子参。

王不留行也是丰胸药里面的常用药，但它又可以下乳，能用于产后乳汁不下或乳痈。王不留行也可以治疗热淋、血淋、石淋、瘀血痛经、闭经等。

我们的耳穴贴中用到的就是王不留行子。

王不留行相关药对

- 穿山甲 + 王不留行：治疗乳汁不下。
- 醋香附 + 郁金 + 王不留行 + 青皮：治疗肝郁气滞痛证。胁肋疼痛，乳房疼痛，脉弦。
- 蒲公英 + 王不留行 + 郁金 + 夏枯草：治疗乳房囊性增生，乳房疼痛。
- 当归 + 丹参 + 王不留行：1. 老年人前列腺增生（肥大），排尿不畅，淋漓不净，小腹拘急等症；2. 妇人血瘀经闭；3. 妇人不孕症，证属胞宫血脉瘀滞者。
- 王不留行 + 皂角刺：乳痈，乳汁不下。

骨碎补

骨碎补	
性味	苦，温
归经	肝、肾
主治	活血续筋，补骨强骨
运用	1. 用于跌打损伤，筋伤骨折，瘀肿疼痛。2. 用于肾虚腰痛，足膝痿弱，耳鸣耳聋，牙痛及久泻等
药性	热

骨碎补快速笔记

- 牙齿牙龈的病变：骨碎补、续断。
- 骨碎补、补骨脂、续断像强力胶把骨头黏在一起，可修补骨头。
- 水龙骨科植物：石韦 + 骨碎补。

骨碎补除了活血化瘀之外，它还是一个补药，补骨、补肾，所以可用于肾虚腰痛、足膝痿弱、耳鸣耳聋、牙痛及久泻等。

牙齿、牙龈的病变常用到骨碎补、续断的药对。

骨碎补和石韦同属于水龙骨科植物。

骨碎补、补骨脂、续断像强力胶一样，能把骨折的骨头黏在一起，可修补骨头。

骨碎补相关药对

- 骨碎补 + 续断 + 杜仲：治疗跌打损伤，筋伤骨折，瘀肿疼痛。

血竭

血竭	
性味	甘、咸，平
归经	心、肝
主治	活血化瘀止痛，止血敛疮生肌
运用	1. 用于跌打损伤，瘀滞心腹刺痛等。2. 用于外伤出血及疮疡不敛等
药性	寒　热　泻　降

血竭快速笔记

- 血竭是来自棕榈科植物麒麟竭果实渗出的树脂。
- 棕榈科植物：大腹皮 + 槟榔 + 棕榈炭 + 血竭。

血竭是跌打损伤的常用药，可治疗瘀滞心腹刺痛、外伤出血及疮伤不敛等。

苏木

苏木	
性味	甘、咸，平
归经	心、肝、脾
主治	行血祛瘀，消肿止痛
运用	1. 用于经闭痛经。2. 用于产后瘀阻。3. 用于胸腹刺痛。4. 用于外伤肿痛
药性	寒　热　泻　降

苏木快速笔记

- 豆科植物：葛根＋淡豆豉＋决明子＋苦参＋苦豆子＋山豆根＋绿豆＋番泻叶＋海桐皮＋鸡骨草＋刀豆＋槐花＋降香＋鸡血藤＋苏木＋儿茶＋皂荚＋合欢皮＋黄芪＋白扁豆＋甘草＋补骨脂＋沙苑子＋胡芦巴。

  苏木常用在经闭痛经、产后瘀阻、胸腹刺痛、外伤肿痛，尤其是脚踝肿（会加上牛膝）。

苏木相关药对

- 赤芍＋当归＋红花＋苏木＋三七：治疗血瘀证。跌打损伤，局部肿痛。
- 醋乳香＋醋没药＋三七＋苏木：治疗跌打损伤，血瘀肿痛。
- 苏木＋刘寄奴：1. 糖尿病周围血管病，下肢静脉栓塞，症见肢体青紫肿胀、发凉疼痛者；2. 妇女血滞经闭、痛经；3. 中风偏瘫，肢体发凉、发木者。

莪术

醋莪术－莪术	
性味	辛、苦，温
归经	肝、脾
主治	破血行气，消积止痛
运用	1. 用于血瘀气滞所致的癥瘕积聚。2. 用于食积气滞，脘腹胀痛
药性	热　散

莪术相关药对

- 醋三棱＋醋莪术：治疗气滞血瘀之经闭、食积、癥瘕。
- 醋三棱＋醋莪术＋郁金＋牡丹皮：治疗慢性肝炎。症见胁肋疼痛刺痛，腹胀。
- 莪术＋猪苓：1. 肝癌之腹水，肺癌晚期之胸腔积液，心包积液诸症；2. 放疗、化疗患者出现免疫抑制和白细胞减少等毒副反应者可用。

三棱

醋三棱－三棱	
性味	苦、辛，平
归经	肝、脾
主治	破血行气，消积止痛
运用	1. 用于血瘀气滞经闭腹痛，癥瘕积聚。2. 用于食积气滞，脘腹胀痛
药性	寒　热　泻　散

三棱相关药对

- 醋三棱 + 醋莪术：治疗气滞血瘀之经闭、食积、癥瘕。
- 醋三棱 + 醋莪术 + 郁金 + 牡丹皮：治疗慢性肝炎。症见胁肋疼痛刺痛，腹胀。

莪术、三棱也是伤科常用药，它们同时能治疗食积腹胀，能够作用在脾胃。它们也是治疗癥瘕积聚的常用药对。

水蛭

烫水蛭－水蛭	
性味	咸、苦，平；有小毒
归经	肝
主治	破血逐瘀消癥
运用	癥瘕积聚，血瘀经闭，跌打损伤
药性	寒　热　泻

水蛭快速笔记

- 中药中的攻坚药：牡蛎、芒硝、海藻、泽泻、茜草、鳖甲、生硫黄、阳起石、巴豆、生附子、蜈蚣、水蛭、瓦楞子、瞿麦、大戟、甘遂、芫花（咸味的药多有攻坚的效果）。
- 活的水蛭善长吸血，有利于血的循环。水蛭治疗下腹肿瘤效果好。

水蛭是一味攻坚药。活的水蛭善长吸血，有利于血的循环。水蛭治疗下腹肿瘤效果好。

虻虫

虻虫	
性味	苦，微寒；有毒
归经	肝
主治	破血通经，逐瘀消癥
运用	1. 癥瘕痞块，血瘀经闭。2. 跌打损伤，血瘀肿痛
药性	寒　泻

虻虫也是动物药，跟水蛭一样，它们都可以把癥瘕痞块、血瘀、经闭给打通。遇到跌打损伤或血瘀肿痛，最好用的就是虻虫。活血的动物药力量一般都很强。

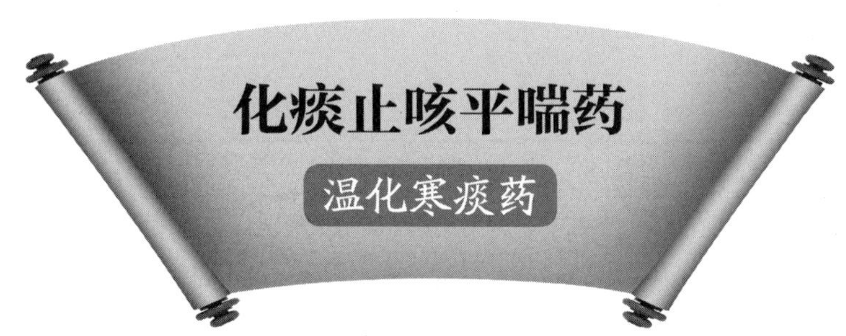

化痰止咳平喘药

温化寒痰药

在这部分，要跟大家探讨的是化痰止咳平喘药，因为咳喘经常是由痰所造成的，所以化痰、止咳、平喘就合在一起讲。咳和喘当然还是有点不同，而且有时候没有痰也会有咳或喘。

化痰止咳平喘药又分成以下三类：

- 温化寒痰药：味多辛苦，性多温燥，以化寒痰。
- 清化热痰药：性多寒凉，以清化热痰。
- 止咳平喘药：性味及润燥不一，但作用皆在肺。咳嗽或喘大多数是跟痰湿有关，就连没有咳痰的干咳大多数其实也是跟痰有关，那是因为有黏痰，所以咳吐不出来，可是它黏在气管上一样让人痒得想咳。

【药性寒热补泻分布表】

药性	温热药	平药	寒凉药
补药	半夏，白附子 ☀		
平药	白芥子		
泻药	天南星，皂荚，旋覆花 ☀		

【药性升降收散动力分布表】

药性	升性药	平药	降性药
散性药			半夏，天南星，白芥子，皂荚，旋覆花 ☀
平药		白附子 ☀	
收性药			

【药性燥湿分布表】

湿性药	中性药	燥性药
		半夏，天南星，白附子，白芥子，皂荚，旋覆花

常见的温化寒痰药有半夏、天南星、白附子、白芥子、皂荚、旋覆花。从它们的药性分布来看，有补有泻，具体选择哪个药就看患者的体质是需要补还是需要泻。其中没

有寒凉药，都是温热药。在动力学方面，以散降药为主，夹杂个别平药，没有收、升之药，因为要化痰。

化痰止咳平喘药_温化寒痰药的比较

药名	同	异
半夏	温化寒痰	治胃气上逆呕吐、胸痹结胸、心下痞、梅核气、瘰疬瘿瘤痈疽肿毒
天南星		治风痰所致的眩晕、中风、癫痫、破伤风、痈疽肿痛，瘰疬痰核
白附子		治风痰所致中风、口眼㖞斜、惊风癫痫、破伤风、偏头痛、瘰疬痰核、痈疽肿毒
白芥子		用于痰湿阻滞经络之肢体关节肿痛，阴疽流注
皂荚		治顽痰阻肺之咳喘痰多
旋覆花		治痰饮壅肺或痰饮蓄结、噫气、呕吐
• 中风：天南星、白附子 • 痈疽肿痛，瘰疬痰核：半夏、天南星、白附子 • 顽痰阻肺：皂荚、旋覆花		

接着看温化寒痰药的功用比较：

中风的时候，使用的是天南星、白附子。

治疗痈疽肿痛、瘰疬痰核，使用的是半夏、天南星、白附子。

当顽痰（老痰、黏痰）阻肺，使用的是皂荚、旋覆花。

半夏

生半夏－半夏	
性味	辛，温；有毒
归经	脾、胃、肺
主治	燥湿化痰，降逆止呕，消痞散结，外用消肿止痛
运用	1. 用于湿痰、寒痰证。2. 用于胃气上逆呕吐。3. 用于胸痹，结胸，心下痞，梅核气。4. 用于瘰疬瘿瘤，痈疽肿毒及毒蛇咬伤等症
药性	**热 补 降 散 燥**

半夏快速笔记

- 【验方】半夏和夏枯草各半同煎治失眠有奇效。半夏得阴而生，夏枯草得至阳而长，此阴阳配合，甚妙！
- ［动力药］头面：半夏；上焦：枳实；中焦：厚朴；下焦：大黄。
- 解半夏的毒就靠生姜和干姜。故常同用。
- 生姜用来散胃中的水，半夏用来散胃外面的水。

- 半夏是止呕祛水的。胃口不好常常恶心就加半夏。
- 仲景先师用半夏基本原则：有渴不用，无渴方用。
- 半夏行水气而润肾燥。经曰："辛以润之是也。行水则土自燥，非半夏之性也。不能饮水，小便不利，虽渴宜半夏也。"
- 半夏能利尿而滋润肾。半夏能够化痰是因为使大小便通畅而去除湿气。
- 生半夏质轻上升性强，药力可直接进入脑部利水。
- 醋半夏通利咽喉。
- 流口水、拉肚子、痰饮：用半夏以疏脾土的湿气，其机理是抑制消化腺分泌消化液。
- 降眼压的单味药：夏枯草、半夏两种（冲泡来喝）。
- 半夏、天南星、芋头这类天南星科植物都含有丰富的生物碱，接触到皮肤就会产生瘙痒，甚至引起红肿热痛的反应。解决之道：生姜第一，其次是盐。
- 服用量大时：人参吃多了会胀气，半夏可以消胀气。
- 治湿痰寒痰之要药：半夏。
- 毒蛇咬伤：紫花、地丁、蚤休、白花蛇舌草、穿心莲、金钱草、半夏。
- 梅核气证：绿萼梅、紫草、半夏、紫苏。
- 天南星科植物：千年健＋半夏＋天南星＋禹白附＋石菖蒲。

半夏是一个很重要的药，它除了能燥湿化痰，还能降逆止呕。它是止呕的圣药，能消痞散结，外用可消肿止痛，所以它的运用非常广。

半夏和夏枯草各半同煎治失眠有奇效。因为半夏得阴而生，夏枯草得至阳而长，所以阴阳配合可以治失眠。

在头面的动力药中，最强的是半夏。上焦用枳实，中焦用厚朴，下焦用大黄。

解半夏的毒就靠生姜或干姜，所以生姜或干姜常常与半夏配伍在一起用。

生姜和半夏常常配伍在一起用，两个都是用来止呕的，例如小半夏汤。生姜用来散胃中的水，半夏用来散胃外组织之间的水。半夏能止呕祛水，所以胃口不好常常恶心就可以用点半夏。

现在很多时候药店卖的是姜半夏，就是已经用姜去炮制过的半夏。

仲景先师用半夏的基本原则就在我们的《伤寒杂病论》里面，即是"有渴不用，无渴方用"，因为它的祛水力量太强，人会越吃越渴。当然了，原则还是可以打破，我们可以用别的药去调节它的这个问题。

半夏能利尿而滋润肾，所以半夏能够化痰是因为令人大小便通畅而去除了湿气。

生半夏质轻上升性强，药力可直接进入脑部利水。醋半夏则是通利咽喉的。

当有流口水、拉肚子、痰饮多等问题时，可以用半夏以疏脾土的湿气，其现代研究的机理是可以抑制消化腺分泌消化液。

降眼压可以用夏枯草、半夏冲泡来喝。因为半夏可以进入脑部利水，上到头面就可以把眼睛里面多余的水去掉，眼压就降下来了。

半夏、天南星、芋头等天南星科植物都含有丰富的生物碱，接触到皮肤就会产生瘙痒，甚至引起红肿热痛的反应。解决之道是生姜第一，其次是盐。

人参吃多了会胀气，半夏可以消胀气。

半夏是治疗寒痰、湿痰的要药。

半夏也是治疗毒蛇咬伤常用药里面的一员，其他还有紫花地丁、蚤休、白花蛇舌草、穿心莲、金钱草。

治疗梅核气的常用药有绿萼梅、紫草、半夏、紫苏，梅核气的表现主要就是咽喉有异物感。

半夏相关药对

- 生姜＋姜半夏：治疗寒饮呕吐，失眠，容易焦躁紧张、心惊。
- 茯苓＋姜半夏：治疗胃中停饮之呕吐。
- 姜半夏＋陈皮：治疗痰饮证，咳吐白痰，舌苔白腻。
- 姜半夏＋黄连：治疗寒热互结于中焦之痞滞。
- 姜半夏＋瓜蒌：治疗痰热互结于胸中之胸脘痞满。
- 姜半夏＋厚朴＋茯苓＋生姜＋苏子：治疗咳喘，一直有痰_白色黏痰，痰白或清稀，苔白腻而滑。
- 姜半夏＋厚朴＋茯苓＋生姜＋紫苏叶：治疗咳喘，一直有痰_白色黏痰，痰白或清稀，苔白腻而滑。
- 焦神曲＋姜半夏：治疗饮食积滞证。脘腹胀满，嗳腐吞酸，不欲饮食，恶心呕吐，或大便泄泻，舌苔厚腻，脉滑。
- 桔梗＋姜半夏：治疗咽喉痛。
- 陈皮＋姜半夏＋茯苓＋桑白皮：治疗小儿久咳，舌质红苔白腻。常合麻杏甘石汤。
- 吴茱萸＋姜半夏：治疗胃寒证，呕吐酸水为多。
- 茯苓＋桂枝＋白术＋炙甘草＋姜半夏：治疗眩晕证，小便不利，舌苔白腻而滑。
- 桔梗＋石膏＋姜半夏：治疗咳嗽，不易咳出的浓痰、黏痰。
- 黄芩＋姜半夏：1. 邪居少阳，误下成痞；2. 温邪留恋，痰热互结，脾胃升降失调所致之痞证；3. 寒热互结，以致胸膈痞满、恶心呕吐、食欲不振诸症；4. 上焦有热，咳嗽吐痰；5. 胃酸过多，胃脘嘈杂等症。
- 姜半夏＋神曲＋旋覆花：1. 咳嗽气逆，痰湿壅滞，咳吐稀痰，而吐之不易者；2. 痰饮为患，证属支饮，症见胸闷短气、咳逆倚息不能平卧、外形如肿，或兼见头晕目眩、面色黧黑、心下痞坚等；3. 渗出性胸膜炎诸症。
- 枇杷叶＋姜半夏：1. 咳嗽气喘，日久不愈，仍吐稀痰等症；2. 痰湿中阻，胃失和降，症见呃逆、呕哕等。
- 天竺黄＋姜半夏＋神曲：1. 湿热内蕴，咳嗽吐痰，咳吐不爽，胸闷、胸痛等症；2. 痰涎壅盛，中风不语；3. 痰热为患，惊痫、抽搐之症。
- 姜半夏＋神曲：脾胃虚弱，健运无权，症见消化不良、食欲不振、心下逆满、脘腹胀痛、胃中嘈杂、嗳气呕逆等。

- 姜半夏＋沉香＋神曲：脾胃不健、消化不良、气机不畅、脘腹胀痛等症。
- 姜半夏＋竹茹：1. 脾胃不和，胃气上逆，以致恶心、呕吐、呃逆等症；2. 痰浊为患，症见眩晕、虚烦不眠者；3. 妊娠呕吐诸症；4. 放化疗后恶心呕吐者；5. 脑胶质瘤，证属热痰交结，蒙蔽清窍者。
- 瓦楞子＋姜半夏＋神曲：1. 痰湿内阻，气机失调，郁而化热，胃失和降，以致嗳气、吞酸嘈杂、胃脘痞闷、疼痛等症；2. 各种胃病，凡胃酸过多、嗳腐吞酸者，均宜使用。
- 生半夏＋夏枯草：1. 痰热为患，遏阻中焦，以致胸闷、头昏、头痛、失眠等症；2. 神经衰弱，属阴阳失调者。
- 生半夏＋栀子＋炮附子：咽喉痞塞感，咽下困难，通过障碍者。
- 生半夏＋生硫黄：癌症如脑癌、脑肿瘤等。
- 大黄＋生姜＋生半夏＋茯苓：治疗肾衰时的恶心呕吐。
- 瓜蒌＋薤白＋姜半夏：胸痛，胸口闷痛，胸痛彻背、背痛彻心等症。
- 生姜＋姜半夏＋茯苓：寒饮呕吐。
- 生半夏＋龙骨＋牡蛎：治疗脑癌、失眠。
- 姜半夏：用于湿痰、寒痰证。

天南星

天南星	
性味	苦、辛，温；有毒
归经	肺、肝、脾
主治	燥湿化痰，祛风解痉；外用消肿止痛
运用	1. 用于湿痰、寒痰证。2. 用于风痰所致的眩晕，中风，癫痫及破伤风。3. 用于痈疽肿痛，瘰疬痰核，毒蛇咬伤
药性	热　泻　降　散　燥

天南星快速笔记

- 天南星化痰，可把中性脂肪（无形之痰）分解掉。
- 半夏、天南星、芋头这类天南星科植物都含有丰富的生物碱，接触到皮肤就会产生瘙痒，甚至引起红肿热痛的反应。解决之道：生姜第一，其次是盐。
- 破伤风：防风、蝉蜕、天南星、白附子、天麻、全蝎、蜈蚣。
- 风痰证：天南星。
- 天南星科植物：千年健＋半夏＋天南星＋禹白附＋石菖蒲。

天南星也是化痰药，它可以把中性脂肪（也就是无形的痰）给分解掉。

如果不小心误触半夏或天南星等天南星科的植物，首选生姜来解毒，其次是盐，这前面有讲过。

天南星也是破伤风常用药里面的一员，其他还有防风、蝉蜕、白附子、天麻、全蝎、蜈蚣。

天南星能治疗风痰证，当我们身体受风且有痰，这时候就会用到天南星。

天南星是天南星科的植物。天南星是一个热药。

天南星相关药对

- 制天南星＋制白附子：风痰所致的眩晕，中风口眼㖞斜，癫痫及破伤风。

白附子

白附子	
性味	辛、甘，温；有毒
归经	胃、肝
主治	燥湿化痰，祛风止痉，解毒散结止痛
运用	1. 用于风痰所致中风口眼㖞斜，惊风癫痫，破伤风，偏头痛等。2. 用于瘰疬痰核、痈疽肿毒及毒蛇咬伤
药性	**热　补　燥**

白附子快速笔记

- 头痛首先考虑川芎，再是钩藤。而头部风痛（会改变部位）则用白附子、僵蚕。
- 头痛三要药：川芎、僵蚕、白附子。
- 皮肤白斑（白癜风）：白附子跟补骨脂泡酒、泡水、煮水皆可，用生姜蘸之来做局部涂抹。二者可以刺激黑色素的分泌。注意，内服没有效果！（补骨脂酊是用 25% 的酒精 600mL，配白附子一两，补骨脂一两，生姜五钱。）
- 破伤风：防风、蝉蜕、天南星、白附子、天麻、全蝎、蜈蚣。

白附子也是很热的药，它除了能温化寒痰之外，还可以祛风止痉，解毒散结止痛。前面讲过头痛的时候，首先要考虑川芎，再是钩藤，那如果是头部风痛，也就是感觉疼痛部位会跑来跑去的，就用白附子和僵蚕，所以头痛三要药就是白附子、僵蚕和川芎。

皮肤白斑，又叫白癜风，可以用白附子和补骨脂泡酒、泡水或煮水皆可，用生姜蘸之来做局部涂抹，注意不要涂到白斑的外面去，只需涂抹有白斑的地方。白附子和补骨脂可以刺激黑色素的分泌，但内服没有效果，要外用。

白附子是天南星科的，也跟天南星一样属于破伤风常用药里面的一员。

白附子相关药对

- 制天南星 + 制白附子：风痰所致的眩晕，中风口眼㖞斜，癫痫及破伤风。
- 制白附子 + 僵蚕：治头痛（风吹则痛）。
- 制白附子 + 僵蚕 + 全蝎：治风中头面经络。口眼歪斜，或面肌抽动。

白芥子

白芥子	
性味	辛，温
归经	肺
主治	温肺化痰，利气散结，通络止痛
运用	1. 用于寒痰壅肺，悬饮。2. 用于痰湿阻滞经络之肢体关节肿痛，阴疽流注
药性	热　降　散　燥

白芥子快速笔记

- 治疗“皮里膜外之痰”之要药：白芥子。
- 阴疽流注：白芥子。
- 十字花科植物：大青叶 + 板蓝根 + 荠菜 + 莱菔子 + 白芥子 + 葶苈子。

白芥子也是热药，它是治疗“皮里膜外之痰”的药，人体很多地方的痰都可以被它清出来。阴疽流注也可以用白芥子。当有痰阻经络四肢疼痛、关节痛的时候，白芥子是用来通络的止痛药，此外它还是温肺化痰的药，因为它可以治寒痰。

白芥子属于十字花科，和莱菔子、葶苈子一样，它们都是祛痰的要药，例如三子养亲汤中就有用到白芥子。

白芥子相关药对

- 莱菔子 + 白芥子 + 苏子：老人、虚人痰嗽等症；久咳痰喘等症。

皂荚

皂荚	
性味	辛、咸，温；有小毒
归经	肺、大肠
主治	祛顽痰，开窍通闭，祛风杀虫
运用	1. 用于顽痰阻肺之咳喘痰多证。2. 用于痰涎壅盛，关窍闭阻之证
药性	热

皂荚快速笔记

- 皂荚可以去胸腔里面的烟油、烟痰。
- 皂荚是碱性的，会中和胃酸，服用时要合用熬得很浓的红枣汤固胃。用了皂荚就要用大枣！
- 豆科植物：葛根＋淡豆豉＋决明子＋苦参＋苦豆子＋山豆根＋绿豆＋番泻叶＋海桐皮＋鸡骨草＋刀豆＋槐花＋降香＋鸡血藤＋苏木＋儿茶＋皂荚＋合欢皮＋黄芪＋白扁豆＋甘草＋补骨脂＋沙苑子＋胡芦巴。

皂荚是祛顽痰、老痰的，也就是去胸腔里面的烟油，例如，老烟民的肺整个都是黑的，其痰非常黏稠难排，但只要用了皂荚，就会吐出一口很浓的老痰，这就是皂荚的功能。

皂荚是碱性的，会中和胃酸影响食欲，要合用很浓的红枣汤来护胃，所以方子里开了皂荚就要加大枣（红枣）。

皂荚是豆科的植物。

皂荚相关药对

- 蚕沙＋皂荚：1. 头昏，头晕，证属清浊升降失调者；2. 胃胀、腹痛，证属清浊升降失调者；3. 大便硬结，排便困难，或大便初硬后溏者。

旋覆花

旋覆花	
性味	苦、辛、咸，微温
归经	肺、脾、胃、大肠
主治	降气化痰，降逆止呕
运用	1. 用于痰饮壅肺或痰饮蓄结证。2. 用于噫气，呕吐
药性	热　泻　降　散　燥

旋覆花快速笔记

- 旋覆花软坚化结，软化痰的硬块，常以“代赭石”降逆止噫。
- 四季咳嗽用药建议：
  - 春季：旋覆花、款冬花。
  - 夏天：麦冬、五味子、人参。
  - 秋天：麻黄、黄芩。

◆ 冬天：麻黄根、干姜。

- 菊科植物：苍耳子＋鹅不食草＋牛蒡子＋菊花＋蒲公英＋野菊花＋漏芦＋千里光＋青蒿＋豨莶草＋雪莲花＋佩兰＋苍术＋茵陈＋木香＋鹤虱＋小蓟＋大蓟＋艾叶＋红花＋刘寄奴＋旋覆花＋紫菀＋款冬花＋白术＋墨旱莲。

“诸花皆升，旋覆独降”，旋覆花是一个降性的药。旋覆花能降气化痰，降逆止呕，旋覆代赭汤里面的主药就是旋覆花。旋覆花可以软坚化结，软化痰的硬块，常配伍代赭石来降逆止噫。

四季咳嗽用药建议：

■ 春季：旋覆花、款冬花。

■ 夏天：麦冬、五味子、人参。

■ 秋天：麻黄、黄芩。

■ 冬天：麻黄根、干姜。

旋覆花是一个菊科的植物。

至此，化痰止咳平喘药中的温化寒痰药就介绍完了，这些温化寒痰的常用药都是热药、燥性的药，没有润药。

旋覆花相关药对

- 旋覆花＋代赭石：治疗痰浊中阻之心下痞满，嗳气呃逆。
- 海浮石＋旋覆花：1. 痰热咳嗽，痰吐不易，以及胸闷不舒等症；2. 支气管扩张，症见咳吐浓痰，或咯血者可用。
- 姜半夏＋神曲＋旋覆花：1. 咳嗽气逆，痰湿壅滞，咳吐稀痰，而吐之不易者；2. 痰饮为患，证属支饮，症见胸闷短气、咳逆倚息不能平卧、外形如肿，或兼见头晕目眩、面色黧黑、心下痞坚等；3. 渗出性胸膜炎诸症。
- 胆南星＋旋覆花：1. 顽痰咳嗽、胸膈胀闷、痰湿壅滞、气逆痰喘等症；2. 痰窜经络、肢体麻木等症；3. 流行性乙型脑炎（暑湿、暑痉、暑厥）诸症。

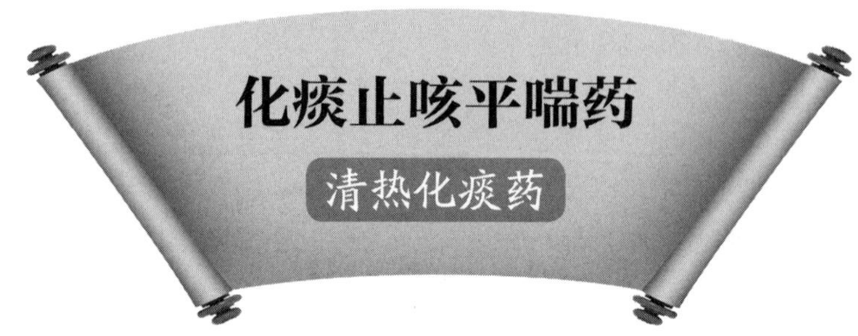

【药性寒热补泻分布表】

药性	温热药	平药	寒凉药
补药			
平药			瓜蒌实↑
泻药		桔梗，瓦楞子	川贝母↑，浙贝母，竹茹

【药性升降收散动力分布表】

药性	升性药	平药	降性药
散性药	桔梗		川贝母↑，浙贝母，瓜蒌实↑，瓦楞子
平药			竹茹
收性药			

【药性燥湿分布表】

湿性药	中性药	燥性药
川贝母，瓜蒌实，竹茹	桔梗，瓦楞子	浙贝母

清化热痰药是化痰止咳平喘药里面的凉药，从寒热之性来说，只有其中的瓦楞子、桔梗是平性药，其他如瓜蒌实、川贝母、浙贝母、竹茹，都是偏寒凉的药。从药物动力学的分布来看，是以散为主，有升有降，没有收性药，因为要化痰，故药性不能收敛。

化痰止咳平喘药 _ 清化热痰药的比较

药名	同	异
桔梗	清化热痰	治胸闷不畅、热毒肺痈、咽喉肿痛、失音
川贝母		偏润。治肺热、肺燥及阴虚咳嗽，用于瘰疬及乳痈、肺痈、疮痈
浙贝母		偏攻。用于风热、痰热咳嗽，瘰疬，瘿瘤，疮痈，肺痈
瓜蒌实		治痰热咳喘、胸痹、结胸、肺痈、肠痈、乳痈、肠燥便秘
竹茹		治肺热咳嗽、痰火内扰之心烦失眠、胃热呕吐
瓦楞子		治顽痰积结，瘰疬，瘿瘤、癥瘕痞块，煅用可制酸止痛

桔梗、川贝母、浙贝母、瓜蒌实、竹茹、瓦楞子的相同功用都是清化热痰，以下来看它们的不同之处：

桔梗用在咽喉痛或是难以发出声音时。

川贝母与浙贝母在咳嗽的时候用，尤其是阴虚咳嗽。

瓜蒌实常用于心脏痛、胸闷痛、肠痈、乳痈、肠燥便秘。

竹茹常用于肺热咳嗽、痰火内扰之心烦失眠、胃热呕吐。

瓦楞子常用于顽痰积结、瘰疬、瘿瘤、癥瘕痞块，煅用可制酸止痛。它是一种可以破阴实的药，可以化掉那种黏黏的，已经结块的热痰。

桔梗

桔梗	
性味	苦、辛，平
归经	肺
主治	开宣肺气，祛痰排脓，利咽
运用	1. 用于肺气不宣的咳嗽痰多，胸闷不畅。2. 用于热毒壅肺之肺痈。3. 用于咽喉肿痛，失音
药性	寒 热 泻 升 散

桔梗快速笔记

- 【倪师】不管是甲状腺肿瘤、鼻咽癌、淋巴腺肿瘤、扁桃腺肿瘤，只要是喉咙这一段有硬块，只有两味药在用，就是桔梗和连翘（甚者加巴豆）。
- 化脓药：桔梗、枳实、连翘。
- 桔梗二大功能：排脓，祛寒痰。
- 诸药之舟楫——桔梗：桔梗载诸心药久留膈上；桔梗载这个药物上行三阳的部分，太阳、少阳、阳明。
- 失音：诃子、桔梗、胖大海。
- 利咽：薄荷、牛蒡子、板蓝根、射干、山豆根、马勃、玄参、巴豆、牛黄、胖大海、桔梗。
- 桔梗科植物：半边莲＋桔梗＋党参＋南沙参。

桔梗属于平性药，寒痰、热痰皆可用。

倪师说："不管是甲状腺肿瘤、鼻咽癌、淋巴腺肿瘤、扁桃腺肿瘤，只要是喉咙这一段有硬块，只有两味药在用，就是桔梗和连翘（甚者加巴豆）。"

桔梗是很有名的化脓药，排脓汤里面就有它。另外，连翘、枳实也是化脓的药。桔梗有两大功能，一个是排脓，一个是祛寒痰。事实上，因为它是平性药，属性不偏寒或热，所以寒痰、热痰都能用。

"诸药之舟楫"指的是桔梗，因为它可以把诸心约久留膈上，也可以载药上行三阳部分（太阳、少阳、阳明），就是可以慢慢往头上带，是古代药物动力学里面的引经药。

治疗失音、沙哑，可以用诃子、桔梗、胖大海，这三个都是我们常用的，是很好用的药。失音的时候，诃子配葛根汤一起吃，大概在一两个小时内声音就会慢慢回来。桔梗也是利咽常用药里面的一员。

桔梗是桔梗科的植物。

桔梗相关药对

- 桔梗＋枳壳：治疗胸闷咳嗽等症。
- 醋香附＋枳壳＋桔梗：治疗胸口胀满不适。
- 桔梗＋石膏：治疗咽喉痛，干咳无痰或黄稠痰。
- 桔梗＋姜半夏：治疗咽喉痛。
- 桔梗＋石膏＋知母：治疗发热，口渴，咽喉痛，舌红，脉洪大。
- 桔梗＋石膏＋姜半夏：治疗咳嗽，不易咳出的浓痰、黏痰。
- 薏苡仁＋桔梗＋甘草：治疗脓已成而未破。
- 桔梗＋枳实：兼起疼痛的化脓性肿疡，气血凝滞，患部紧张，炎性浸润性强，呈现坚硬状态的各种疾患。
- 桔梗＋石膏＋天花粉＋葛根：治疗口干、咽干，舌质红，脉数。
- 升麻＋桔梗：1. 咽喉肿痛（急性咽喉炎）；2. 牙龈肿痛，证属风热蕴毒所致者；3. 肺痈（肺脓疡）。
- 诃子＋桔梗＋甘草：1. 音嘶、音哑诸症；2. 慢性喉炎，喉头结节（息肉）等喉部疾患，均可使用。
- 紫苏＋桔梗：一切气机不畅，以致胸闷不舒、气逆等症。
- 桔梗＋枳壳＋薤白＋杏仁：1. 气机不调，胸膈胀闷，脘胀不适，甚则疼痛，食欲不振，大便不利等症；2. 急慢性气管炎，中焦胸膈满闷，痰气不畅者；3. 冠心病心绞痛，症见胸闷憋气者；4. 呃逆，证属气机不调者；5. 功能性失语；6. 梅核气诸症。
- 桔梗＋杏仁：痢疾初起，表现为半痢半粪者。
- 黄芪＋桔梗＋甘草：疮疡成脓不溃，或溃后久不收口，证属气血不足者。

浙贝母

浙贝母	
性味	苦，寒
归经	肺、心
主治	清热散结，化痰止咳
运用	1. 用于风热、痰热咳嗽。2. 用于瘰疬，瘿瘤，疮痈，肺痈等
药性	寒 泻 降 散 燥

川贝母

川贝母	
性味	苦、甘，微寒
归经	肺、心
主治	清化热痰，润肺止咳，散结消肿
运用	1. 用于肺热、肺燥及阴虚咳嗽。2. 用于瘰疬及乳痈、肺痈、疮痈等
药性	寒　泻　降　散　润

浙贝母、川贝母快速笔记

- 浙贝母苦泻之性偏重，解毒散结之力亦强；川贝母味淡性优，有甘润肺脏之功。
- 浙贝母化痰止咳（治阳虚）；川贝母滋阴而祛痰（治阴虚）。
- 百合科植物：葱白＋知母＋重楼＋土茯苓＋芦荟＋薤白＋川贝母＋浙贝母＋韭菜子＋百合＋麦冬＋天冬＋玉竹＋黄精＋大蒜。

浙贝母与川贝母的比较

药名	同	异
浙贝母	治肺热阴虚咳嗽、瘰疬及乳痈、肺痈、疮痈	苦泻之性偏重，解毒散结之力亦强
川贝母		味淡性优，有甘润肺脏之功

浙贝母苦泻之性偏重，解毒散结之力亦强；川贝母味淡性优，有甘润肺脏之功。我们平时用川贝比较多，譬如在蒸梨的时候加川贝来止咳。浙贝母的药力比较强，能化痰止咳，是治阳虚的；川贝母除了祛痰之外，还有点滋阴的效果，是治阴虚的。

浙贝母和川贝母都可用于肺热阴虚咳嗽、瘰疬、乳痈、肺痈、疮痈等，但祛阴实破坏力量比较强的是浙贝母，比较有甘润作用的是川贝母。

浙贝母、川贝母相关药对

- 海螵蛸＋浙贝母：1. 胃脘疼痛，日久不愈，烧心泛酸，诸药不效者；2. 慢性胃炎，胃、十二指肠溃疡，症见胃脘疼痛，烧心泛酸，大便稀溏者。
- 浙贝母＋夏枯草：1. 瘰疬（类似淋巴腺结核）诸症；2. 甲状腺肿大，甲状腺功能亢进。
- 牡蛎＋浙贝母＋玄参：1. 痰火凝结，瘰疬、瘿瘤、痰核诸症；2. 甲状腺癌，颈部恶性淋巴瘤等。
- 瓜蒌＋川贝母：治疗肺热痰多咳嗽。
- 川贝母＋知母：治疗肺热虚实咳嗽。

- 杏仁＋川贝母：1. 肺虚久咳，痰少咽燥等症；2. 外感风邪，痰热郁肺，咳嗽不已，咯吐黄痰等症。

瓜蒌实

瓜蒌－瓜蒌实	
性味	甘、微苦，寒
归经	肺、胃、大肠
主治	清热化痰，利气宽胸，散结消痈，润燥滑肠
运用	1. 用于痰热咳喘。2. 用于胸痹，结胸等。3. 用于肺痈、肠痈、乳痈等。4. 用于肠燥便秘
药性	寒　降　散　润

瓜蒌实快速笔记

- 葫芦科植物多能解毒，如丝瓜、葫芦、冬瓜、苦瓜、大黄瓜、小黄瓜、南瓜、瓜蒌（瓜蒌根、瓜蒌实）等。
- 瓜蒌实在经方里面用来开结：分成痰结，气结。故心悸心脏痛而有结时用之。
- 瓜蒌实是血管扩张剂，有降血压作用。

瓜蒌（又称栝楼、栝蒌）是一个重要的药，除了化痰之外，还能够润燥，增加水液，滑肠，水液增生后，再加上葛根，就可以把水液带上来，因此在口渴的时候，常常会用到它。它最重要的功用是治疗胸痹、结胸，所以如果觉得胸闷、心痛，尤其是心痛彻背、背痛彻心的时候，常常会用到瓜蒌，它能把一些热痰给消掉。

瓜蒌是葫芦科的植物，葫芦科的植物大多能解毒，如丝瓜、葫芦、冬瓜、苦瓜、大黄瓜、小黄瓜、南瓜等，而且它们的蒂都很苦。

瓜蒌实在经方里面是用来开结的，痰结、气结都可以使用，所以心悸、心脏痛而有结的时候，就用瓜蒌实。在现代研究来说，它是一个血管扩张剂，可以降血压。

竹茹

竹茹	
性味	甘，微寒
归经	肺、胃
主治	清化热痰，开郁除烦，清胃止呕
运用	1. 用于肺热咳嗽。2. 用于痰火内扰之心烦失眠。3. 用于胃热呕吐
药性	寒　泻　降　润

竹茹快速笔记

- 清代张石顽认为："竹叶兼行肌表，竹茹专清胃府，竹沥善透经络。"
- 竹茹治发烧且想吐。
- 胃热呕吐：芦根、竹茹、枇杷叶。
- 禾本科植物：芦根＋竹叶＋淡竹叶＋薏苡仁＋玉米须＋麦芽＋稻芽＋白茅根＋竹茹＋天竺黄＋浮小麦＋糯稻根须。

竹茹除了清热化痰以外，还可以除烦开郁，清胃止呕。清代张石顽先生说："竹叶兼行肌表，竹茹专清胃府，竹沥善透经络。"竹茹是竹子里面的那一层薄膜，竹沥是竹子里面的汁液。

竹茹治发烧且想吐。

胃热呕吐三大药是芦根、竹茹、枇杷叶。

竹茹是一个禾本科的植物。

竹茹是安胎常用药里面的一员，用于胎热胎动。

竹叶、竹茹、竹沥的比较

药名	同	异	部位
竹叶	来自禾本植物竹，皆有清热之功	清热泻火，除烦止渴，利尿通淋	禾本科植物淡竹叶的干燥茎叶
竹茹		清热化痰，除烦止呕	禾本科植物青秆竹、大头典竹或淡竹的茎秆，取新鲜茎秆，除去外皮，将稍带绿色的中间层刮成丝条，或削成薄片
竹沥		治咳嗽痰多，气喘胸闷，中风舌强，痰涎壅盛	禾本科植物粉绿竹、净竹及同属数种植物的鲜杆经加热后自然沥出的液体

竹叶、竹茹、竹沥皆有清热之功，不同的是，竹叶可以清热泻火，除烦止渴，利尿通淋；竹茹可以清热化痰，除烦止呕；竹沥用于咳嗽痰多、气喘胸闷、中风舌强、痰涎壅盛。

竹茹相关药对

- 生姜＋竹茹：治疗呕吐，恶心想吐。
- 姜半夏＋竹茹：1. 脾胃不和，胃气上逆，以致恶心、呕吐、呃逆等症；2. 痰浊为患，症见眩晕、虚烦不眠者；3. 妊娠呕吐诸症；4. 放化疗后恶心呕吐者；5. 脑胶质瘤，证属热痰交结，蒙蔽清窍者。
- 枳实＋竹茹：1. 胃热痰盛，胃气上逆，恶心呕吐，胸脘满闷等症；2. 失眠，晕眩等症。

- 陈皮 + 竹茹：1. 脾胃虚弱，气机不调，寒热错杂，脘腹胀满，恶心呕吐，呃逆等症；2. 妊娠恶阻诸症。

瓦楞子

瓦楞子	
性味	咸，平
归经	肺、胃、肝
主治	消痰软坚，化瘀散结，制酸止痛
运用	1. 顽痰积结，瘰疬，瘿瘤。2. 癥瘕痞块。3. 煅用可制酸止痛
药性	寒　热　降　散

瓦楞子快速笔记

- 中药中的攻坚药：牡蛎、芒硝、海藻、泽泻、茜草、鳖甲、生硫黄、阳起石、巴豆、生附子、蜈蚣、水蛭、瓦楞子、瞿麦、大戟、甘遂、芫花（咸味的药多有攻坚的效果）。
- 瓦楞子就是血蚶的外壳，因形状像乳房，故用来攻乳房附近的肿块。也可用来治甲状腺的硬块、淋巴癌。

瓦楞子就是血蚶的外壳，因形状像乳房，故用来攻乳房附近的肿块。另外，也可用来治甲状腺的硬块、淋巴癌。它是攻坚常用药的一员，属于攻坚药里面的平性药，运用面比较广。瓦楞子本身是一个降性、散性的药，所以可以把坚硬的痰给化开，消掉。

瓦楞子相关药对

- 瓦楞子 + 姜半夏 + 神曲：1. 痰湿内阻，气机失调，郁而化热，胃失和降，以致嗳气、吞酸嘈杂、胃脘痞闷、疼痛等症；2. 各种胃病，凡胃酸过多、嗳腐吞酸者，均宜使用。
- 海浮石 + 瓦楞子：1. 各种结石症（胆结石、肾结石、输尿管结石、膀胱结石）；2. 肝、脾肿大诸症。
- 瓦楞子 + 滑石：肾结石、输尿管结石、膀胱结石诸症。
- 牡蛎 + 瓦楞子 + 醋乳香：乳癌、乳房硬块、淋巴结肿大。
- 牡蛎 + 瓦楞子 + 防己 + 茯苓：淋巴癌。

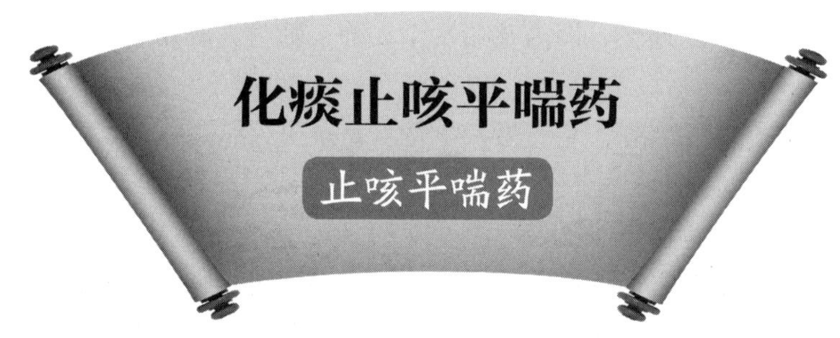

【药性寒热补泻分布表】

药性	温热药	平药	寒凉药
补药		银杏	
平药			
泻药	杏仁，苏子，百部☂，紫菀，款冬花☂		枇杷叶☂，葶苈子☀

【药性升降收散动力分布表】

药性	升性药	平药	降性药
散性药			杏仁，苏子，百部☂，紫菀，款冬花☂，枇杷叶☂，葶苈子☀
平药			
收性药			银杏

【药性燥湿分布表】

湿性药	中性药	燥性药
杏仁，百部，紫菀，款冬花，枇杷叶，银杏		苏子，葶苈子

止咳平喘药就是专门针对咳喘的，所以止咳平喘药对治的情况不见得是有痰的，因为有些咳嗽是无痰的干咳。从止咳平喘药的药性分布来看，有热有寒，有补有泻，降性药比较多，有收有散。最大的特点就是降性药多，因为要把肺气向下带。

化痰止咳平喘药 _ 止咳平喘药的比较

药名	同	异
杏仁	止咳平喘	润肠通便
苏子		降气化痰，润肠通便
百部		杀虫灭虱
紫菀		润肺、下气、化痰
款冬花		润肺、下气、化痰
枇杷叶		治肺热咳嗽、胃热呕逆
葶苈子		治痰涎壅盛咳喘、胸腹积水实证
银杏		治带下，白浊，小便频数，遗尿

止咳平喘药的比较：

苏子、杏仁都能润肠通便，因为咳喘发生在肺，肺与大肠相表里，大肠能通，肺气就能通。

百部除了能够止咳喘之外，它的另一个特点是杀虫灭虱。

紫菀、款冬花都能润肺，下气，化痰。

枇杷叶治疗肺热咳喘、胃热呕逆。

葶苈子是止咳平喘药里面的峻药，主治痰涎壅盛咳喘、胸腹积水实证。

银杏是一个收性药，除了能收敛肺气，还能把下焦的气往上带一点，主治带下、白浊、小便频数、遗尿。

杏仁

焯苦杏仁－杏仁	
性味	苦，微温；有小毒
归经	肺、大肠
主治	止咳平喘，润肠通便
运用	1. 用于咳嗽气喘。2. 用于肠燥便秘
药性	**热　泻　降　散　润**

杏仁快速笔记

- 紫丸无所不疗，虽下不虚人。（代赭石一两、赤石脂一两、巴豆三十枚、杏仁五十枚）
- 杏仁入肺经的气分，桃仁入大肠经的血分，肺和大肠相表里，故二药常合用。
- 润剂之别：
    - 瓜蒌清而润。
    - 苏子温而润。
    - 莱菔子消而润。
    - 麦冬补而润。
    - 牛蒡子、杏仁散而润。
- 蔷薇科植物有很好的收涩效果！（苹果、桃子、杏仁、枇杷、水梨）
- 杏仁分两种：苦杏仁较能消炎、止咳嗽、利尿、止咳、化痰，用在阳虚的哮喘。而甜杏仁用在阴虚的气喘，干咳。
- 杏仁、紫菀入肺，有“提壶揭盖”功能，可助治疗便秘。（缪希雍先生曾治长年便秘屡试不彰，后于方中加“紫菀”才有效。）
- 杏仁祛痰但不祛水，祛水饮则使用款冬花。
- 杏仁、枇杷叶，此二药皆苦以降气，皆润以利肠，可助通便。

- 治疗咳喘之要药：杏仁。
- 润肠通便：火麻仁、郁李仁、柏子仁、核桃仁、桃仁、决明子、榧子、苏子、冬葵子、瓜蒌、当归、何首乌、黑芝麻、桑椹、肉苁蓉、胖大海、知母、生地黄、锁阳、杏仁。
- 蔷薇科植物：委陵菜＋翻白草＋郁李仁＋木瓜＋石楠叶＋玫瑰花＋绿萼梅＋山楂＋鹤草芽＋地榆＋仙鹤草＋桃仁＋月季花＋苦杏仁＋枇杷叶＋乌梅＋覆盆子＋金樱子。

杏仁有一点小毒，因为含有氰化物，但是其含量非常小，所以不容易吃到中毒。杏仁能止咳平喘，润肠通便。很多果仁都能够通便。

前面有讲过巴豆剂紫丸，它里面就有杏仁，在帮助通便的时候更顺利。

杏仁常跟桃仁一起来比较，杏仁入肺经的气分，桃仁入大肠经的血分，肺与大肠相表里，所以这两个药常一起合用，变成一个药对。

润剂之别：

- 瓜蒌清而润。
- 苏子温而润。
- 莱菔子消而润。
- 麦冬补而润。
- 牛蒡子、杏仁散而润。

润的药通常能够帮助排便。杏仁是蔷薇科的植物，蔷薇科植物多有很好的收敛疗效，如苹果、桃子、杏仁、枇杷、水梨。

杏仁中，以苦杏仁较能消炎，止咳嗽，利尿，化痰，用在阳虚哮喘。而甜杏仁则用在阴虚气喘、干咳。

杏仁、紫菀入肺，有“提壶揭盖”的功能，可助治疗便秘。缪希雍先生曾治长年便秘屡试不彰，后于方中加紫菀才有效。

杏仁能祛痰，但无法祛水，要祛水饮需加款冬花。

杏仁、枇杷叶，此二药皆苦以降气，皆润以利肠，可助通便。

杏仁是治疗咳喘之要药，也是润肠通便常用药里面的一员。

杏仁相关药对

- 麻黄＋杏仁：治疗咳喘。
- 厚朴＋杏仁：治疗气逆咳喘。
- 厚朴＋杏仁＋茯苓＋苏子：治疗咳嗽气喘。
- 杏仁＋淡豆豉：1. 外感表证，不论寒、热，凡见咽痒者均宜选用；2. 温热在表，邪郁于肺，症见发热，咽喉作痒，胸闷咳嗽等。
- 杏仁＋川贝母：1. 肺虚久咳，痰少咽燥等症；2. 外感风邪，痰热郁肺，咳嗽不已，咯吐黄痰等症。

- 杏仁 + 葶苈子：1. 急、慢性气管炎，症见咳嗽、气喘、咳吐白痰等症；2. 哮喘；3. 水肿、腹水。
- 化橘红 + 杏仁：1. 老人、体虚之人大便秘结等症；2. 肺气不宣，胸闷，咳嗽吐痰等症。
- 桔梗 + 枳壳 + 薤白 + 杏仁：1. 气机不调，胸膈胀闷，脘胀不适，甚则疼痛，食欲不振，大便不利等症；2. 急慢性气管炎，中焦胸膈满闷，痰气不畅者；3. 冠心病心绞痛，症见胸闷憋气者；4. 呃逆，证属气机不调者；5. 功能性失语；6. 梅核气诸症。
- 桃仁 + 杏仁：1. 气滞血瘀，以致胸、腹、少腹疼痛等症；2. 老人、虚人津枯肠燥，大便秘结等症；3. 肺癌，噎膈诸症；4. 中、老年慢性支气管炎之咳喘；5. 肝脾大，乳腺增生，硬皮症。
- 杏仁 + 薏苡仁：肺痿，肺痈（类似肺脓疡）诸症。
- 桔梗 + 杏仁：痢疾初起，表现为半痢半粪者。
- 茯苓 + 杏仁：胸痛，胸闷，以闷为主，短气，或似有水饮逆窜胸中，或呕吐痰涎，质地清稀，舌淡，苔滑，脉沉或滑。

苏子

苏子	
性味	辛，温
归经	肺、大肠
主治	降气化痰，止咳平喘，润肠通便
运用	1. 用于痰壅气逆咳喘。2. 用于肠燥便秘
药性	**热　泻　降　散　燥**

苏子快速笔记

- 润剂之别：
    - 瓜蒌清而润。
    - 苏子温而润。
    - 莱菔子消而润。
    - 麦冬补而润。
    - 牛蒡子、杏仁散而润。
- 苏子与苏叶同功，发散风气宜用叶，清利上下宜用子。
- 紫苏子消胃胀气，解胸闷，治尿失禁。
- 润肠通便：火麻仁、郁李仁、柏子仁、核桃仁、桃仁、决明子、榧子、苏子、冬葵子、瓜蒌、当归、何首乌、黑芝麻、桑椹、肉苁蓉、胖大海、知母、生地黄、锁阳、杏仁。

- 唇形科植物：紫苏＋香薷＋荆芥＋薄荷＋夏枯草＋黄芩＋藿香＋丹参＋益母草＋泽兰＋紫苏子。

苏子温而润，常常用来止咳平喘，其他肺部问题如胸闷、气滞于胸，也会用到苏子。

苏子与苏叶同功，发散风气宜用叶，清利上下宜用子。

苏子能消胃胀气，解胸闷，治尿失禁。

苏子是子，所以它是润肠通便药。

苏子是唇形科的植物。

苏子相关药对

- 姜半夏＋厚朴＋茯苓＋生姜＋苏子：治疗咳喘，一直有痰_白色黏痰，痰白或清稀，苔白腻而滑。
- 厚朴＋杏仁＋茯苓＋苏子：治疗咳嗽气喘。
- 苏子＋紫菀：1. 咳嗽气喘，咯痰不爽，胸膈满闷等症；2. 慢性支气管炎，支气管哮喘等病兼见上述诸症者，亦可使用。
- 莱菔子＋白芥子＋苏子：老人、虚人痰嗽等症；久咳痰喘等症。

百部

百部	
性味	甘、苦，微温
归经	肺
主治	清肺止咳，杀虫灭虱
运用	1. 用于新久咳嗽，顿咳，肺痨咳嗽。2. 用于蛲虫，阴道滴虫，头虱及疥癣等
药性	热　泻　降　散　润

百部快速笔记

- 可杀结核杆菌的相关中药：
  - 青蒿：肝结核或肺结核。
  - 百部：肺结核。
  - 秦艽：肝、肾结核。
- 头皮屑、头皮痒、头皮出油的水煮洗液：麻杏甘石汤＋苍耳子、苦参根、苦参、黄柏、百部、连翘。（这几味药有抑制细菌、病毒生长的效果。）
- 病毒或湿热引起的阴道炎：黄柏、百部、苦参子、蛇床子、连翘（除臭的部分：土茯苓、百部）。

- 百部可治疗香港脚，由毛滴虫、念珠菌或霉菌的感染造成女性的带下，甚至咽喉部的不适也可用。
- 治新久咳嗽之要药：百部。
- 外用治头虱、体虱之佳品：百部。
- 痨嗽及百日咳：百部。
- 百部科植物：百部。

百部是杀虫的，可以杀蛲虫、阴道滴虫，还有如头虱、疥癣也都用得到。百部还可杀肺结核杆菌，其他杀结核杆菌的相关中药还有青蒿和秦艽，青蒿治疗肝结核杆菌或肺结核杆菌，秦艽治疗肝、肾结核杆菌。百部常常作为水煮洗液，用来治疗头皮痒、头皮屑、头皮出油等，水煮洗液的药方中是以麻杏甘石汤加上苍耳子、苦参根、苦参、黄柏、百部、连翘（这几味药都有抑制细菌、病毒生长的效果）。

治疗病毒或湿热引起的阴道炎，我们常用黄柏、百部、苦参子、蛇床子、连翘。除臭则用土茯苓、百部。

百部能够治疗病毒、细菌、真菌，所以百部可以治疗香港脚，以及由毛滴虫、念珠菌或霉菌感染造成的女性带下问题。

咽部的不适也可以用到百部，所以新咳、久咳的要药都是百部，还可以治疗痨嗽及百日咳。

百部外用是治头虱、体虱之佳品。

百部是属于百部科的植物。

百部相关药对

- 白及 + 百部 + 夏枯草：治疗肺痨（肺结核）。
- 白前 + 百部：1. 感冒日久，咽已不痒，但肺气肃降失常，气仍上逆，久咳不已，胸闷气喘等症；2. 肺痨（类似肺结核）咳嗽等症；上呼吸道感染，慢性支气管炎、支气管哮喘、百日咳均宜选用。

紫菀

紫菀	
性味	苦、甘，微温
归经	肺
主治	润肺下气，化痰止咳
运用	用于咳嗽有痰
药性	热 泻 降 散 润

紫菀快速笔记

- 紫菀能显著增加呼吸道腺体的分泌，使痰液稀释，易于咳出；并非以止咳为主。干咳无痰或痰黏不易咳出时适用。
- 杏仁、紫菀入肺，有“提壶揭盖”功能，可助治疗便秘。（缪希雍先生曾治长年便秘屡试不彰，后于方中加“紫菀”才有效。）
- 款冬花＋紫菀是重要止咳药对：
  款冬花抑制延脑的咳嗽中枢。（方剂：金沸草散）（款冬花又叫金沸草）。
  紫菀刺激呼吸道的腺体分泌水分，把黏黏的痰稀释下来，或者滋润我们的气管，让其容易咳出。（方剂：紫菀汤）。
- 菊科植物：苍耳子＋鹅不食草＋牛蒡子＋菊花＋蒲公英＋野菊花＋漏芦＋千里光＋青蒿＋豨莶草＋雪莲花＋佩兰＋苍术＋茵陈＋木香＋鹤虱＋小蓟＋大蓟＋艾叶＋红花＋刘寄奴＋旋覆花＋紫菀＋款冬花＋白术＋墨旱莲。

紫菀能够显著地增加呼吸道腺体的分泌，使痰液稀释，易于咳出。它并非以止咳为主，而是作为干咳无痰或黏痰不易咳出的时候使用。

紫菀相关药对

- 紫菀＋款冬花：治疗痰多咳嗽。
- 紫菀＋化橘红：1. 气机不调，痰阻胸膈，以致胸闷不舒、咳嗽吐痰等症；2. 内伤、外感，寒嗽、热咳诸症均可使用，尤宜用于虚痨（类似肺结核）咳嗽。
- 阿胶＋紫菀：1. 肺虚久咳，痰中带血等症；2. 支气管扩张引起的咯血诸症。
- 苏子＋紫菀：1. 咳嗽气喘，咯痰不爽，胸膈满闷等症；2. 慢性支气管炎，支气管哮喘等病兼见上述诸症者，亦可使用。

款冬花

款冬花	
性味	辛，温
归经	肺
主治	润肺下气，止咳化痰
运用	用于多种咳嗽
药性	**热　泻　降　散　润**

款冬花快速笔记

- 杏仁祛痰不祛水，祛水饮则使用款冬花。
- 四季咳嗽用药建议：
  - 春季：旋覆花、款冬花。
  - 夏天：麦冬、五味子、人参。
  - 秋天：麻黄、黄芩。
  - 冬天：麻黄根、干姜。
- 款冬花＋紫菀是重要止咳药对：
  款冬花抑制延脑的咳嗽中枢。（方剂：金沸草散）（款冬花又叫金沸草）
  紫菀刺激呼吸道的腺体分泌水分，把黏黏的痰稀释下来，或者滋润我们的气管，让其容易咳出。（方剂：紫菀汤）
- 菊科植物：苍耳子＋鹅不食草＋牛蒡子＋菊花＋蒲公英＋野菊花＋漏芦＋千里光＋青蒿＋豨莶草＋雪莲花＋佩兰＋苍术＋茵陈＋木香＋鹤虱＋小蓟＋大蓟＋艾叶＋红花＋刘寄奴＋旋覆花＋紫菀＋款冬花＋白术＋墨旱莲。

款冬花和紫菀是重要的止咳药对。现代研究发现款冬花能抑制延脑的咳嗽中枢，紫菀能刺激呼吸道的腺体分泌水分，把黏黏的痰稀释下来，或是滋润气管，使其容易咳出。

紫菀和款冬花都是菊科植物。

枇杷叶

枇杷叶	
性味	苦，微寒
归经	肺、胃
主治	清肺化痰止咳，降逆止呕
运用	1. 用于肺热咳嗽。2. 用于胃热呕逆
药性	**寒　泻　降　散　润**

枇杷叶快速笔记

- 杏仁、枇杷叶，此二药皆苦以降气，皆润以利肠，可助通便。
- 胃热呕吐：芦根、竹茹、枇杷叶。
- 蔷薇科植物：委陵菜＋翻白草＋郁李仁＋木瓜＋石楠叶＋玫瑰花＋绿萼梅＋山楂＋鹤草芽＋地榆＋仙鹤草＋桃仁＋月季花＋苦杏仁＋枇杷叶＋乌梅＋覆盆子＋金樱子。

枇杷叶就是枇杷树的叶子。

前面也讲过杏仁和枇杷叶都可以降气、润肠助通便。所以枇杷叶除了能止咳以外，还可以通便。

治疗胃热呕吐时，我们会用芦根、竹茹、枇杷叶。

枇杷叶是蔷薇科的植物。

枇杷叶相关药对

- 枇杷叶 + 姜半夏：1. 咳嗽气喘，日久不愈，仍吐稀痰等症；2. 痰湿中阻，胃失和降，症见呃逆、呕哕等。
- 枇杷叶 + 滑石 + 甘草：肺痿、肺痈，症见咳嗽，痰涎黏稠者（轻症效佳）。

葶苈子

葶苈子	
性味	苦、辛，大寒
归经	肺、膀胱
主治	泻肺平喘，利水消肿
运用	1. 用于痰涎壅盛咳喘。2. 用于胸腹积水实证
药性	寒　泻　降　散　燥

葶苈子快速笔记

- 【唐容川】葶苈子多油，当能滑利，又有辛味，与巴豆之辛有油相似，其味苦，与大黄之苦而滑润相似，故葶苈子隐含巴豆与大黄二者之性，故能大泻肺中之痰饮脓血，性极速降，是猛药类，故仲景配以大枣补之，入药前须炒过，不炒则不香，不能散。
- 葶苈子为下气行水要药，功能降肺气，逐痰饮，止喘促，下膀胱水，治面目浮肿。所有利水的苦味药中以葶苈子为最。
- 肺腺癌，肺部阴实之必用药：葶苈子。
- 十字花科植物：大青叶 + 板蓝根 + 荠菜 + 莱菔子 + 白芥子 + 葶苈子。

葶苈子可以用于胸腹积水实证，它是个峻药，力量很强，性寒。葶苈子多油，当能滑利，又有辛味，与巴豆之辛有油相似，其味苦，与大黄之苦而滑润相似，故葶苈子隐含巴豆与大黄二者之性，故能大泻肺中之痰饮脓血，性极速降，是猛药类，故仲景配以大枣补之，入药前须炒过，不炒则不香，不能散。

葶苈子为下气行水要药，功能降肺气，逐痰饮，止喘促，下膀胱水，治面目浮肿。所有利水的苦味药中，以葶苈子为最。

肺腺癌，肺部阴实之必用药是葶苈子。

葶苈子是十字花科植物。

葶苈子相关药对

- 葶苈子 + 大枣：治疗支饮，喘满水肿。
- 杏仁 + 葶苈子：1. 急、慢性气管炎，症见咳嗽、气喘、咳吐白痰等症；2. 哮喘；3. 水肿、腹水。

白果

白果 – 银杏	
性味	甘、苦、涩，平；有毒
归经	肺
主治	敛肺平喘，收涩止带，固精缩尿
运用	1. 用于咳喘咳嗽。2. 用于带下，白浊，小便频数，遗尿等
药性	寒 热 补 降 收 润

白果快速笔记

- 白果就是银杏的种子，治咳、带下、白浊、小便频数、遗尿。银杏叶补大脑氧气，可治早泄。
- 银杏科植物：白果。

白果就是银杏的种子，治咳、带下、白浊、小便频数、遗尿。

银杏叶补大脑氧气，可治早泄。当大脑不再缺氧的时候，早泄也会缓解，这是一个很特殊的用法。

白果是银杏科的植物。

白果可以拿来治咳喘，所以常吃白果对咳喘有帮助。

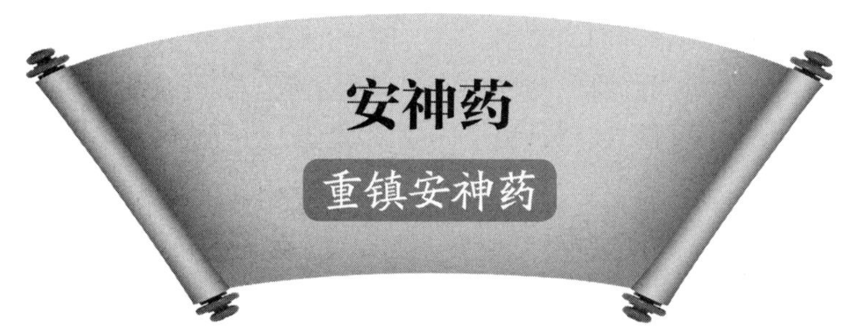

安神药

重镇安神药

安神药分两大类，第一大类是重镇安神药，第二大类是养心安神药。重镇安神药大部分都是金石类的药物，也就是石头矿物，质量重，会往下沉，所以是安心神很好的药。养心安神药大部分都是种仁类，能滋养心肝，益阴补血，交通心肾。

【药性寒热补泻分布表】

药性	温热药	平药	寒凉药
补药		龙骨	磁石
平药			朱砂，珍珠
泻药		琥珀	

【药性升降收散动力分布表】

药性	升性药	平药	降性药
散性药			琥珀
平药			朱砂，磁石
收性药			龙骨，珍珠

【药性燥湿分布表】

湿性药	中性药	燥性药
	朱砂，磁石，珍珠	龙骨，琥珀

重镇安神药大部分都是金石类的药物，金石类的药中，温热的不多，多数是寒凉，部分是平药。药性动力分布中，因为要安神，故以收性、平性为主。

安神药_重镇安神药的比较

药名	同	异
朱砂	安神，治心慌、心神不宁	清热解毒，治疮痈肿毒，咽喉肿痛，口舌生疮
磁石		纳气定喘
龙骨		平肝潜阳，用于肝阳眩晕。 收敛固涩，治滑脱诸症。 治湿疮痒疹、疮疡久溃不愈
琥珀		活血散瘀，利尿通淋
珍珠		明目祛翳。 收敛生肌，用于口舌生疮，咽喉溃烂，疮疡久溃不愈

重镇安神药主要有朱砂、磁石、龙骨、琥珀、珍珠，它们相同的功能都是安神，治心慌、心神不宁。接下利看它们的差别。

朱砂清热解毒，治疮痈肿毒，咽喉肿痛，口舌生疮。磁石纳气定喘。

龙骨平肝潜阳，用于肝阳眩晕，也可以收敛固涩，治滑脱诸症。龙骨还用于湿疮痒疹、疮疡久溃不愈。

琥珀可以活血散瘀，利尿通淋。

珍珠的特点是治眼睛方面的问题，可以明目祛翳，另外则是皮肤、喉咙的问题也会用到它。

朱砂

朱砂	
性味	甘，寒；有毒
归经	心
主治	镇心安神，清热解毒
运用	1. 用于心神不宁，心悸，失眠。2. 用于惊风、癫痫。3. 用于疮痈肿毒，咽喉肿痛，口舌生疮
药性	**寒　降**

朱砂快速笔记

- 雄黄、朱砂类的药物含汞量比较高，用量宜轻。
- 眼科药很涩，我们加点朱砂下去，就会变得很滑。
- 朱砂可作用在心脏，心律不齐、心悸时可以用朱砂；又可以作用于大脑而有镇静作用；并可调经，利尿。

朱砂有毒，含汞，所以用量要很少。天王补心丹一大罐中，朱砂大概就是指甲缝里面的那一点量，这样一点点，加进去一摇，整罐都会变红的。朱砂有毒，所以用起来要非常小心。

眼科药很涩，加点朱砂下去，就会变得很润滑。

朱砂可作用在心脏，心律不齐、心悸可以用朱砂；又可以作用在大脑而有镇静作用；并可调经，利尿。朱砂还可用于失眠、惊风、癫痫、疮痈肿毒、咽喉肿痛、口舌生疮等。

朱砂相关药对

- 朱砂 + 黄连：治疗心火亢盛之心悸失眠。
- 珍珠母 + 磁石 + 朱砂 + 神曲：1. 肝肾不足，肝阳上逆，以致头晕、眼花、瞳孔散大、视物不明，以及耳鸣、耳聋等症；2. 高血压病，属虚性者；3. 青光眼。

- 朱砂 + 琥珀：1. 心神不宁，失眠多梦，寐而不实，乱梦纷纭等症；2. 中老年阵发性心房纤颤，症见难眠易醒、寐少梦多、恍惚不安等；小儿胎痫，此因其母难产，产程过长，以致胎儿脑缺氧所致。

磁石

磁石	
性味	咸，寒
归经	心、肝、肾
主治	镇惊安神，平肝潜阳，聪耳明目，纳气定喘
运用	1. 用于心神不宁，惊悸，癫痫。2. 用于肝阳眩晕。3. 用于肝肾亏虚，目暗耳聋。4. 用于肾虚喘促
药性	寒

磁石快速笔记

- 磁石为补肾强阴要药，取其能引肺气入肾，使阴阳安宅，镇惊，明目，通耳，益精。
- 石药多峻，独磁石冲和而无悍猛之气，然体重，难于消化，渍酒优于丸散，凡使火炙醋淬，研末水飞，或醋煮三日夜用，恶丹皮杀铁消金。磁石必须先用醋酸泡制，把 Fe^{3+} 改成 Fe^{2+} 才好吸收。
- 磁石，含铁剂故可补血，养血安神，吸纳上下，维系阴阳。
- 肾不纳气之喘：蛤蚧、补骨脂、沉香、磁石、紫河车。

磁石为补肾强阴要药。当身体有阴虚，水不足时，可以用磁石。取其能引肺气入肾，使阴阳安宅，镇惊，明目，通耳，益精。

石药多峻，独磁石冲和无悍猛之气，然体重，难于消化，一般渍酒优于丸散，凡使火炙醋淬，研末水飞，或醋煮三日夜用，恶丹皮杀铁消金。磁石必须先用醋酸泡制，把 Fe^{3+} 改成 Fe^{2+}，人体才好吸收。

磁石含铁剂，故可补血，养血安神，吸纳上下，维系阴阳。

肾不纳气之喘可使用蛤蚧、补骨脂、沉香、磁石、紫河车。

磁石相关药对

- 磁石 + 石菖蒲：1. 肾水不足，虚火上炎，以致耳鸣、耳聋等症；2. 阴虚阳亢，以致头晕头痛、心悸心烦、失眠等症。
- 石决明 + 磁石：1. 肝肾阴虚，水不涵木，以致肝阳上扰，症见头晕、目眩、头胀、头痛、耳鸣、耳聋、失眠多梦、头重脚轻等症；2. 高血压病。

- 紫石英 + 磁石：1. 肾阴不足，水不涵木，肝阳上逆，以致头昏、耳鸣、失眠、多梦等症；2. 高血压病，属虚性者。
- 珍珠母 + 磁石 + 朱砂 + 神曲：1. 肝肾不足，肝阳上逆，以致头晕、眼花、瞳孔散大、视物不明，以及耳鸣、耳聋等症；2. 高血压病，属虚性者；3. 青光眼。

龙骨

龙骨	
性味	甘、涩，平
归经	心、肝、肾
主治	镇惊安神，平肝潜阳，收敛固涩
运用	1. 用于心神不宁，心悸失眠，惊痫癫狂。2. 用于肝阳眩晕。3. 用于滑脱诸症。4. 用于湿疮痒疹、疮疡久溃不愈
药性	寒　热　补　降　收　燥

龙骨快速笔记

- 龙骨含有镁和钙质，镁离子、钙离子可以使脑神经休息，药理作用是镇静。
- 龙骨：钙与镁，作用在上面，在心，以镇静为主，飞龙在天。牡蛎：钙与锌，作用在下面，在肾，潜藏在地。龙骨牡蛎合用则心肾相交。
- 大人遗精，病机类似小孩子遗尿，所以治疗小孩子尿床，多从治大人遗精方向着眼：

  第一组药是入脑、通脑窍的药：远志、菖蒲。

  第二组药是镇静的药：龙骨、牡蛎。

  第三组药是安神的药：柏子仁、远志。

  第四组药是收涩剂：莲蕊须、五味子、山茱萸、益智仁、覆盆子。
- 滑脱诸症：龙骨、牡蛎。
- 水龙骨科植物：石韦 + 骨碎补。

龙骨很有名，最有名的是在《伤寒论》里面的桂枝加龙骨牡蛎汤、柴胡加龙骨牡蛎汤。龙骨是一种化石，含有镁和钙质，镁离子、钙离子可以使脑神经休息，药理作用是镇静。龙骨含钙与镁，作用在上面，在心，以镇静为主，飞龙在天。牡蛎含钙与锌，作用在下面，在肾，潜藏在地。龙骨、牡蛎合用，则心肾相交。

一般在《伤寒论》看到龙骨、牡蛎出现的时候，都是作为潜阳之用。

滑脱诸症也可以用龙骨、牡蛎，包括拉肚子、带下、遗精等。

龙骨相关药对

- 龙骨＋牡蛎：心神不宁，心悸失眠，惊痫癫狂。
- 山茱萸＋龙骨＋牡蛎：虚汗淋漓，或喘逆，或怔忡，或气虚不足以息。
- 山茱萸＋人参＋麦冬＋龙骨＋牡蛎：虚汗淋漓，或喘逆，或怔忡，或气虚不足以息。
- 山茱萸＋人参＋龙骨＋牡蛎：虚汗淋漓，或喘逆，或怔忡，或气虚不足以息。
- 桂枝＋龙骨＋牡蛎：治疗气上冲，失眠，肝阳上亢。
- 龙骨＋牡蛎＋乌梅：治疗上焦郁热，上热下寒证。心悸失眠，虚热消渴，容易上火。
- 龙骨＋茜草＋阳起石：卵巢癌、子宫癌、子宫颈癌，症见阴道出血、频尿等。
- 生半夏＋龙骨＋牡蛎：治疗脑癌、失眠。

琥珀

琥珀	
性味	甘，平
归经	心、肝、膀胱
主治	镇惊安神，活血散瘀，利尿通淋
运用	1. 用于心神不宁，心悸失眠，惊风癫痫。2. 用于瘀血阻滞证。3. 用于淋证，癃闭
药性	寒　热

琥珀是古代树脂的化石，来自古代的松科植物，用于心神不宁、心悸、失眠，也可以用于瘀血阻滞证，功用是重镇安神，活血化瘀。琥珀的归经是膀胱经，所以淋证和癃闭也会用到琥珀。

琥珀相关药对

- 朱砂＋琥珀：1. 心神不宁，失眠多梦，寐而不实，乱梦纷纭等症；2. 中老年阵发性心房纤颤，症见难眠易醒、寐少梦多、恍惚不安等；小儿胎痫，此因其母难产，产程过长，以致胎儿脑缺氧所致。

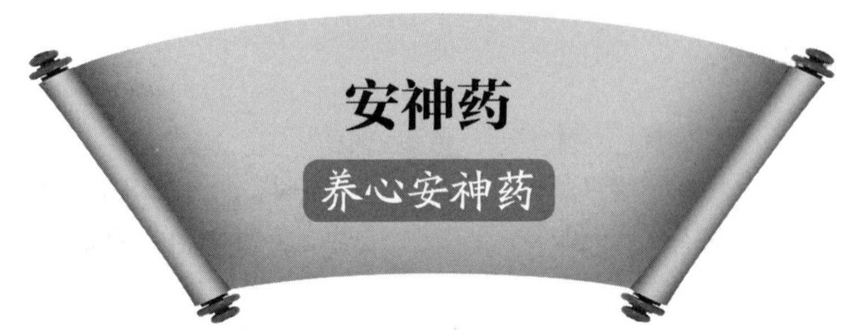

【药性寒热补泻分布表】

药性	温热药	平药	寒凉药
补药	远志	酸枣仁☂，柏子仁☂，夜交藤，茯神☀	小麦
平药		合欢花	
泻药			

【药性升降收散动力分布表】

药性	升性药	平药	降性药
散性药		夜交藤	远志，合欢花
平药		茯神☀	
收性药			酸枣仁☂，柏子仁☂，小麦

【药性燥湿分布表】

湿性药	中性药	燥性药
酸枣仁，柏子仁，小麦	合欢花，夜交藤	远志，茯神

养心安神药多为植物药，能滋养心肝，补阴血，交通心肾，主要用于心悸怔忡、虚烦不眠、健忘多梦、遗精、盗汗等证。

安神药_养心安神药的比较

药名	同	异
酸枣仁	具有甘润滋养之性。 有滋养心肝、益阴补血、交通心肾等作用。 主要适用于心悸怔忡、虚烦不眠、健忘多梦、遗精、盗汗等证	治体虚多汗
柏子仁		治肠燥便秘
远志		祛痰开窍，消散痈肿
合欢花		活血消肿
夜交藤		治血虚身痛，风湿痹痛
小麦		妇女脏躁，喜悲伤欲哭，除烦止渴，利小便
茯神		安神，利小便

酸枣仁除了养心安神，还有一个特点是治疗体虚多汗。

柏子仁治疗肠燥便秘，事实上，植物种仁对于便秘多有帮助。

远志能祛痰开窍，还可以消散痈肿，远志还是有名的交通心肾的药。

合欢花是活血消肿的药。

夜交藤可以止痛，治疗血虚身痛、风湿痹痛。

小麦是很有名的甘麦大枣汤里面的一味药，可以治疗妇女脏躁，喜悲伤欲哭，有除烦止渴、利小便的功效。

茯神也有利小便和安神的作用。茯神和茯苓都是真菌类，它们其实是同一个东西，只是茯苓是一整块的，茯神是其中心的部分，古人认为茯神的安眠效果比茯苓好，其实茯苓也不错。

酸枣仁

酸枣仁	
性味	甘、酸，平
归经	心、肝、胆
主治	养心益肝，安神，敛汗
运用	1. 用于心悸失眠。2. 用于体虚多汗
药性	寒 热 补 降 收 润

酸枣仁快速笔记

- 酸枣仁最主要的作用是养肝，酸味的药入肝，能够养肝血。血足则能安眠。
- “凡果核之有仁，犹心之有神也，清气无如柏子仁，补血无如酸枣仁，以其神存耳。”(《古今名医方论》)
- 柏子仁、酸枣仁、百合，都是很好的安神药。郁金、香附是可以疏导情绪压力的药物。
- 柏子仁令大脑镇静且治心悸。酸枣仁作用于下视丘的自律神经失调。
- 鼠李科植物：枳椇子＋酸枣仁＋大枣。

酸枣仁的最主要功用是养肝，因为酸味入肝。虽然说它归心、肝、胆，但最主要的功能就是补肝血。肝血足了之后，人就容易入睡，其原理是人在晚上睡觉的时候，大部分的血液都进入肝来疏泄排毒，当我们的肝充满血液的时候，副交感神经会亢奋，交感神经会放松，人就很想睡觉。在《古今名医方论》里说：“凡果核之有仁，犹心之有神也，清气无如柏子仁，补血无如酸枣仁，以其神存耳！”

柏子仁、酸枣仁、百合都是很好的安神药。

郁金、香附是可以疏导情绪压力的药物。柏子仁则是令大脑镇静且治心悸，酸枣仁治疗在下视丘的自律神经失调，其实它最重要的是对自律神经的调控，因为肝藏血，酸枣仁补肝血，肝血足了以后，副交感神经就会亢奋，交感神经会放松。

酸枣仁是鼠李科植物。

酸枣仁相关药对

- 酸枣仁 + 柏子仁：治疗心虚血少之心悸不眠。
- 酸枣仁 + 炒酸枣仁 + 柏子仁：治疗失眠，睡眠质量差。
- 酸枣仁 + 炒酸枣仁：1. 血虚不能养心，或虚火上炎，以致心悸、失眠、出汗等症；2. 久泻不止，由大脑皮质功能紊乱，肠蠕动功能异常所致。
- 酸枣仁 + 五味子：神经衰弱，证属阴血不足引起的心神不宁，惊悸失眠，烦躁多汗等。
- 酸枣仁 + 炒酸枣仁 + 夜交藤：1. 心肝俱虚，虚烦不眠，入睡困难，惊悸多梦，肢体酸楚不适等症；2. 皮肤风疮痒疹（内服、外洗均可）。
- 酸枣仁 + 栀子：1. 心火过盛，以致烦躁不宁、失眠、多梦等症；2. 神经衰弱诸症。

柏子仁

柏子仁	
性味	甘，平
归经	心、肾、大肠
主治	养心安神，润肠通便
运用	1. 用于心悸失眠。2. 用于肠燥便秘
药性	寒 热 补 降 收 润

柏子仁快速笔记

- “凡果核之有仁，犹心之有神也，清气无如柏子仁，补血无如酸枣仁，以其神存耳。”(《古今名医方论》)
- 柏子仁、酸枣仁、百合，都是很好的安神药。郁金、香附都是可以疏导情绪压力的药物。
- 柏子仁令大脑镇静且治心悸。酸枣仁作用于下视丘的自律神经失调。
- 柏子仁有松弛气管之效，有助于治疗咳嗽、气喘。
- 五味子、柏子仁对甲亢者有抑制心跳的作用。
- 大人遗精，病机类似小孩子遗尿，所以治疗小孩子尿床，多从大人遗精方向着眼：
  第一组药是入脑、通脑窍的药：远志、菖蒲。
  第二组药是镇静的药：龙骨、牡蛎。
  第三组药是安神的药：柏子仁、远志。

第四组药是收涩剂：莲蕊须、五味子、山茱萸、益智仁、覆盆子。

- 润肠通便：火麻仁、郁李仁、柏子仁、核桃仁、桃仁、决明子、榧子、苏子、冬葵子、瓜蒌、当归、何首乌、黑芝麻、桑椹、肉苁蓉、胖大海、知母、生地黄、锁阳、杏仁。
- 柏科植物：侧柏叶 + 柏子仁。

酸枣仁跟柏子仁一样都是植物的核仁，“凡果核之有仁，犹心之有神也，清气无如柏子仁，补血无如酸枣仁，以其神存耳。”

柏子仁还有松弛气管之效，可以治疗咳嗽、气喘，酸枣仁就没有这个功效。

五味子和柏子仁对甲亢者有抑制心跳的作用。

柏子仁也是润肠通便药。柏子仁可以松弛气管，肺与大肠相表里，故作用于肺的药，可以考虑用于治疗大肠问题。

柏子仁是柏科植物。

柏子仁相关药对

- 酸枣仁 + 柏子仁：治疗心虚血少之心悸不眠。
- 郁李仁 + 柏子仁：治疗大便干。
- 酸枣仁 + 炒酸枣仁 + 柏子仁：治疗失眠，睡眠质量差。

远志

远志	
性味	苦、辛，微温
归经	心、肾、肺
主治	宁心安神，祛痰开窍，消散痈肿
运用	1. 用于惊悸，失眠健忘。2. 用于痰阻心窍，癫痫发狂。3. 用于咳嗽痰多。4. 用于痈疽疮毒，乳房肿痛
药性	热　补　降　散　燥

远志快速笔记

- 中乌头箭，内外用青黛解之，乌头伤心，解之以远志。
- 远志能通知大脑的脑下垂体，刺激脑下垂体分泌，生理周期就来了。
- 远志令人镇静，柴胡、郁金舒解心情。
- 生理周期不规则需调脑下垂体，可用远志。（生理周期不规则造成体重增加。）
- 黄精含有卵磷脂令神经休息。菖蒲令呼吸量增加而可镇静。远志吸收钙质而能镇静。黄芪、柴胡则是治自律神经失调导致的阳虚嗜睡。

- 远志镇静而有止痛作用。
- 调经的方加一味远志，能交心肾而有意想不到的效果（通知脑下垂体，刺激脑下垂体分泌）。
- 张步桃先生："远志入心，这个心就是脑下垂体，它能刺激脑下垂体的分泌，通知它正常行使功能，月经、奶水、卵子的排出，都要借助脑下垂体制造分泌，所以月经不来，我们就加远志，我们常常提到一句话说'若欲下之，必先上之'，远志能入心，就是能入大脑的意思。"
- 菖蒲、远志有皂素成分，可以把脑血管栓塞的部分溶解掉，可令脑血管的血液循环强化而增加供氧量，脑细胞得以活化而治痴呆。
- 远志有小毒，一般在使用远志之前要用甘草水浸泡二十四小时，且要去心，以去其毒性。
- 开窍醒脑：远志、菖蒲，再加上活血化瘀的丹参、田七、荷叶，以及降血压、脑压的钩藤。
- 耳病通窍药最好的是麝香，但价钱太高，可用远志、菖蒲代之。
- 长期吃降血压药而造成阳痿，可用冬葵子，石斛，麝香，远志，菖蒲。
- 大人遗精，可类比为小孩子遗尿，所以治疗小孩子尿床，也可从大人遗精方向着眼：

  第一组药是入脑、通脑窍的药：远志、菖蒲。

  第二组药是镇静的药：龙骨、牡蛎。

  第三组药是安神的药：柏子仁、远志。

  第四组药是收涩剂：莲蕊须、五味子、山茱萸、益智仁、覆盆子。
- 大脑皮质开窍药：远志，菖蒲，益智仁（可治多尿）。
- 乳痈：蒲公英、漏芦、丝瓜络、远志。
- 远志科植物：远志。

  远志可以交通心肾，宁心安神，祛痰开窍，消散痈肿。

  中乌头箭，内外用青黛解之，乌头伤心，解之以远志。

现代研究表明远志能通知大脑的脑下垂体，刺激脑下垂体分泌，生理周期就来了。所以当生理周期不规则，体重增加，可以使用远志。在调经的方中加一味远志，交通心肾，会有意想不到的效果。张步桃先生说："远志入心，这个心就是脑下垂体，它能刺激脑下垂体的分泌，通知它正常行使功能，月经、奶水、卵子的排出，都要借助脑下垂体制造分泌，所以月经不来，我们就加远志。我们常常提到一句话：'若欲下之，必先上之。'远志能入心，就是能入大脑的意思。"

远志可以镇静、止痛，柴胡、郁金可以舒解心情。

黄精含有卵磷脂而令神经休息。菖蒲令呼吸量增加而镇静。远志吸收钙质而能镇静。黄芪、柴胡则是治自律神经失调所导致的阳虚嗜睡。

菖蒲、远志有皂素成分，可以把脑血管栓塞的部分溶解掉，可令脑血管的血液循环强化而增加供氧量，使脑细胞得以活化而治痴呆。

开窍醒脑用远志、菖蒲，再加上活血化瘀的丹参、田七、荷叶，以及降血压、脑压的钩藤。

远志有小毒，一般在使用远志之前，要用甘草水浸泡二十四小时，且要去心，以去其毒性。

耳病通窍药最好的是麝香，但价钱太高，可用远志、菖蒲代之。

长期吃降血压药而造成阳痿时，可用冬葵子、石斛、麝香、远志、菖蒲。

乳痈可用蒲公英、漏芦、丝瓜络、远志。

远志是远志科的植物。

远志相关药对

- 远志 + 石菖蒲 + 郁金：治疗失语症。
- 远志 + 石菖蒲：1. 头昏、头脑不清，心神不稳，心烦意乱，失眠，记忆力减退，甚或表情淡漠、痴呆等症；2. 中风，中风后遗症，症见神志不清，舌强语涩者；3. 小儿急惊风，高热抽搐，青盲，弱视、近视等症；4. 心痛日久，气血不畅，心窍蒙蔽者。

合欢花

合欢花	
性味	甘，平
归经	心、肝
主治	安神解郁，活血消肿
运用	1. 忿怒忧郁，烦躁不眠。2. 跌打骨折，血瘀肿痛及痈肿疮毒
药性	寒　热

合欢花主要作用是安神解郁，活血消肿。当跌打损伤导致血瘀肿痛的时候，我们会用到合欢花。

夜交藤

夜交藤 – 首乌藤	
性味	甘，平
归经	心、肝
主治	养心安神，祛风通络
运用	1. 用于虚烦不眠，多梦等。2. 用于血虚身痛，风湿痹痛
药性	寒　热

夜交藤快速笔记

- 调整生理时钟：夏枯草、夜交藤。
- 夜交藤是何首乌的藤，调时差合欢皮＋夜交藤。

夜交藤其实就是何首乌的藤，它可以调节生理时钟，比方说，坐飞机远距离航行，因时差而睡不好时，可以用夏枯草、夜交藤，也有人用合欢皮和夜交藤配合。

夜交藤的功能是养心安神，祛风通络，可以治虚烦不眠、多梦。

夜交藤相关药对

- 酸枣仁＋炒酸枣仁＋夜交藤：1. 心肝俱虚，虚烦不眠，入睡困难，惊悸多梦，肢体酸楚不适等症；2. 皮肤风疮痒疹（内服、外洗均可）。

小麦

小麦	
性味	甘，凉
归经	心、脾、肾
主治	养心益脾，除烦止渴，利小便
运用	治妇女脏躁，喜悲伤欲哭；慢性泄泻，虚寒痢；烦热不安，消渴口干，小便不利而有热者
药性	寒　补　降　收　润

小麦快速笔记

- 五谷杂粮之中，唯小麦入心脏。小麦是心之谷，能够滋补心气。
- 炒浮小麦或炒麦芽：治失眠。生的浮小麦或生麦芽，可以使乳汁分泌增加，且人容易清醒。（浮小麦：小麦中质轻而浮于水者。）
- 盗汗、自汗治之以粥甚好，可用浮小麦、大枣、粳米煮粥。
- 禾本科植物：芦根＋竹叶＋淡竹叶＋薏苡仁＋玉米须＋麦芽＋稻芽＋白茅根＋竹茹＋天竺黄＋浮小麦＋糯稻根须。

小麦是安神的药，五谷杂粮里面只有小麦是入心脏的，小麦是心之谷，能够滋补心气。有一个特殊用法是使用炒浮小麦或炒麦芽来治失眠。生的浮小麦或生麦芽可以使乳汁分泌增加，而且使人容易清醒。浮小麦是小麦中质轻而浮于水者。

浮小麦、大枣、粳米煮粥，可以治疗盗汗、自汗，效果佳。

小麦是禾本科的植物。

小麦相关药对

- 麻黄根 + 浮小麦：1. 体虚多汗，自汗诸症；2. 阴虚有热，盗汗等症。
- 黄芪 + 浮小麦：表虚自汗诸症。

茯神

茯神	
性味	甘淡，平
归经	心、脾
主治	宁心，安神，利水
运用	治心虚惊悸，健忘，失眠，惊痫，小便不利
药性	**寒 热 补 燥**

茯神快速笔记

- 长在松树的根下面，主根下面的是茯神，支根下面的是茯苓。

茯神长在松树的根上，主根周围的是茯神，支根周围的是茯苓，所以其实它们是差不多的东西，都可以宁心，安神，利水。茯苓常被用于利水。茯神的安神作用好，治疗失眠时，一般用茯神。

茯神相关药对

- 茯苓 + 茯神：水火不济，以致心慌、少气、夜寐不安、失眠、健忘等症。
- 茯神 + 麦冬：心阴不足，心失所养，阴不敛阳，心阳外越，以致头昏、口干、舌红、心烦、失眠等症。

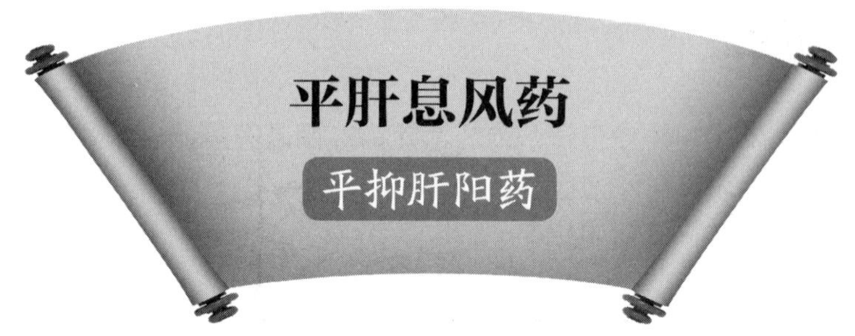

平肝息风药

平抑肝阳药

风是善行而数变的，一旦体内生风之后，我们的身体就会不由自主地动起来，或是感觉患处游走不定。正所谓厥阴风木，肝为木脏，故常有肝风内动之说，所以平肝息风经常连在一起。平肝息风药又分两部分，一个是平抑肝阳药，用来平抑或潜镇肝阳以治肝阳上亢；另一个是息风止痉药，平息肝风以治疗肝风内动所造成的惊厥抽搐。

【药性寒热补泻分布表】

药性	温热药	平药	寒凉药
补药		蒺藜	牡蛎，代赭石
平药			珍珠母
泻药			石决明

【药性升降收散动力分布表】

药性	升性药	平药	降性药
散性药			蒺藜
平药			
收性药		牡蛎	石决明，珍珠母，代赭石

【药性燥湿分布表】

湿性药	中性药	燥性药
	珍珠母，代赭石	石决明，牡蛎，蒺藜

平抑肝阳药主要是用于治疗肝阳上亢。因为肝本身的属性是厥阴风木，故肝阳不潜则生风，谓之肝阳上亢。肝阳上亢易与肝火上炎的症状混淆，肝阳上亢是虚亢，多为阴虚、血虚；肝火上炎是实火。肝阳上亢会导致头晕目眩、头痛，也会有咽干、口苦、往来寒热、胸胁苦满、默默不欲饮食、心烦喜呕。既然是平抑肝阳药，要治疗肝阳上亢，理论上应该都是偏补的药，但是也有一个石决明是泻性的药。平抑肝阳药有收有散，以降为主。肝阳上亢者一般会自觉上部发热，例如脸发红、口干舌燥等，所以平抑肝阳药中没有温热的药，也没有升性药。

平肝息风药_平抑肝阳药的比较

药名	同	异
石决明	治肝阳上亢	治头晕目眩、目赤、翳障、视物昏花
珍珠母		治惊悸失眠，心神不宁
牡蛎		治癥瘕积聚、滑脱诸症、胃痛泛酸
代赭石		治呕吐，呃逆，噫气、气逆喘息、血热吐衄，崩漏
蒺藜		治风热上攻、目赤翳障、风疹瘙痒、白癜风

石决明主治头晕目眩、目赤、翳障、视物昏花，它是一个治疗眼睛的药。

珍珠母主治惊悸失眠，心神不宁，所以它是调心的药。

牡蛎主治癥瘕积聚、滑脱诸症、胃痛泛酸。

代赭石作用在脾胃，主治呕吐、呃逆、噫气、气逆喘息、血热吐衄、崩漏。

蒺藜主治风热上攻、目赤翳障、风疹瘙痒、白癜风，它是眼科及皮肤病的常用药。

石决明

石决明	
性味	咸，寒
归经	肝
主治	平肝潜阳，清肝明目
运用	1. 用于肝阳上亢，头晕目眩。2. 用于目赤，翳障，视物昏花
药性	寒 泻 降 收 燥

石决明快速笔记

- 中医眼科常用药：枸杞子、菊花、决明子、石决明、九孔（即九孔鲍鱼，其壳为石决明）、茺蔚子、青葙子、谷精子、密蒙花、蕤仁、车前子。
- 石决明是九孔鲍鱼（简称九孔，下同）的壳，成分主要是钙质；并富含有维生素A；因为含有钙，可抗焦虑，降血压。石决明有镇定的效果，还有缓泻作用。
- 介壳类多有潜阳作用，介壳类皆内含磷钙成分，可镇静，收敛，平衡电解质，而达到安神效果。如：石决明、珍珠母、牡蛎。
- 治肝阳上亢及目疾之要药：石决明。
- 明目退翳：秦皮、青葙子、密蒙花、谷精草、蝉蜕、熊胆、赤芍、石决明、珍珠母、紫贝齿、枸杞子、木贼。

药名	同	异	物种
石决明	治眩晕、眼睛红 _ 眼睛充血 _ 眼表出血、眼睑发红、眼睑红肿	治翳病、视线模糊	鲍鱼的外壳
决明子		治头痛、眼睛痛、眼易流泪、畏光 _ 羞明、便秘	马蹄决明的种子
草决明		治翳病、视线模糊	此即青葙子，萋蒿的种子

石决明是眼科常用药，眼科常用药有枸杞子、菊花、决明子、石决明、九孔、茺蔚子、青葙子、谷精子、密蒙花、蕤仁、车前子。

名称中有“决明”的药有三个，分别是石决明、草决明、决明子，这三个药都是和眼睛有关，可以治眩晕、眼睛红 _ 眼睛充血 _ 眼表出血、眼睑发红、眼睑红肿。它们其实是不同的药，治疗症状也有所差异。石决明是鲍鱼的壳，算动物类药，主治翳病、视线模糊。决明子是马蹄决明的种子，主治头痛、眼睛痛、眼易流泪、畏光 _ 羞明、便秘。草决明即青葙子，它是萋蒿的种子，主治翳病、视线模糊。

石决明是九孔鲍鱼的壳，成分主要是钙质，并富含有维生素 A。因为其含有钙，所以可抗焦虑、降血压。石决明有镇定的效果，还有缓泻作用。

介壳类多有潜阳作用，介壳类皆内含磷、钙成分，可镇静、收敛、平衡电解质，而达到安神效果，如石决明、珍珠母、牡蛎。

石决明是治肝阳上亢及目疾之要药。

明目退翳的药有秦皮、青葙子、密蒙花、谷精草、蝉蜕、熊胆、赤芍、石决明、珍珠母、紫贝齿、枸杞子、木贼。

石决明相关药对

- 石决明 + 紫石英：1. 肝阳上逆，以致头晕、头胀、头痛、目眩、失眠等症；2. 高血压病。
- 石决明 + 磁石：1. 肝肾阴虚，水不涵木，以致肝阳上扰，症见头晕、目眩、头胀、头痛、耳鸣、耳聋、失眠多梦、头重脚轻等症；2. 高血压病。
- 石决明 + 决明子：1. 肝热头昏，视物不明，目赤涩痛，头痛等症；2. 高血压、动脉硬化诸症。

珍珠母

珍珠母	
性味	咸，寒
归经	肝、心
主治	平肝潜阳，清肝明目，镇心安神
运用	1. 用于肝阳上亢，头晕目眩。2. 用于目赤，视物昏花。3. 用于惊悸失眠，心神不宁
药性	寒

珍珠母快速笔记

- 介类多有潜阳作用，介壳类皆内含磷、钙成分，可镇静、收敛、平衡电解质，而达到安神效果。如：石决明、珍珠母、牡蛎。
- 更年期妇女易骨质疏松，可用牡蛎、珍珠母来补充钙质。
- 明目退翳：秦皮、青葙子、密蒙花、谷精草、蝉蜕、熊胆、赤芍、石决明、珍珠母、紫贝齿、枸杞子、木贼。

珍珠母就是珍珠，不过是长得比较差的珍珠，一般用来磨粉做中药。珍珠母也有潜阳作用，介壳类皆内含磷、钙成分，可镇静、收敛、平衡电解质，而达到安神效果。

更年期妇女易骨质疏松，可用牡蛎、珍珠母来补充钙质。

珍珠母也是明目退翳的药。

珍珠母相关药对

- 珍珠母 + 磁石 + 朱砂 + 神曲：1. 肝肾不足，肝阳上逆，以致头晕、眼花、瞳孔散大、视物不明，以及耳鸣、耳聋等症；2. 高血压病，症属虚性者；3. 青光眼。

牡蛎

牡蛎	
性味	咸、涩，微寒
归经	肝、肾
主治	平肝潜阳，软坚散结，收敛固涩
运用	1. 用于肝阳上亢，头晕目眩。2. 用于痰核，瘰疬，癥瘕积聚等。3. 用于滑脱诸症。4. 用于胃痛泛酸
药性	寒　补　收　燥

牡蛎快速笔记

- 中药中的攻坚药：牡蛎、芒硝、海藻、泽泻、茜草、鳖甲、生硫黄、阳起石、巴豆、生附子、蜈蚣、水蛭、瓦楞子、瞿麦、大戟、甘遂、芫花（咸味的药多有攻坚的效果）。
- 治疗肝癌，攻肝家阴实：炙鳖甲、茜草、牡蛎。
- 介壳类多有潜阳作用，介壳类皆内含磷、钙成分，可镇静、收敛、平衡电解质，而达到安神效果。如：石决明、珍珠母、牡蛎。
- 更年期妇女易骨质疏松，可用牡蛎、珍珠母来补充钙质。

- 牡蛎为软坚利水、敛汗固阳要药。
- 牡蛎可以用于消除甲状腺肿或是淋巴肿大。
- 牡蛎可镇静安神，除了含钙之外，还含有锌的成分，锌有止痒、抗过敏作用，还能够刺激内分泌。
- 补骨脂和牡蛎可以让骨头长得很快。补骨脂能够壮骨髓、补肾（刺激类固醇分泌）、治全牙痛。
- 大人遗精，病机类似小孩子遗尿，所以治疗小孩子尿床，多从大人遗精方向着眼：
  第一组药是入脑、通脑窍的药：远志、菖蒲。
  第二组药是镇静的药：龙骨、牡蛎。
  第三组药是安神的药：柏子仁、远志。
  第四组药是收涩剂：莲蕊须、五味子、山茱萸、益智仁、覆盆子。
- 滑脱诸证：龙骨、牡蛎。

龙骨、牡蛎是潜阳专用，在很有名的桂枝加龙骨牡蛎汤和柴胡加龙骨牡蛎汤中都有用到。牡蛎是咸的，它是一个凉补的攻坚药，很多咸味药都有攻坚的效果。

治疗肝癌，攻肝家的阴实，我们有三个主力药，分别是牡蛎、茜草、炙鳖甲。

更年期妇女骨质疏松，可以用牡蛎、珍珠母来补充钙质。

牡蛎为软坚利水，敛汗固阳的要药。如果自汗，一直流汗不已，可以用牡蛎。

牡蛎可以消除甲状腺肿大或淋巴肿大。

牡蛎可镇静安神，除了含钙之外，还含有锌的成分，锌有止痒、抗过敏作用，还能够刺激内分泌。

补骨脂和牡蛎可以让骨头长得很快。补骨脂能够壮骨髓、补肾、治全牙痛。

滑脱诸证可以用龙骨、牡蛎。

牡蛎相关药对

- 龙骨 + 牡蛎：心神不宁，心悸失眠，惊痫癫狂。
- 山茱萸 + 龙骨 + 牡蛎：虚汗淋漓，或喘逆，或怔忡，或气虚不足以息。
- 山茱萸 + 人参 + 麦冬 + 龙骨 + 牡蛎：虚汗淋漓，或喘逆，或怔忡，或气虚不足以息。
- 牡蛎 + 丹参 + 郁金：治疗腹中癥瘕积聚证，腹中有硬块或痞块。
- 山茱萸 + 人参 + 龙骨 + 牡蛎：虚汗淋漓，或喘逆，或怔忡，或气虚不足以息。
- 桂枝 + 龙骨 + 牡蛎：治疗气上冲，失眠，肝阳上亢。
- 龙骨 + 牡蛎 + 乌梅：治疗上焦郁热，上热下寒证。心悸失眠，虚热消渴，容易上火。
- 山茱萸 + 牡蛎：1. 自汗，盗汗诸症；2. 男子遗精、滑精，女子带下诸症；3. 糖尿病，尿糖不降者。

- 黄芪＋牡蛎：1. 气阴不足，自汗、盗汗等症；2. 阳虚自汗诸症。
- 柴胡＋牡蛎：1. 慢性肝炎，症见食欲不振、消化不良、胸胁痞满、脘腹胀满等症；2. 慢性胃炎、证属肝气犯胃者；3. 慢性结肠炎，证属肝气郁结、横逆犯脾土者；4. 汗闭证，证属营卫不和、毛窍开合失司者。
- 牡蛎＋五味子：1. 神经衰弱，症见烦热汗出，心悸失眠，神魂不安等；2. 甲状腺功能亢进；3. 自汗、盗汗。
- 牡蛎＋葛根：1. 高血压病，表现为阴虚肝旺、肝阳上亢、头晕目眩、心悸怔忡、烦闷失眠、舌质暗、脉滞者宜用；2. 冠心病心绞痛，证属肾虚而致者；3. 妇人更年期综合征，偏于肾阳虚者。
- 牡蛎＋夏枯草：1. 肝郁化火，虚风上扰，症见头晕，口苦心烦，夜寐多梦，耳鸣眼花等；2. 高血压病，证属虚风上扰者。
- 桂枝＋牡蛎：1. 痛风病；2. 胃、十二指肠溃疡，证属虚寒者。
- 醋鳖甲＋茜草＋牡蛎：治疗脾肿大，肝肿大。
- 牡蛎＋瓦楞子＋醋乳香：乳癌、乳房硬块、淋巴结肿大。
- 牡蛎＋瓦楞子＋防己＋茯苓：淋巴癌。
- 生半夏＋龙骨＋牡蛎：治疗脑癌、失眠。
- 牡蛎＋浙贝母＋玄参：1. 痰火凝结，瘰疬、瘿瘤、痰核诸症；2. 甲状腺癌，颈部恶性淋巴瘤等。

代赭石

代赭石－赭石	
性味	苦，寒
归经	肝、心
主治	平肝潜阳，重镇降逆，凉血止血
运用	1. 用于肝阳上亢，头晕目眩。2. 用于呕吐、呃逆、噫气等证。3. 用于气逆喘息。4. 用于血热吐衄，崩漏
药性	寒　补　降　收

代赭石快速笔记

- 紫丸无所不疗，虽下不虚人。（代赭石一两、赤石脂一两、巴豆三十枚、杏仁五十枚）
- 旋覆花软坚化结，软化痰的硬块，常以“代赭石”降逆止噫。
- 代赭石是涩剂，止肠痢。
- 代赭石含有钙的成分，能够抑制胃酸，止呕吐。

代赭石能平肝潜阳，而且能够降逆，它质量比较重，所以是把气往下带的，因为要潜阳，那就要往下带。紫丸中的巴豆很峻，因此里面要加点代赭石，制约巴豆，所以才可以“虽下不虚人”。

旋覆花软坚化结，软化痰的硬块，常以代赭石降逆止噫。

代赭石是涩剂，能够止肠痢。

代赭石含有钙的成分，能够抑制胃酸，止呕吐。

代赭石相关药对

- 旋覆花＋代赭石：治疗痰浊中阻之心下痞满，噫气呃逆。
- 代赭石＋怀牛膝：治疗肝阳上亢、气血上逆之头晕目眩。

蒺藜

蒺藜	
性味	苦、辛，平
归经	肝
主治	平肝疏肝，祛风明目
运用	1. 用于肝阳上亢，头晕目眩。2. 用于肝郁气滞，胸胁胀痛及乳闭胀痛。3. 用于风热上攻，目赤翳障。4. 用于风疹瘙痒、白癜风
药性	寒　热　补　降　散　燥

蒺藜快速笔记

- 眼科用药的蒺藜分为白蒺藜（又称为刺蒺藜）、瞳蒺藜，但临床多用白蒺藜（刺蒺藜），其主要作用在角膜、结膜，有消炎作用，治疗目赤、多泪，或痒，或痛。（痒多为结膜病变，痛多为角膜病变，结膜多被细菌感染，角膜多被病毒感染。）
- 白蒺藜治疗目赤多泪，而蔓荆子治疗目赤肿痛。这两个眼科用药常一起被使用。
- 何首乌＋蒺藜，这个就是止痒的著名药对，还可以用来治疗白癜风。
- 蒺藜科植物：刺蒺藜。

蒺藜是眼科用药。眼科用药的蒺藜分为白蒺藜（又称为刺蒺藜）、瞳蒺藜，但临床多用白蒺藜（刺蒺藜），其主要作用在角膜、结膜，有消炎作用，治疗目赤、多泪，或痒，或痛。（痒多为结膜病变，痛多为角膜病变，结膜多被细菌感染，角膜多被病毒感染。）

白蒺藜治疗目赤多泪，蔓荆子治疗目赤肿痛，这两个眼科用药常一起被使用。

何首乌＋蒺藜是止痒的著名药对，此外，又可以用来治疗白癜风。

蒺藜是蒺藜科植物。

蒺藜相关药对

- 蒺藜 + 荆芥：1. 荨麻疹；2. 皮肤瘙痒；3. 阴部瘙痒。
- 蒺藜 + 地肤子：1. 风疹、荨麻疹、湿疹；2. 糖尿病性皮肤瘙痒；3. 妇女外阴瘙痒。
- 何首乌 + 蒺藜：1. 用脑过度，肝肾阴虚，以致头昏、头痛、失眠、记忆力减退等症；2. 高血压、动脉硬化，头晕等。
- 白薇 + 蒺藜：1. 血虚肝热，肝阳上扰，以致头昏、头胀、头痛、失眠、多梦等症；2. 高血压病，属血虚肝旺、肝阳上扰，头晕、头痛者。
- 蒺藜 + 僵蚕：1. 肝阳上亢，以致头晕、目眩、头痛等症；2. 神经性头痛，三叉神经痛；3. 妇人面䵟（色素沉着）。
- 蒺藜 + 沙苑子：1. 肝肾不足，以致头昏、目眩、视物不清等症；2. 肾虚腰酸、腰痛，遗精早泄，小便频数等症；3. 妇女带下诸症；4. 肾性高血压。
- 蒺藜 + 木贼：1. 急性结膜炎，症见目赤肿痛、迎风流泪等；2. 青光眼、白内障，症见头痛头胀、视力下降等。

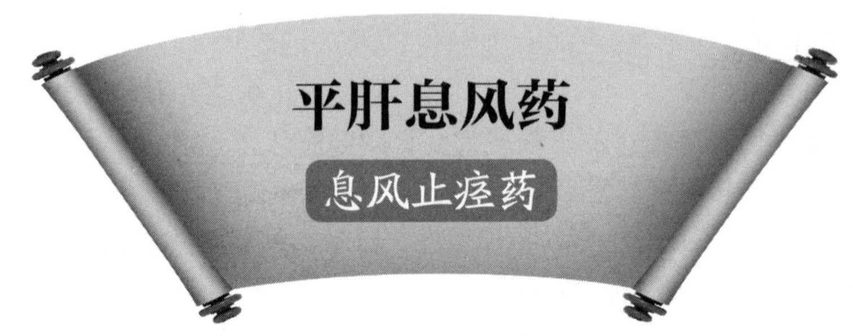

息风止痉药主要治疗肝风内动，其主要表现为惊厥抽搐、身体抖动，而且抖动位置常常变换。

【药性寒热补泻分布表】

药性	温热药	平药	寒凉药
补药		天麻	
平药		全蝎	
泻药	蜈蚣		钩藤，地龙 ☀

【药性升降收散动力分布表】

药性	升性药	平药	降性药
散性药	全蝎	天麻	地龙 ☀，蜈蚣
平药			钩藤
收性药			

【药性燥湿分布表】

湿性药	中性药	燥性药
	钩藤，全蝎，蜈蚣	天麻，地龙

息风止痉药里面，寒热和补泻没有一定的趋势，有升有降，但基本是散性的药，没有收的药，因为对于痉挛只会越收越紧，所以要让它散开来。

平肝息风药_息风止痉药的比较

药名	同	异
钩藤	治肝风内动惊厥抽搐	用于头痛，眩晕
天麻		治头痛、眩晕
地龙		治气虚血滞，半身不遂，热结膀胱，小便不利
全蝎		治疮疡肿毒，瘰疬结核，风湿顽痹、顽固性偏正头痛
蜈蚣		治疮疡肿毒、瘰疬、结核，风湿顽痹，顽固性头痛

钩藤常用于头痛、晕眩，例如天麻钩藤饮，天麻也是头痛、晕眩的常用药。

地龙就是蚯蚓，主治气虚血滞，半身不遂，热结膀胱，小便不利。

全蝎、蜈蚣都是比较强的虫药，且功能相近，主治疮疡肿毒、瘰疬结核、风湿顽痹、顽固性偏正头痛。

钩藤

钩藤	
性味	甘，微寒
归经	肝、心包
主治	息风止痉，清热平肝
运用	1. 用于肝风内动，惊痫抽搐。2. 用于头痛，眩晕
药性	寒 泻 降

钩藤快速笔记

- 抗痉挛药：秦艽、钩藤、僵蚕、蝉蜕。
- 开窍醒脑：远志、菖蒲，再加上活血化瘀的丹参、田七、荷叶，以及降血压、脑压的钩藤。

钩藤味甘，性微寒。

钩藤是治痉挛常用药的一员，秦艽、钩藤、僵蚕、蝉蜕都是治疗抽搐痉挛的常用药。

钩藤也是开窍醒脑药。开窍醒脑时，通常用远志、菖蒲，再加上活血化瘀的丹参、田七、荷叶，以及降血压、脑压的钩藤。在应对高血压的时候，钩藤非常好用。

钩藤相关药对

- 钩藤 + 杜仲：治疗高血压导致的头痛、眩晕、失眠。
- 胆南星 + 钩藤 + 全蝎：治疗癫痫，四肢抽搐。
- 羚羊角 + 钩藤：肝风内动，惊痫抽搐。
- 秦艽 + 钩藤：治疗眼皮跳，颜面神经痉挛，面肌痉挛。
- 钩藤 + 薄荷：1. 风热感冒，或温病初起，症见发热，微恶寒、无汗、头痛、身痛者；2. 内伤、外感咳嗽，且久久不愈者；3. 风热上扰，症见头昏、头痛、视物不明者；4. 肝阳上扰，以致头胀头痛、头晕目眩等症；5. 小儿夜寐不安，惊抖，咳嗽。
- 全蝎 + 钩藤：1. 顽固性头痛、久久不愈者，证属风热为患者；2. 面神经麻痹（面瘫），面肌经痉挛，三叉神经痛（面痛）；3. 高血压病、动脉硬化所引起的头痛、头昏、头晕等症；4. 小儿惊痫。

- 钩藤 + 天麻：1. 眩晕，头痛，四肢麻木、抽掣，属肝风内动者；2. 头皮、皮肤瘙痒；3. 高血压病；4. 梅尼埃综合征。
- 钩藤 + 川牛膝：脑血管痉挛，高血压病，表现为肝阳上亢、头晕目眩、头胀头痛、半身麻木等症，均宜使用。
- 钩藤 + 桑寄生：1. 高血压病，证属肝肾不足，肝阳上扰者；2. 冠心病心绞痛，证属肝肾不足者。
- 钩藤 + 白头翁：1. 帕金森病，证属血热风动者；2. 甲状腺功能亢进，证属血热风动者；3. 神经官能症，症见手抖等。
- 钩藤 + 川芎：治头痛（抽痛、紧痛）。

天麻

天麻	
性味	甘，平
归经	肝
主治	息风止痉，平抑肝阳，祛风通络
运用	1. 用于肝风内动，惊痫抽搐。2. 用于肝阳上亢，头痛眩晕。3. 用于肢麻痉挛抽搐，风湿顽痹
药性	寒　热　补　散　燥

天麻快速笔记

- 治肝阳眩晕之要药：天麻。
- 破伤风：防风、蝉蜕、天南星、白附子、天麻、全蝎、蜈蚣。
- 兰科植物：山慈菇 + 白及 + 天麻 + 石斛。

天麻是治肝阳眩晕之要药。

天麻也是治疗破伤风的药。治疗破伤风的药有防风、蝉蜕、天南星、白附子、天麻、全蝎、蜈蚣。

天麻是兰科植物。

天麻常用于治疗痉挛抽搐，风湿顽痹。

天麻相关药对

- 天麻 + 川芎：治疗肝阳上亢之头痛眩晕。
- 钩藤 + 天麻：1. 眩晕，头痛，四肢麻木、抽掣，证属肝风内动者；2. 头皮、皮肤瘙痒；3. 高血压病；4. 梅尼埃综合征。

地龙

地龙	
性味	咸，寒
归经	肝、脾、膀胱
主治	清热息风，通络，平喘，利尿
运用	1. 用于高热惊痫、癫狂。2. 用于气虚血滞，半身不遂。3. 用于痹证。4. 用于肺热哮喘。5. 用于热结膀胱，小便不利或尿闭不通
药性	寒 泻 降 散 燥

地龙快速笔记

- 抗过敏药（皮肤病常用）：连翘、蝉蜕、僵蚕、防风、地龙、金银花、玄参、桑白皮。
- 降血压：杜仲、夏枯草、决明子、青葙子、车前子、罗布麻、地龙、青木香、大蓟、小蓟、马兜铃、桑白皮、荠菜、臭梧桐、淫羊藿、山茱萸、豨莶草、山楂。

地龙能清热息风，通络平喘，又利尿。事实上，只要身上有哪个地方不通，地龙都可以去打通，尤其是有瘀血的时候。

地龙也是一个抗过敏药（皮肤病常用），其他常用药还有连翘、蝉蜕、僵蚕、防风、金银花、玄参、桑白皮。

降血压的常用药有杜仲、夏枯草、决明子、青葙子、车前子、罗布麻、地龙、青木香、大蓟、小蓟、马兜铃、桑白皮、荠菜、臭梧桐、淫羊藿、山茱萸、豨莶草、山楂。

地龙相关药对

- 黄芪 + 地龙：气虚引起的水肿，舌淡白胖大。
- 僵蚕 + 地龙：1. 风痰为患，络道瘀滞，头痛久久不愈者；2. 高热惊风，抽搐等症；3. 口眼㖞斜，三叉神经痛；4. 偏头痛（血管神经性头痛）；5. 支气管哮喘（过敏性哮喘）；6. 躯干部之癌症，有痰瘀指征者；7. 中风后遗症，证属髓亏瘀阻者；8. 血管性痴呆症；9. 癫痫，小儿眨眼症。
- 豨莶草 + 地龙：1. 中风后遗症，症见半身不遂、拘急疼痛、肢体麻木等；2. 颈椎病，症见肢体麻木等；3. 糖尿病周围神经病变；4. 高血压病。

全蝎

全蝎	
性味	辛，平；有毒
归经	肝
主治	息风止痉，攻毒散结，通络止痛
运用	1. 用于痉挛抽搐。2. 用于疮疡肿毒，瘰疬结核。3. 用于风湿顽痹、顽固性偏正头痛
药性	**寒　热　升　散**

全蝎快速笔记

- 破伤风：防风、蝉蜕、天南星、白附子、天麻、全蝎、蜈蚣。
- 顽固性头痛及风湿顽痹：全蝎、蜈蚣。

全蝎相关药对

- 胆南星 + 钩藤 + 全蝎：治疗癫痫，四肢抽搐。
- 全蝎 + 钩藤：1. 顽固性头痛、久久不愈者，证属风热为患者；2. 面神经麻痹（面瘫），面肌经痉挛，三叉神经痛（面痛）；3. 高血压病、动脉硬化所引起的头痛、头昏、头晕等症；4. 小儿惊痫。
- 全蝎 + 蜈蚣：1. 中风（脑血管意外），癫痫，破伤风，小儿脐风，小儿急、慢惊风引起的抽搐等症；2. 顽固性冠心病心绞痛；3. 疮疡肿毒，瘰疬（颈项部淋巴结核）；4. 顽固性偏、正头痛，以抽掣疼痛为主者；5. 风湿痹痛诸症（类风湿关节炎痛甚者可用）；6. 各种癌肿引起的剧痛。
- 制白附子 + 僵蚕 + 全蝎：治风中头面经络。口眼歪斜，或面肌抽动。

蜈蚣

蜈蚣	
性味	辛，温；有毒
归经	肝
主治	息风止痉，攻毒散结，通络止痛
运用	1. 用于痉挛抽搐。2. 用于疮疡肿毒、瘰疬、结核。3. 用于风湿顽痹。4. 用于顽固性头痛
药性	**热**

蜈蚣快速笔记

- 中药中的攻坚药：牡蛎、芒硝、海藻、泽泻、茜草、鳖甲、生硫黄、阳起石、巴豆、生附子、蜈蚣、水蛭、瓦楞子、瞿麦、大戟、甘遂、芫花（咸味药多有攻坚的效果）。
- 破伤风：防风、蝉蜕、天南星、白附子、天麻、全蝎、蜈蚣。
- 顽固性头痛及风湿顽痹：全蝎、蜈蚣。

蜈蚣相关药对

- 全蝎＋蜈蚣：1. 中风（脑血管意外），癫痫，破伤风，小儿脐风，小儿急、慢惊风引起的抽搐等症；2. 顽固性冠心病心绞痛；3. 疮疡肿毒，瘰疬（颈项部淋巴结核）；4. 顽固性偏、正头痛，以抽掣疼痛为主者；5. 风湿痹痛诸症（类风湿关节炎痛甚者可用）；6. 各种癌肿引起的剧痛。

全蝎、蜈蚣的所有运用都很相近，它们都可以治疗破伤风、顽固性头痛、风湿顽痹，也都可用于疮疡肿毒、瘰疬、结核，它们都是破阴实的药。所以很多时候，严重的阴实，像癌症、肿瘤，我们就会用到全蝎和蜈蚣。这两个药都比较毒，但是只要用量控制得好，发挥出来的作用也很强大，故而常常配伍应用。

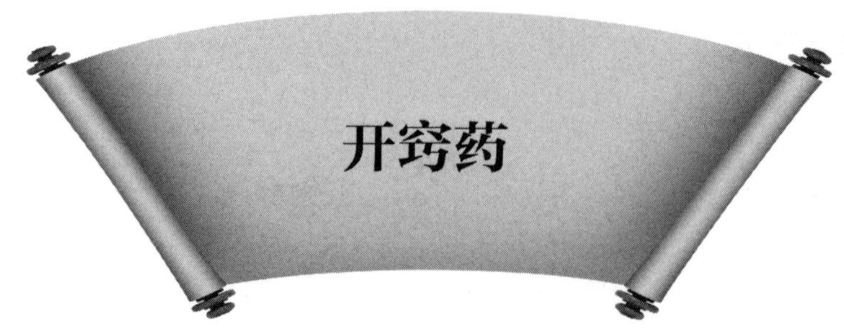

开窍药

当身体的窍道有堵塞的时候，我们就会用到开窍药。开窍药主要就是起到一个“通”的作用。

【药性寒热补泻分布表】

药性	温热药	平药	寒凉药
补药	石菖蒲		
平药	麝香		
泻药			冰片

【药性升降收散动力分布表】

药性	升性药	平药	降性药
散性药	麝香		石菖蒲
平药	冰片		
收性药			

【药性燥湿分布表】

湿性药	中性药	燥性药
	麝香，冰片	石菖蒲

开窍药是治疗闭证神昏的药，如中风、昏倒，患者的眼睛会闭起来，嘴会咬紧。(脱证则是眼睛会开、大小便都往外跑。)

开窍药有寒有热，有升有降，但是没有收性药，因为要开窍，必须药力外散。

开窍药的比较

药名	同	异
麝香	治疗闭证神昏	活血通经，止痛，催产
冰片		治目赤肿痛、疮疡肿痛，溃后不敛
石菖蒲		治头晕、耳鸣，湿阻中焦，脘腹胀闷痛

麝香能活血通经，止痛，催产，它是一个无孔不入的药，几乎可以打通所有通道。

冰片主治目赤肿痛、疮疡肿痛，溃后不敛。

石菖蒲可以治疗头晕、耳鸣，以及湿阻中焦导致的脘腹胀闷痛。

麝香

麝香	
性味	辛，温
归经	心、脾
主治	开窍醒神，活血通经，止痛，催产
运用	1. 用于闭证神昏。2. 用于疮疡肿毒，咽喉肿痛。3. 用于血瘀经闭，癥瘕，心腹暴痛，跌打损伤，风寒湿痹。4. 用于难产，死胎，胞衣不下
药性	**热 升 散**

麝香快速笔记

- 麝香无孔不入，几乎可打通所有通道，但价钱太高，可用冰片代之。
- 耳病通窍药最好的是麝香，若虑其价高，可用远志、菖蒲代之。
- 现代药理实验研究证实麝香对中枢神经系统，呼吸、循环系统均有兴奋作用；对心衰、呼吸衰竭、血压下降、冠心病心绞痛发作，中风脑梗阻均有可靠疗效。
- 长期吃降血压药而造成阳痿，可用冬葵子，石斛，麝香，远志，菖蒲。
- 发烧而昏迷不醒：麝香。
  发烧而抽筋：冰片。
- 开窍醒神回苏之要药：麝香、冰片。
- 活血通经、止痛之佳品：麝香。

麝香无孔不入，几乎可打通所有通道，若虑其价高，可改用冰片。冰片是植物类的药，比较便宜。

耳病通窍药最好的是麝香，若虑其价高，可改用远志、菖蒲。我们把麝香和矾石做成麝香矾石散，从患者耳朵吹进去，他脑子里面的瘀血、耳朵里面的瘀积都会被打开，这是一个很好的通窍药，可惜太贵。

现代药理实验研究证实麝香对中枢神经系统，呼吸、循环系统均有兴奋作用，对心衰、呼吸衰竭、血压下降、冠心病心绞痛发作、中风脑梗阻均有可靠疗效。

长期吃降血压药而造成阳痿时，可用冬葵子、石斛、麝香、远志、菖蒲治疗。

发烧而昏迷不醒用麝香，发烧而抽筋用冰片。麝香、冰片为开窍醒神回苏之要药。

活血通经、止痛之佳品是麝香。

冰片

冰片	
性味	辛、苦，微寒
归经	心、脾、肺
主治	开窍醒神，清热止痛
运用	1. 闭证神昏。2. 目赤肿痛。3. 疮疡肿痛，溃后不敛
药性	**寒**

冰片快速笔记

- 麝香无孔不入，几乎可打通所有通道。因其价钱太高，可用冰片代之。
- 发烧而昏迷不醒：麝香。
  发烧而抽筋：冰片。
- 冰片为龙脑香科植物龙脑香树脂的加工品，或龙脑香树的树干、树枝切碎，经蒸馏冷却而得的结晶。
- 开窍醒神回苏之要药：麝香、冰片。
- 龙脑香科植物：冰片。

麝香几乎可以打通所有通道，但它太贵，冰片的价钱比较便宜，故可以用冰片代替。

冰片可治疗发烧而抽筋。

冰片是龙脑香科植物龙脑香树脂的加工品，或龙脑香树的树干、树枝切碎，经蒸馏冷却而得的结晶。冰片涂到皮肤上会让人感觉到凉凉的。

冰片是开窍醒神回苏的要药之一，治疗闭证神昏。

冰片相关药对

- 延胡索＋冰片：1. 冠心病心绞痛诸症；2. 脘腹疼痛，证属气滞血瘀者。

石菖蒲

石菖蒲	
性味	辛、苦，温
归经	心、胃
主治	开窍宁神，化湿和胃
运用	1. 用于痰湿蒙蔽清窍之神昏、癫痫、头晕、耳鸣。2. 用于湿阻中焦，脘腹胀闷，痞塞疼痛
药性	**热　补　降　散　燥**

石菖蒲快速笔记

- 石菖蒲是气药，可以增加肺活量。
- 噤口痢：石菖蒲。
- 天南星科植物：千年健＋半夏＋天南星＋禹白附＋石菖蒲。

石菖蒲是一个气药，所以可以增加肺活量。

如果有痰湿蒙蔽轻窍，石菖蒲可以把它打开，故其主要运用于痰湿蒙蔽清窍之神昏、癫痫、头晕、耳鸣，也可以治疗湿阻中焦，脘腹胀闷，痞塞疼痛。

石菖蒲可以治疗噤口痢，其主要表现是吃什么就拉什么。

石菖蒲是天南星科的植物。

石菖蒲相关药对

- 石菖蒲＋郁金：治疗湿温浊邪蒙蔽心窍之神昏。
- 远志＋石菖蒲＋郁金：治疗失语症。
- 石菖蒲＋蝉蜕：1. 头晕，耳鸣；2. 神经性耳鸣、耳聋。
- 磁石＋石菖蒲：1. 肾水不足，虚火上炎，以致耳鸣、耳聋等症；2. 阴虚阳亢，以致头晕头痛、心悸心烦、失眠等症。
- 佩兰＋石菖蒲：1. 湿阻中焦，脾胃运化失职，以致胸腹闷胀、恶心呕吐、食欲不振、口中甜腻、泄泻、舌苔厚腻等；2. 湿温初起，症见恶寒发热、头胀、胸闷等。
- 石菖蒲＋路路通：1. 妇人不孕症，因输卵管阻滞者；2. 慢性鼻炎、鼻塞等症；3. 耳聋。
- 远志＋石菖蒲：1. 头昏、头脑不清，心神不稳，心烦意乱，失眠，记忆力减退，甚或表情淡漠、痴呆等症；2. 中风，中风后遗症，症见神志不清、舌强语涩者；3. 小儿急惊风，高热抽搐，青盲，弱视、近视等症；4. 心痛日久，气血不畅，心窍蒙蔽者。
- 辛夷＋苍术＋石菖蒲：鼻塞，流清涕。

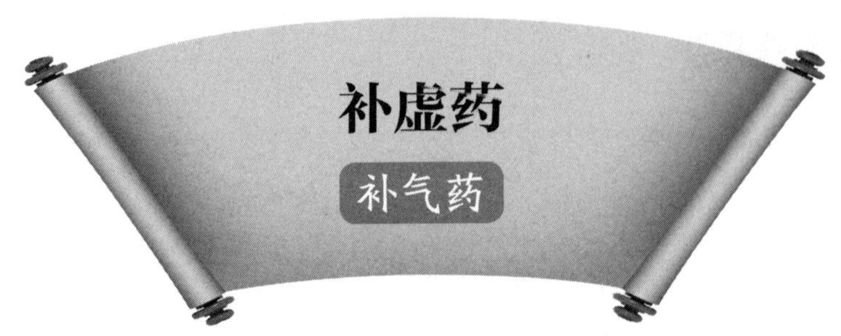

补虚药分为补阴、补阳、补气、补血四类。补气药是以补脾气虚为主，补阳药是补肾阳虚为主，补血药是补肝血虚为主，补阴药是补肾阴虚为主。

【药性寒热补泻分布表】

药性	温热药	平药	寒凉药
补药	人参，黄芪，白术☀，大枣，饴糖	党参，山药，蜂蜜，粳米	花旗参☂
平药		甘草	
泻药			

【药性升降收散动力分布表】

药性	升性药	平药	降性药
散性药			粳米
平药	黄芪		花旗参☂，蜂蜜
收性药	人参，党参，山药，饴糖	白术☀，甘草	大枣

【药性燥湿分布表】

湿性药	中性药	燥性药
人参，花旗参，党参，山药，甘草，大枣，饴糖，蜂蜜，粳米	黄芪	白术

补气药性都是偏补的，甘草其实也是补的，只是一般把它算为平性药。补气药中有凉补、有热补。补药里面大多是润剂，收性较多，但也有散性的，如粳米。

补虚药_补气药的比较

药名	同	异
人参	能调节气机、补益虚衰	补脾益肺，生津止渴，安神益智
花旗参		养阴，清火生津
党参		补中益气，生津，养血
黄芪		益卫固表，利水消肿，托疮生肌
白术		补气健脾，燥湿利水，固表止汗，安胎
山药		益气养阴，补脾肺肾，固精止遗
甘草		益气补中，清热解毒，祛痰止咳，缓急止痛，调和药性
大枣		补养胃气，养血安神，缓和药性
饴糖		益气补中，缓急止痛，润肺止咳
蜂蜜		补中缓急，润燥，解毒
粳米		补中益气，健脾和胃，除烦渴，止泻痢

补气药能调节气机，补益虚衰。补气药以补脾气为主。

人参补脾益肺，生津止渴，安神益智；花旗参养阴，清火生津；党参补中益气，生津，养血；人参、花旗参、党参都是蓄水的。

黄芪益卫固表，利水消肿，托疮生肌；白术补气健脾，燥湿利水，固表止汗，安胎；山药益气养阴，补脾肺肾，固精止遗；甘草益气补中，清热解毒，祛痰止咳，缓急止痛，调和药性；大枣补养胃气，养血安神，缓和药性；饴糖益气补中，缓急止痛，润肺止咳；蜂蜜补中缓急，润燥，解毒；粳米补中益气，健脾和胃，除烦渴，止泻痢。

【各经络相关单味药】

经络	单味药
肺经	人参、花旗参、党参、黄芪、山药、甘草、饴糖
大肠经	蜂蜜
胃经	花旗参、白术、甘草、大枣、饴糖、粳米
脾经	人参、党参、黄芪、白术、山药、甘草、大枣、饴糖、蜂蜜、粳米
心经	人参、花旗参、甘草
肾经	山药

人参

人参	
性味	甘、微苦，微温
归经	心、肺、脾
主治	大补元气，补脾益肺，生津止渴，安神益智
运用	1. 用于气虚欲脱，脉微欲绝的危重症。2. 用于肺气虚弱的短气喘促，懒言声微，脉虚自汗等症。3. 用于脾气不足的倦怠乏力，食少便溏等症。4. 用于热病气津两伤之身热口渴及消渴等症。5. 用于气血亏虚的心悸、失眠、健忘等症
药性	**热　补　升　收　润**

人参快速笔记

- 【倪师】吃一钱甘遂，要吃十斤石膏还有人参，津液才补得回来。
- 四季咳嗽用药建议：
  - 春季：旋覆花、款冬花。
  - 夏天：麦冬、五味子、人参。

  - ◆ 秋天：麻黄、黄芩。
  - ◆ 冬天：麻黄根、干姜。
- 人参补中益气而生津。
- 人参补气而生津；黄芪补气而祛水。
- 服用量大时：人参吃多了会胀气，半夏可以消胀气。
- ［比较］：黄连降血压，破坏红细胞；人参升高血压，可造血。（故低血压，心脏休克、呼吸衰竭昏时可用人参。）
- “补后天之气无如人参，补先天之气无如附子，此参附汤之所由立也。”（《删补名医方论》）
- 人参强心，可以用来止汗，流汗越多越疲劳。
- 人参补气但价高，若太贵可用党参代替，但用量一般要提高至三倍。
- 人参增加免疫力不如党参来得快，党参可以调整白细胞、淋巴细胞的比例。
- 若血压过高不宜用人参，可用党参取代。
- 现代机理：人参把氧送到组织里面，黄芪把组织里面的二氧化碳排出。
- 大补元气救脱之要药：人参。
- 五加科植物：五加皮＋通草＋三七＋人参＋西洋参＋刺五加。

倪师认为：“吃一钱甘遂，要吃十斤石膏，还有人参，津液才补得回来。”

在四时咳嗽用药建议中，夏天用麦冬、五味子、人参，因为夏天令人比较耗气伤津，所以我们会用人参益气补津液。

人参补气而生津液，所以它会蓄水，生水；黄芪则是补气而祛水。

人参吃多了会胀气，半夏可以消胀气。

现代药理研究表明：黄连降血压，破坏红细胞；人参升高血压，可造血。故低血压、心脏休克、呼吸衰竭昏时，可用人参。

《删补名医方论》记载：“补后天之气无如人参，补先天之气无如附子，此参附汤之所由立也。”

人参强心，可以用来止汗。流汗越多，人会越疲劳。

人参补气但价高，若太贵可用党参代替，但用量一般要提高至三倍。人参增加免疫力不如党参来得快，党参可以调整白细胞、淋巴细胞的比例。若血压过高，不宜用人参，可用党参取代。

人参和黄芪补气的现代机理：人参把氧送到组织里面，黄芪把组织里面的二氧化碳排出。

人参是大补元气的要药。

人参是五加科植物。

人参相关药对

- 人参＋麦冬＋五味子：治疗热病气阴耗伤之症。

- 人参 + 蛤蚧：治疗肺肾两虚之咳喘。
- 山茱萸 + 人参 + 麦冬 + 五味子：治疗虚汗淋漓，或喘逆，或怔忡，或气虚不足以息。
- 干姜 + 白术 + 人参：中焦虚寒证。自利不渴、腹痛呕吐。
- 山茱萸 + 人参 + 麦冬 + 茯苓：治疗肝肾阴虚，上盛下虚造成的咳嗽（尤其久咳），口干、咽干，舌质红，脉细数。
- 人参 + 茯苓：治疗气虚证，或兼有水肿。
- 干姜 + 白术 + 人参 + 炮附子：治疗脾肾阳虚证，舌质白淡胖大有齿痕，右关尺沉紧或沉弱。
- 山茱萸 + 人参 + 麦冬 + 龙骨 + 牡蛎：虚汗淋漓，或喘逆，或怔忡，或气虚不足以息。
- 山茱萸 + 人参 + 龙骨 + 牡蛎：虚汗淋漓，或喘逆，或怔忡，或气虚不足以息。
- 人参 + 三七：1. 虚劳咳嗽，老年体弱之痰嗽，经久不愈者；2. 冠心病心绞痛诸症；3. 各种出血性疾患，如衄血、吐血、尿血、便血，以及妇女崩漏下血等症。
- 人参 + 炮附子：1. 重病，久病，失血，心脏疾病等引起的四肢逆冷、冷汗自出、气虚欲脱、心脏衰脉微欲绝等；2. 除中（即《伤寒论》厥阴病，出现四肢厥冷，下利者，应当不能食，若中气将绝而反能食者，称为除中）；3. 休克型肺炎；4. 不育症，证属发育不良，性功能减退者；5. 小儿久咳，症见病势渐剧，身体消瘦，食欲不振，舌白唇淡者；6. 阳痿。

花旗参

西洋参 – 花旗参	
性味	苦、微甘，寒
归经	心、肺、胃
主治	补气养阴，清火生津
运用	1. 用于阴虚火旺、肺失清肃的喘咳痰血证。2. 用于热病气阴两伤之烦倦、口渴
药性	寒　补　降　润

花旗参快速笔记

- 花旗参是滋阴要药，可降血糖。
  人参比较热，花旗参则比较寒凉一点。
  花旗参是滋阴的要药，可以降血糖。

党参

党参	
性味	甘，平
归经	脾、肺
主治	补中益气，生津，养血
运用	1. 用于中气不足的食少便溏、四肢倦怠等症。2. 用于肺气亏虚的气短咳喘、言语无力、声音低弱等症。3. 用于热伤气津、气短口渴之证。4. 用于气血两亏的面色萎黄、头晕心悸等症
药性	寒　热　补　升　收　润

党参快速笔记

- 党参、大枣、藕节含大量维生素 C，可以令皮肤美白。
- 人参补气但价高，若太贵可用党参代替，但用量一般要提高至三倍。
- 党参的作用：综合维生素再加上蛋白质，党参可当作营养剂。蛋白尿造成的水肿，用党参一两、红枣一两，煮水喝，两天水肿可消。
- 人参增加免疫力不如党参来得快，党参可以调整白细胞、淋巴细胞的比例。
- 党参可以制造白蛋白，可治肾阳虚之肾小球肾炎产生的蛋白尿。
- 若血压过高不宜用人参，可用党参代之。
- 伞形科植物：防风＋羌活＋白芷＋藁本＋胡荽＋柴胡＋独活＋小茴香＋阿魏＋川芎＋前胡＋羊红膻＋当归＋北沙参＋明党参＋蛇床子。
- 桔梗科植物：半边莲＋桔梗＋党参＋南沙参。

人参太贵，可以用党参代替，而且有时候还非用党参不可，例如要增加免疫力和血压过高的时候。

党参、大枣、藕节含大量维生素 C，可以令皮肤美白。

党参富含综合维生素和蛋白质，所以可当作营养剂。

治疗蛋白尿造成的水肿时，用党参一两、红枣一两，煮水喝，两天水肿可消。

党参可以制造白蛋白，可治肾阳虚之肾小球肾炎而产生的蛋白尿。

党参是伞形科植物。

党参相关药对

- 醋鳖甲＋郁金＋党参＋桂枝：治疗慢性肝炎。
- 党参＋白术：治疗脾虚证，元气衰，吸收差。
- 党参＋黄芪：1. 久病虚弱诸症；2. 中气不足、中气下陷所引起的内脏下垂、子宫脱垂、脱肛诸症；3. 脾胃虚弱，消化不良，食少便溏，倦怠乏力，动则汗出等症；4. 气虚麻木、痿躃。

黄芪

黄芪	
性味	甘，微温
归经	脾、肺
主治	补气升阳，益卫固表，利水消肿，托疮生肌
运用	1. 用于脾胃气虚及中气下陷之证。2. 用于肺气虚及表虚自汗、气虚外感之证。3. 用于气虚水湿失运的浮肿、小便不利。4. 用于气血不足、疮疡内陷的脓成不溃或溃久不敛。5. 用于气虚血亏的面色萎黄、神倦脉虚等。6. 用于气虚不能摄血的便血、崩漏等症。7. 用于气虚血滞不行的关节痹痛、肢体麻木或半身不遂等症。8. 用于气虚津亏的消渴病
药性	**热　补　升**

黄芪快速笔记

- 黄芪和升麻不同，黄芪味厚可补气，升麻味不厚，故能升不能补。
- 黄精含有卵磷脂令神经休息。菖蒲令呼吸量增加而镇静。远志吸收钙质而能镇静。黄芪、柴胡则是治自律神经失调所致的阳虚嗜睡。
- 人参补气而生津；黄芪补气而祛水。
- 【倪师】黄芪专于补气，凡气虚之症皆可用，又治自汗，补中气之不足，外科及痘科多以之托里透脓，肾亏溺血亦治之。
- 唐容川认定黄芪是三焦的良药，能拓里达表，所以说积水的时候，多会用到黄芪。
- 指（趾）麻的单味药使用：气虚，药用黄芪；血虚，药用白芍；寒，用桂枝、附子。
- 当归补血汤中的当归是刺激肝脏放血，而黄芪可以刺激血管收缩，推动血的循环。当归味甘而浓，味浓则补血；黄芪味甘而薄，味薄则补气。
- 现代机理：人参把氧送到组织里面，黄芪把组织里面的二氧化碳排出。

人参补气而生津，黄芪补气而祛水。

黄芪常跟升麻一起用，但是黄芪和升麻不同，黄芪味厚可补气，升麻味不厚，故能升不能补。

黄精含有卵磷脂令神经休息，菖蒲令呼吸量增加而镇静，远志吸收钙质而能镇静，黄芪、柴胡则是治自律神经失调所致的阳虚嗜睡。

倪师认为："黄芪专于补气，凡气虚之症皆可用，又治自汗，补中气之不足，外科及痘科多以之托里透脓，肾亏溺血亦治之。"

唐容川认定黄芪是三焦的良药，能拓里达表，所以说积水的时候，多会用到黄芪。

指（趾）麻时的辨证用药：气虚，药用黄芪；血虚，药用白芍；寒，药用桂枝、附子。

当归补血汤中，当归刺激肝脏放血，黄芪量是当归的五倍，黄芪可以刺激血管收缩，推动血的循环。当归味甘而浓，味浓则补血；黄芪味甘而薄，味薄则补气。

黄芪和石膏都可以收汗，但黄芪治疗汗出而肿，不烦；石膏则治疗汗出而渴，烦。

药名	同	异
黄芪	收汗	汗出而肿，不烦
石膏		汗出而渴，烦

黄芪相关药对

- 炮附子 + 黄芪：治疗阳虚自汗，畏冷。
- 黄芪 + 白术：治疗脾虚气弱、倦怠乏力之泄泻。
- 黄芪 + 当归：劳倦内伤，血虚发热，气血不足。
- 黄芪 + 防风：治疗气虚自汗，虚人外感者。
- 桂枝 + 白芍 + 黄芪：治疗右肩膀僵硬。
- 砂仁 + 紫苏叶 + 黄明胶 + 黄芪：治疗习惯性流产。
- 砂仁 + 紫苏叶 + 黄芪：治疗气虚习惯性流产。
- 防己 + 黄芪 + 苍术：治疗气虚水肿，全身水肿。
- 防己 + 黄芪：治疗气虚水肿，全身水肿。
- 黄芪 + 甘草：治疗长期全身倦怠，四肢无力。
- 黄芪 + 地龙：气虚引起的水肿，舌淡白胖大。
- 何首乌 + 山楂 + 黄精 + 黄芪：治疗胆固醇高，高血脂。
- 黄芪 + 牡蛎：1. 气阴不足，自汗、盗汗等症；2. 阳虚自汗诸症。
- 黄芪 + 浮小麦：表虚自汗诸症。
- 黄芪 + 山药：1. 糖尿病，表现为尿糖严重者，用之即可消除；2. 慢性胃肠炎，证属脾胃气虚者；3. 慢性肾功能不全，尿蛋白久久不除者；4. 小儿遗尿，脱肛。
- 党参 + 黄芪：1. 久病虚弱诸症；2. 中气不足、中气下陷所引起的内脏下垂、子宫脱垂、脱肛诸症；3. 脾胃虚弱，消化不良，食少便溏，倦怠乏力，动则汗出等症；4. 气虚麻木、痿躄。
- 黄芪 + 知母：1. 恶性肿瘤，术后、放疗、化疗之后，证属气阴两虚，大气下陷者；2. 胃脘痛，证属气阴两虚者；3. 原发性血小板减少性紫癜；4. 肺结核、肾结核，证属阴虚内热者；5. 慢性肾炎血尿，证属气阴两虚者。
- 黄芪 + 桔梗 + 甘草：疮疡成脓不溃，或溃后久不收口，证属气血不足者。
- 黄芪 + 苍术：治疗气虚兼风湿的问题。

白术

白术	
性味	苦、甘，温
归经	脾、胃
主治	补气健脾，燥湿利水，固表止汗，安胎
运用	1. 用于脾胃气虚、运化无力的食少便溏、脘腹胀满、肢软神疲等症。2. 用于脾虚失运、水湿内停之痰饮、水肿、小便不利等症。3. 用于脾虚气弱、肌表不固而自汗。4. 用于脾虚气弱、胎动不安之证
药性	热　补　收　燥

白术快速笔记

- 黄芩是苦寒药，可是跟白术配在一起时就是安胎的圣药。
- 强化肝脏功能的菊科植物：苍术、白术、莴苣、红凤菜、牛蒡、蒲公英。
- 水肿用白术或苍术，散皮肤之间的风水，去组织之间的湿气。白术偏上半身，苍术偏下半身。
- 《玉楸药解》曰："白术守而不走，苍术走而不守，故白术善补，苍术善行。"
- "太阳无汗代麻黄汤"：苍术三钱，防风二钱，炙甘草用一钱（神术散）；易苍术为白术→代桂枝汤（白术散）。
- 真武汤是利尿剂，加重茯苓的量，茯苓要比白术多，向下排水力量才会强，用以排水利尿。附子汤中白术：茯苓就是4∶3，白术比茯苓重，所以重在健脾。
- 脾肾同治的二味药：山药、白术。
- 菊科植物：苍耳子＋鹅不食草＋牛蒡子＋菊花＋蒲公英＋野菊花＋漏芦＋千里光＋青蒿＋豨莶草＋雪莲花＋佩兰＋苍术＋茵陈＋木香＋鹤虱＋小蓟＋大蓟＋艾叶＋红花＋刘寄奴＋旋覆花＋紫菀＋款冬花＋白术＋墨旱莲。

黄芩、白术是安胎圣药。黄芩是苦寒药，可是跟白术配在一起时，就是安胎的圣药。

白术是可以强化肝脏功能的菊科植物，其他还有苍术、莴苣、红凤菜、牛蒡、蒲公英。

白术和苍术都可治疗水肿，散皮肤之间的风水，去组织之间的湿气，但白术偏上半身，苍术偏下半身。《玉楸药解》曰："白术守而不走，苍术走而不守，故白术善补，苍术善行。"

太阳无汗代麻黄汤可用苍术三钱、防风二钱、炙甘草一钱，即神术散；易苍术为白术则代桂枝汤，即白术散。

真武汤是利尿剂，加重茯苓的量，茯苓要比白术多，向下排水力量才会强，用以排水利尿。附子汤中，白术和茯苓的比例是4∶3，白术比茯苓重，所以重在健脾；茯苓比白术重时，则重在利水。

脾肾同治的二味药是山药、白术。

白术能用于治疗脾虚气弱胎动。

白术和苍术的比较

药名	同	异	物种
白术	均能健脾、燥湿，治疗脾失健运、湿浊中阻	健脾益气为主，偏补。补脾力强。利尿、止汗	菊科多年生草本植物白术的根茎
苍术		苦温燥湿为主，偏泻。运脾力强。发汗解表	菊科植物茅苍术或北苍术的根茎

苍术、白术都属于菊科植物，均能健脾、燥湿，治疗脾失健运、湿浊中阻。但白术以健脾益气为主，偏补，补脾力强，能利尿、止汗；苍术则以苦温燥湿为主，偏泻，运脾力强，能发汗解表。

白术相关药对

- 麻黄＋白术：治疗水肿初起或风湿痹证。
- 生附子＋白术：治疗风湿相搏之关节疼痛。
- 枳实＋白术：水饮内停，心下坚，大如盘，边如旋盘。
- 黄芪＋白术：治疗脾虚气弱、倦怠乏力之泄泻。
- 干姜＋白术＋人参：中焦虚寒证。自利不渴、腹痛呕吐。
- 茯苓＋桂枝＋白术＋炙甘草：治疗中阳不足之痰饮。胸胁支满，目眩心悸，短气而咳，舌苔白滑，脉弦滑或沉紧。
- 白术＋炮附子：阳虚脓疡。
- 干姜＋白术＋人参＋炮附子：治疗脾肾阳虚证，舌质白淡胖大有齿痕，右关尺沉紧或沉弱。
- 茯苓＋桂枝＋白术＋炙甘草＋姜半夏：治疗眩晕，小便不利，舌苔白腻而滑。
- 苍术＋茯苓＋炮附子＋白术：治疗寒湿痹痛，膝盖疼痛，腰痛，舌苔白厚腻，脉弦紧。
- 白术＋茯苓：治疗脾虚湿盛之大便溏泻，软便。
- 防己＋薏苡仁＋苍术＋白术：治疗风湿痹证，全身沉重疼痛，水肿，小便不利，脚气肿痛，舌苔白而厚腻。
- 党参＋白术：治疗脾虚证，元气衰吸收差。
- 苍术＋白术：1. 脾胃不健，纳运无常，以致消化不良，食欲不振、恶心、呕吐等；2. 湿阻中焦，气机不利，胸脘满闷，呼吸不畅诸症；3. 湿气下注，水走肠间，症见腹胀、肠鸣、泄泻等症；4. 着痹为患，症见痛处重着，肌肤不仁者。

- 白术 + 鸡内金：1. 虚弱，运化无力，食欲不振，食后不消，痰湿内停，脘腹胀满，倦怠无力，或泄泻等症；2. 萎缩性胃炎，证属脾虚夹瘀者。
- 蒲黄 + 白术：1. 中风失语，证属痰瘀互结，舌窍闭阻，舌根发僵，言语困难者；2. 口舌生疮，舌肿疼痛诸症。
- 白术 + 黄芩：1. 湿热内蕴，胎热升动，恶心呕吐，胎动不安等症；2. 习惯性流产诸症。
- 白术 + 当归：脾虚兼血虚便秘。

山药

山药	
性味	甘，平
归经	脾、肺、肾
主治	益气养阴，补脾肺肾，固精止遗
运用	1. 用于脾胃虚弱证。2. 用于肺肾虚弱证。3. 用于阴虚内热，口渴多饮，小便频数的消渴病
药性	寒 热 补 升 收 润

山药快速笔记

- 薯蓣，又名山药、淮山。
- 山药作用在补平滑肌而强化收缩，可以治疗胃下垂。
- 山药是妇科良药，有雌激素和异黄酮，尤其是异黄酮含量最高。
- 脾肾同治的二味药：山药、白术。
- 平补气阴之佳品：山药、黄精。
- 薯蓣科植物：穿山龙 + 萆薢 + 黄药子 + 山药。

  山药又名薯蓣、淮山。

  山药作用在补平滑肌而强化收缩，可以治疗胃下垂。

  山药是妇科良药，有雌激素和异黄酮，尤其是异黄酮含量最高。

  山药是脾肾同治的药。

  平补气阴之佳品是山药和黄精。

  山药是薯蓣科植物。

山药相关药对

- 山药 + 芡实：脾胃虚弱，食欲不振。
- 山药 + 芡实 + 茯苓：治疗脾虚下利。

- 山药＋牛蒡子：1. 脾胃不健，肺气虚弱，痰湿内生，停阻气道，以致胸膈满闷、咳嗽气短、喉中水鸡声、身倦乏力等症（咳之不甚者效佳）；2. 慢性气管炎，支气管哮喘偏于虚者可用；3. 糖尿病并发肾病，症见血糖增高，并有尿蛋白者。
- 黄芪＋山药：1. 糖尿病，表现为尿糖严重者，用之即可消除；2. 慢性胃肠炎，证属脾胃气虚者；3. 慢性肾功能不全，尿蛋白久久不除者；4. 小儿遗尿，脱肛。
- 山药＋白扁豆：1. 脾胃虚弱，食欲不振，倦怠无力，慢性泄泻等症，2. 妇女带下诸症。
- 天花粉＋石斛＋山药：用于热病口渴，内热消渴。

甘草

甘草	
性味	甘，平
归经	心、肺、脾、胃
主治	益气补中，清热解毒，祛痰止咳，缓急止痛，调和药性
运用	1. 用于脘腹及四肢挛急作痛。2. 用于药性峻猛的方剂中。3. 用于热毒疮疡，咽喉肿痛及药物、食物中毒等
药性	寒 热 收 润

甘草快速笔记

- 石膏是中风伤寒的用药，得麻、桂而助青龙（麻黄）之力；得知母、甘草有白虎之号。
- 知母滑肠，石膏补水分太多会伤到肠胃，故用甘草及粳米来保护肠胃（见白虎汤）。
- 惟急以黄柏之苦以坚肾，则能制龙家之火（朱丹溪语）←封髓丹（黄柏、砂仁、甘草）。
- 甘草、金银花，对于缓解体内毒素和病毒入侵的作用很明显。
- 甘草泻心汤可治疗口腔与外阴溃疡，可辅以生地黄加强效力。
- “太阳无汗代麻黄汤”：苍术三钱，防风二钱，炙甘草一钱（神术散）；易苍术为白术→代桂枝汤（白术散）。
- 肝、脾之寒治之以吴茱萸，其效胜过干姜。治抽筋用吴茱萸亦胜芍药、甘草。
- 神经病变用药：芍药、甘草、炮附子、牛膝、丹皮、川芎。
- 远志有小毒，一般在使用远志之前要用甘草水浸泡二十四小时，且要去心，以去其毒性。
- 豆科植物：葛根＋淡豆豉＋决明子＋苦参＋苦豆子＋山豆根＋绿豆＋番泻叶＋海桐皮＋鸡骨草＋刀豆＋槐花＋降香＋鸡血藤＋苏木＋儿茶＋皂荚＋合欢皮＋黄芪＋白扁豆＋甘草＋补骨脂＋沙苑子＋胡芦巴。

甘草能益气补中，清热解毒，祛痰止咳，缓急止痛，调和药性。

石膏是中风伤寒的用药，得麻、桂而助青龙（麻黄）之力；得知母、甘草有白虎之号。知母滑肠，石膏补水分太多会伤到肠胃，故用甘草及粳米来保护肠胃（见白虎汤）。

朱丹溪语“惟急以黄柏之苦以坚肾，则能制龙家之火”，说的就是我们的封髓丹，其组成为黄柏、砂仁、甘草。

甘草和金银花对于缓解体内毒素和病毒入侵的作用很明显。

甘草泻心汤可治疗口腔与外阴溃疡，可辅以生地黄加强效力。

肝、脾之寒治之以吴茱萸，其效胜过干姜。治抽筋用吴茱萸亦胜芍药、甘草。

神经病变用药有芍药、甘草、炮附子、牛膝、丹皮、川芎。

远志有小毒，一般在使用远志之前要用甘草水浸泡二十四小时，且要去心，以去其毒性。

甘草是豆科植物。

甘草相关药对

- 桂枝 + 炙甘草：治疗心阳虚之心悸气短，其人欲两手交叉覆盖，喜按心胸部位。
- 滑石 + 甘草：治疗暑湿证。身热烦渴，小便不利，或泄泻。
- 芍药 + 炙甘草：治疗阴血不足之筋脉拘急及腹痛。
- 茯苓 + 桂枝 + 白术 + 炙甘草：治疗中阳不足之痰饮。胸胁支满，目眩心悸，短气而咳，舌苔白滑，脉弦滑或沉紧。
- 柴胡 + 白芍 + 枳实 + 炙甘草：治疗肝脾气郁证。胁肋胀闷疼痛，脘腹疼痛，脉弦。
- 黄芪 + 甘草：治疗长期整日全身倦怠，四肢无力。
- 茯苓 + 桂枝 + 白术 + 炙甘草 + 姜半夏：治疗眩晕证，小便不利，舌苔白腻而滑。
- 白芍 + 赤芍 + 炙甘草：治疗肾结石，膀胱结石需加的止痛药。
- 干姜 + 炙甘草：脾虚寒的大便溏泻。
- 薏苡仁 + 桔梗 + 甘草：治疗脓已成而未破。
- 车前子 + 滑石 + 甘草：1. 夏日中暑，发热汗出，烦躁口渴，小便黄少、不利，或呕吐，腹泻等症；2. 淋浊（急性肾炎，慢性肾炎，肾盂肾炎，膀胱炎，尿道炎，前列腺肥大，表现为小便不利者）诸症；3. 石淋（尿路结石）。
- 滑石 + 甘草 + 荷叶：1. 夏季受暑，头昏头胀，胸闷不舒，食欲不振，全身无力，大便溏泻，小便黄少等症；2. 尿血诸症。
- 滑石 + 甘草 + 灯心草：1. 夏日受暑，身热，面赤唇红，口干口渴，心烦不安，小便短少等症；2. 淋证。
- 滑石 + 甘草 + 血余炭：1. 夏日中暑，呕吐、泄泻、小便不利等症；2. 急慢性肠炎诸症；3. 尿路感染、泌尿系结石诸症。
- 甘草 + 蒲公英：1. 咽喉肿痛，口舌生疮，证属热毒炽盛者；2. 眼疾肿疼，或胬肉遮睛，或赤脉络目，或目睛胀疼，或目疼连脑，或羞明多泪，一切虚火实热之证。

（《张锡纯蒲公英汤》）

- 诃子＋桔梗＋甘草：1. 音嘶、音哑诸症；2. 慢性喉炎，喉头结节（息肉）等喉部疾患，均可使用。
- 枇杷叶＋滑石＋甘草：肺痿、肺痈，症见咳嗽，痰涎黏稠者（轻症效佳）。
- 血余炭＋滑石＋甘草＋薏苡仁：各种结石症治愈之后，用以巩固疗效时宜服。
- 黄芪＋桔梗＋甘草：疮疡成脓不溃，或溃后久不收口，证属气血不足者。
- 栀子＋黄连＋甘草：用于胃和十二指肠溃疡、胃酸过多、慢性胃炎等。主诉空腹或食后上腹部疼痛、心下不快、火烧心、大便潜血阳性者，不甚衰弱者为宜。

大枣

大枣	
性味	甘，温
归经	脾、胃
主治	补中益气，养血安神，缓和药性
运用	1. 用于脾虚食少便溏，倦怠乏力等症。2. 用于血虚萎黄及妇女脏躁，神志不安等证。3. 用于药性较峻烈的方剂中，可以减少烈性药的副作用，并保护正气
药性	**热　补　降　收　润**

大枣快速笔记

- 党参、大枣、藕节含大量维生素C，可以令皮肤美白。
- 皂荚是碱性的，会中和胃酸，须用熬得很浓的红枣汤固胃。用了皂荚就要用大枣！
- 【唐容川】葶苈子多油，当能滑利，又有辛味，与巴豆之辛有油相似，其味苦，与大黄之苦而滑润相似，故葶苈子隐含巴豆与大黄二者之性，故能大泻肺中之痰饮脓血，性极速降，是猛药类，故仲景配以大枣补之，入药前须炒过，不炒则不香，不能散。
- 盗汗、自汗治之以粥甚好，可用浮小麦、大枣、粳米煮粥。
- 鼠李科植物：枳椇子＋酸枣仁＋大枣。

党参、大枣、藕节含大量维生素C，可以令皮肤美白。

皂荚是碱性的，会中和胃酸，须用熬得很浓的红枣汤固胃，所以用了皂荚就要用大枣，大枣可以护胃。

唐容川认为："葶苈子多油，当能滑利，又有辛味，与巴豆之辛有油相似，其味苦，与大黄之苦而滑润相似，故葶苈子隐含巴豆与大黄二者之性，故能大泻肺中之痰饮脓血，性极速降，是猛药类，故仲景配以大枣补之，入药前须炒过，不炒则不香，不能散。"

盗汗、自汗治之以粥甚好，可用浮小麦、大枣、粳米煮粥。

大枣是鼠李科植物。

大枣相关药对

- 生姜 + 大枣：治疗风寒感冒（入表药），胃脘不舒呕吐（入健脾药）。
- 葶苈子 + 大枣：治疗支饮，喘满水肿。

饴糖

饴糖	
性味	甘，温
归经	脾、胃、肺
主治	益气补中，缓急止痛，润肺止咳
运用	1. 用于中虚里急，脘腹疼痛。2. 用于肺虚干咳少痰
药性	**热　补　收　润**

饴糖快速笔记

- 饴糖有松弛作用。药物学里讲，甘能缓，缓就是松弛的意思。饴糖还是高营养的食物。

  饴糖就是麦芽糖，有松弛作用。

  药物学里讲“甘能缓”，缓和的缓，也就是松弛的意思。

  饴糖能够强化我们的脾胃，是高营养的食物。

蜂蜜

蜂蜜	
性味	甘，平
归经	脾、大肠
主治	补中缓急，润燥，解毒
运用	1. 用于中虚脘腹疼痛。2. 用于肺虚燥咳及肠燥便秘。3. 用于解乌头类中毒
药性	**寒　热　补　降　润**

蜂蜜快速笔记

- 蜂蜜为润脏腑要药，主益气补中，滋养脾胃，调和营卫，治五脏不足，肠胃燥结，肌肉疼痛，除心烦。

- 未满周岁不可以吃蜂蜜。婴儿肠臑动慢，很容易腹泻。
- 蜂蜜解附子毒。

蜂蜜为润脏腑要药，主益气补中，滋养脾胃，调和营卫，治五脏不足，肠胃燥结，肌肉疼痛，除心烦。

未满周岁不可以吃蜂蜜，因为婴儿肠臑动慢，很容易腹泻。

蜂蜜解附子毒。

粳米

粳米	
性味	甘，平
归经	脾、胃
主治	补中益气，健脾和胃，除烦渴，止泻痢
运用	1. 用于烦躁口渴。2. 用于赤痢热躁。3. 用于伤暑发热
药性	寒 热 补 降 散 润

粳米快速笔记

- 知母滑肠，石膏补水分太多会伤到肠胃，故用甘草及粳米来保护肠胃（见白虎汤）。
- 盗汗、自汗治之以粥甚好，可用浮小麦、大枣、粳米煮粥。
- 粳米：粳，硬也。糯，懦也。
- 粳米大补中气以生津液。

粳米就是我们平时吃的米，形状偏短圆，与那种细长粒米区别明显。

知母滑肠，石膏补水分太多会伤到肠胃，故用甘草及粳米来保护肠胃（见白虎汤）。盗汗、自汗治之以粥甚好，可用浮小麦、大枣、粳米煮粥。

粳米大补中气以生津液。

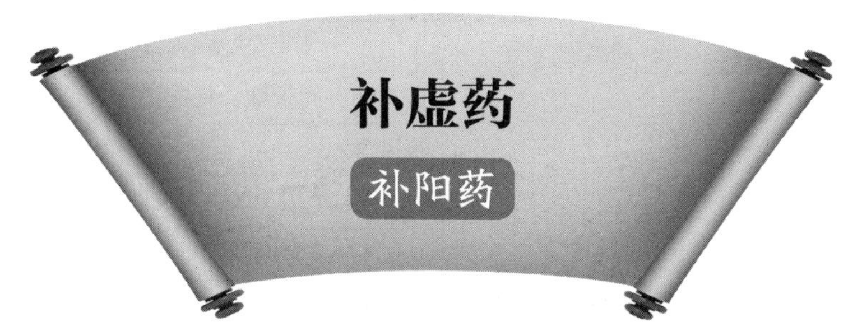

补虚药

补阳药

【药性寒热补泻分布表】

药性	温热药	平药	寒凉药
补药	鹿茸，巴戟天☀，淫羊藿☀，仙茅☀，补骨脂，益智仁☀，肉苁蓉，菟丝子，杜仲，续断，阳起石☂		
平药			
泻药			

【药性升降收散动力分布表】

药性	升性药	平药	降性药
散性药	鹿茸，淫羊藿☀，仙茅☀，肉苁蓉		巴戟天☀，杜仲
平药	阳起石☂		
收性药	补骨脂，菟丝子，续断	益智仁☀	

【药性燥湿分布表】

湿性药	中性药	燥性药
肉苁蓉，菟丝子，续断，阳起石	补骨脂，杜仲	鹿茸，巴戟天，淫羊藿，仙茅，益智仁

一般来说，“阳虚生冷，阴虚发热”，所以补阳药以温热药为主。补阳药有收有散、有降有升。鹿茸、巴戟天、淫羊藿、仙茅、补骨脂、益智仁、肉苁蓉、菟丝子、杜仲、续断、阳起石都是补阳药，能补助人体阳气，治疗各种阳虚的病症。阳虚一般以肾阳虚为主，所以很多补阳药都会入肾经，一般能壮肾阳，益精血，强筋骨。

补虚药_补阳药的比较

药名	同	异
鹿茸	补助人体阳气以治疗各种阳虚病证。 补阳以补肾阳为主。 皆入肾经。 壮肾阳，益精血，强筋骨	调冲任，固带脉，托疮毒
巴戟天		祛风湿
淫羊藿		祛风湿
仙茅		祛风湿，温脾止泻
补骨脂		固精缩尿，暖脾止泻，纳气平喘
益智仁		固精缩尿，温脾止泻，开胃摄唾
肉苁蓉		润肠通便
菟丝子		养肝明目，温脾止泻，安胎
杜仲		治腰膝酸痛，安胎，调冲任
续断		止血安胎，疗伤续折，祛风湿，调冲任
阳起石		治阳痿、宫冷、腰膝冷痹
• 祛风湿：巴戟天、淫羊藿、仙茅、续断 • 安胎：菟丝子、杜仲、续断 • 调冲任：鹿茸、杜仲、续断 • 温脾止泻：仙茅、补骨脂、益智仁、菟丝子		

在补阳药之中，可以祛风湿的有巴戟天、淫羊藿、仙茅、续断；可以安胎的有菟丝子、杜仲、续断；可以调冲任和女性月事相关的有鹿茸、杜仲、续断；可以温脾止泻的有仙茅、补骨脂、益智仁、菟丝子；可以润肠通便的药有肉苁蓉，它入大肠，能增加大肠蠕动的力量，即补大肠的阳。

鹿茸

鹿茸－鹿角胶－鹿角霜	
性味	甘、咸，温
归经	肾、肝
主治	壮肾阳，益精血，强筋骨，调冲任，固带脉，托疮毒
运用	1. 用于肾阳不足，精血亏虚的阳痿早泄，宫寒不孕，尿频不禁，头晕耳鸣，腰膝酸痛，肢冷神疲等证。2. 用于肝肾不足的筋骨痿软，小儿发育不良，囟门过期不合，齿迟，行迟等。3. 用于冲任虚寒，带脉不固的崩漏不止，带下过多。4. 用于疮疡久溃不敛，脓出清稀，或阴疽内陷不起
药性	**热　补　升　散　燥**

- 鹿角带血者是鹿茸。
- 鹿茸含性激素，可以强精。吃素食的用阳起石，阳起石是矿物质。
- 鹿茸朝天，善通督脉。

- 温补肾阳，补督脉、益精血之要药：鹿茸。

鹿角带血者是鹿茸，没有带血的是鹿角。

鹿茸含性激素，可以强精。吃素的人不吃鹿茸，则可以使用矿物质阳起石。

鹿茸朝天，善通督脉，能温补肾阳，是补督脉、益精血之要药。当整个脊柱没有力量而导致歪斜时，使用鹿茸可助脊柱直立。

巴戟天

盐巴戟天 – 巴戟天	
性味	甘、辛，微温
归经	肾、肝
主治	壮肾阳，益精血，强筋骨，祛风湿
运用	1. 用于肾阳虚弱导致的阳痿，不孕，月经不调，少腹冷痛等。2. 用于肝肾不足导致的筋骨痿软，腰膝疼痛，或风湿久痹，步履艰难
药性	**热　补　降　散　燥**

巴戟天快速笔记

- 巴戟天会增精，需配合锁阳来固阳。
- 茜草科植物：栀子 + 白花蛇舌草 + 鸡矢藤 + 茜草 + 钩藤 + 巴戟天。

巴戟天可壮肾阳，益精血，强筋骨，祛风湿。巴戟天会增精，需配合锁阳来固阳。巴戟天是茜草科的植物，其他如栀子、白花蛇舌草、鸡矢藤、茜草、钩藤也同属本科。

巴戟天相关药对

- 菟丝子 + 盐巴戟天：治疗肾虚腰痛，阳痿遗精，尿频，带下等症。
- 阳起石 + 盐巴戟天：治疗肾虚腰痛，阳痿早泄等症。

淫羊藿

淫羊藿 – 仙灵脾	
性味	辛、甘，温
归经	肝、肾
主治	温肾壮阳，强筋骨，祛风湿
运用	1. 用于肾阳虚导致的阳痿，不孕及尿频等。2. 用于肝肾不足导致的筋骨痹痛，风湿拘挛麻木等
药性	**热　补　升　散　燥**

淫羊藿快速笔记

- 勃起困难：阳起石、淫羊藿，二者消二氧化碳补氧气（非补性激素），体内含氧不足容易早泄。
- 淫羊藿又名仙灵脾。
- 降血压：杜仲、夏枯草、决明子、青葙子、车前子、罗布麻、地龙、青木香、大蓟、小蓟、马兜铃、桑白皮、荠菜、臭梧桐、淫羊藿、山茱萸、豨莶草、山楂。
- 小檗科植物：三棵针＋淫羊藿。

淫羊藿又名仙灵脾。使用淫羊藿治疗勃起困难时，可搭配阳起石，现代医学研究表明二者是通过消二氧化碳补氧气（非补性激素）来治疗勃起困难，因为体内含氧不足容易早泄，补氧就会更持久。

淫羊藿能降血压，也是强筋骨祛风湿的药，是属于小檗科的植物。

淫羊藿相关药对

- 枸杞子＋补骨脂＋菟丝子＋淫羊藿：治疗肾虚证。腰膝冷痛，阳痿，遗精，尿频，泄泻。
- 生地黄＋淫羊藿：1. 糖尿病，运用胰岛素治疗不当所导致的阴阳俱虚之症；2. 顽痹（类风湿关节炎），被施以激素，长期或大量运用之后所造成的免疫功能受到抑制，机体抵抗力低下，表现为阴阳失调、功能紊乱、肾督亏虚之症。
- 仙茅＋淫羊藿：1. 高血压病，证属阳虚畏寒、肢冷、腰膝软弱无力等症；2. 妇女更年期综合征；3. 冠心病心绞痛，证属肾虚而致者。
- 淫羊藿＋露蜂房：冲任不调，形盛气虚之月经不调、月经淋漓不止、畏寒乏力者。
- 淫羊藿＋紫石英：阳虚宫寒之痛经、闭经、不孕。

仙茅

仙茅	
性味	辛，热；有毒
归经	肾、肝、脾
主治	温肾壮阳，强筋骨，祛风湿，温脾止泻
运用	1. 用于肾阳不足，命门火衰的阳痿精冷、遗尿尿频。2. 用于肾虚腰膝痿软、筋骨冷痛，或寒湿久痹。3. 用于脾肾阳虚的脘腹冷痛，泄泻等
药性	**热　补　升　散　燥**

仙茅快速笔记

- 仙茅需用盐炒或酒炒。因为仙茅有毒，如果未经炮制，吃下去超过三钱就会中毒，舌头会肿起来。酒炒仙茅对于脊椎骨跟肾脏有帮助，可温肾壮阳，强筋骨，祛风湿。
- 石蒜科植物：仙茅。

为什么很多补肾阳药能够祛风湿呢？因为肾主调节水液，肾的功能（肾阳）强，身上的湿自然就能够消除。

仙茅也是祛风湿的药，有小毒，需要用盐或酒炒，如果没有经过炮制，摄入超过三钱就会中毒，整个舌头会肿胀。酒炒仙茅有益于脊椎骨和肾脏，可温肾壮阳，强筋骨，祛风湿。有些中药确实有毒，但只要炮制得当，使用得法，是非常安全又有效的。

仙茅是石蒜科的植物。

仙茅相关药对

- 仙茅＋淫羊藿：1. 高血压病，证属阳虚畏寒、肢冷、腰膝软弱无力等症；2. 妇女更年期综合征；3. 冠心病心绞痛，证属肾虚而致者。

补骨脂

补骨脂	
性味	辛、苦，温
归经	肾、脾
主治	补肾助阳，固精缩尿，暖脾止泻，纳气平喘
运用	1. 用于肾阳不足，命门火衰之腰膝冷痛，阳痿，遗精，尿频等。2. 用于脾肾阳虚泄泻。3. 用于肾不纳气的虚喘
药性	热　补　收

补骨脂快速笔记

- 补骨脂、砂仁：治胸闷。（刺激延脑的呼吸中枢，增加肺活量。）
- 皮肤白斑（白癜风）：白附子跟补骨脂泡酒、泡水、煮水皆可，用生姜蘸之来做局部涂抹。二者可以刺激黑色素的分泌。内服没有效果！（补骨脂酊是用 25% 的酒精 600mL，配白附子一两，补骨脂一两，生姜五钱。）
- 补骨脂和牡蛎可以让骨头长得很快。补骨脂能够壮骨髓、补肾（刺激类固醇分泌）、治全牙痛。

- 【倪师】补肾时，用泽泻（五钱）可使肾脏休息，再用补骨脂等补肾药补之。
- 补骨脂、砂仁是能刺激延脑的呼吸中枢的药对，可增加肺活量，同时可治疗胸闷。
- 骨碎补、补骨脂、续断像强力胶把骨头黏在一起，可修补骨头。
- 晨起就很倦怠（精神上的）或中午过后就超级累——命门火不够：用补骨脂。
- 肾不纳气之喘：蛤蚧、补骨脂、沉香、磁石、紫河车。
- 豆科植物：葛根＋淡豆豉＋决明子＋苦参＋苦豆子＋山豆根＋绿豆＋番泻叶＋海桐皮＋鸡骨草＋刀豆＋槐花＋降香＋鸡血藤＋苏木＋儿茶＋皂荚＋合欢皮＋黄芪＋白扁豆＋甘草＋补骨脂＋沙苑子＋胡芦巴。

补骨脂是一个常用的补阳药，除了补肾阳之外，还可以固精缩泉，暖脾止泻，纳气平喘。尿频、遗精都可以用补骨脂，对肾不纳气的虚喘也有帮助。

补骨脂和砂仁常搭配一起使用以治疗胸闷，现代医学机制是刺激延脑的呼吸中枢，增加肺活量。

补骨脂还有一个特别重要的用法是治白癜风，也就是皮肤的白斑。补骨脂与白附子，泡酒、泡水、煮水皆可，用生姜蘸汁在病变皮肤局部涂抹，可以刺激黑色素的分泌，内服无效。（补骨脂酊是用25%酒精600mL，配白附子、补骨脂各一两，以及生姜五钱。）

补骨脂和牡蛎可以促进骨骼生长，通过壮骨髓、补肾，刺激类固醇的分泌。因为“齿为骨之余”，补骨脂也可以治全牙痛。

根据倪海厦先生的经验，补肾时，用泽泻五钱可以使肾脏休息，然后再用补骨脂等补肾药补之。

补骨脂、骨碎补、续断都是补骨头的药，像强力胶把骨头黏在一起，修复骨头，中医伤科常用。

如果人一早起来就很疲倦，包括精神上的疲倦和体力上的疲倦，中午后就非常累，这是因为命门火不够，这时也可以用补骨脂。

治疗肾不纳气之喘的药除补骨脂之外，还有蛤蚧、沉香、磁石、紫河车。

补骨脂是豆科植物。

补骨脂相关药对

- 补骨脂＋菟丝子＋葛根：治疗肾精不足引起的闭经，即雌激素不足。
- 枸杞子＋补骨脂＋菟丝子＋淫羊藿：治疗肾虚证。腰膝冷痛，阳痿，遗精，尿频，泄泻。
- 补骨脂＋核桃仁：1. 肾虚之咳喘诸症；2. 肾气不足，以致腰酸、腰痛、阳痿、遗精、小便频数、遗尿等症；3. 神经衰弱，头昏、失眠、记忆力减退等症；4. 妊娠腰痛，状不可忍。
- 补骨脂＋蛤蚧：1. 慢性支气管炎、肺气肿，证属肺肾两虚，肾不纳气，喘息气短，动则尤甚，身惫汗出，腰膝酸软，咳嗽痰多诸症；2. 肺虚劳嗽诸症。

- 肉豆蔻 + 补骨脂：1. 脾肾阳虚，虚冷泄泻，日久不愈诸症；2. 五更泄泻，肠鸣腹痛、泻后则安等症；3. 产后泻痢；4. 腰痛，证属肾阳虚衰者；5. 水肿，证属脾肾阳虚，水湿为患者。

益智仁

益智 – 益智仁	
性味	辛，温
归经	肾、脾
主治	补肾助阳，固精缩尿，温脾止泻，开胃摄唾
运用	1. 用于肾气虚寒之遗精滑精，遗尿尿频等。2. 用于脾寒泄泻，腹中冷痛，口多涎唾等
药性	热 补 收 燥

益智仁快速笔记

- 收敛药：小便太多了，我们可以用益智仁、芡实、覆盆子；流鼻涕、口水多、流鼻涕用乌梅、益智仁、覆盆子。
- 益智仁可以使平滑肌收缩，时常流口水的小孩吃益智仁就不流口水。益智仁可以抑制唾液的分泌和多尿。
- 大人遗精，病机类似小孩子遗尿，所以治疗小孩子尿床，多从大人遗精方向着眼：
  第一组药是入脑、通脑窍的药：远志、菖蒲。
  第二组药是镇静的药：龙骨、牡蛎。
  第三组药是安神的药：柏子仁、远志。
  第四组药是收涩剂：莲蕊须、五味子、山茱萸、益智仁、覆盆子。
- 大脑皮质开窍药：远志、菖蒲、益智仁（可治多尿）。
- 治脾寒泻痛或多涎唾之要药：益智仁。
- 姜科植物：生姜 + 砂仁 + 豆蔻 + 草豆蔻 + 草果 + 干姜 + 高良姜 + 炮姜 + 郁金 + 姜黄 + 莪术 + 益智仁。

益智仁可固精缩尿。大人遗精，病机类似小孩子遗尿，所以治疗小孩子尿床，多从大人遗精方向着眼：

第一组药是远志、菖蒲，入脑通窍；第二组药是龙骨、牡蛎，镇静；第三组药是柏子仁、远志，安神；第四组药是莲蕊须、五味子、山茱萸、益智仁、覆盆子，收涩。

益智仁是收敛药，如果小便太多可配芡实、覆盆子；如果流鼻涕、口水多，可配乌梅、覆盆子。益智仁可以使平滑肌收缩，抑制唾液的分泌和多尿。

益智仁是治脾寒泻痛或多涎唾的要药。

大脑皮质的开窍药包含远志、菖蒲、益智仁。

益智仁与生姜、干姜、高良姜、姜黄等同属姜科植物，也是热补药。

益智仁相关药对

- 茯苓＋益智仁：1. 下元虚寒，气化功能失调，以致小便淋漓不畅、小便浑浊等症；2. 脾肾虚寒，泄泻等症。
- 乌药＋益智仁：1. 下元虚冷，小便频数等症；2. 小儿遗尿；3. 中老年人前列腺肥大诸症。
- 益智仁＋萆薢：1. 肾虚小便混浊不清，尿意频频，淋漓不畅等症；2. 妇人带下诸症；3. 乳糜尿；4. 尿酸性关节炎；5. 中老年人前列腺肥大诸症。

肉苁蓉

肉苁蓉	
性味	甘、咸，温
归经	肾、大肠
主治	补肾阳，益精血，润肠通便
运用	1. 用于肾阳不足，精血亏虚的阳痿，不孕，腰膝酸软，筋骨无力。2. 用于肠燥便秘
药性	**热　补　升　散　润**

肉苁蓉快速笔记

- 肉苁蓉是补肾阳的药，同时可以滋阴，也可用来润肠通便，老年便秘好用。
- 润肠通便：火麻仁、郁李仁、柏子仁、核桃仁、桃仁、决明子、榧子、苏子、冬葵子、瓜蒌、当归、何首乌、黑芝麻、桑椹、肉苁蓉、胖大海、知母、生地黄、锁阳、杏仁。
- 列当科植物：肉苁蓉。

肉苁蓉可以补肾阳，益精血，也可以润肠通便。它在补阳的同时还滋阴，适宜老年人便秘、肠道无力。肉苁蓉是列当科的植物。

肉苁蓉相关药对

- 大黄＋枳实＋火麻仁＋厚朴＋当归＋肉苁蓉：治疗老人阴阳两虚型便秘。
- 肉苁蓉＋黑芝麻：1. 习惯性便秘，证属血虚阴亏者；2. 温热病后期，津液亏损，肠燥便秘者。
- 当归＋肉苁蓉：1. 温热病后期，津液亏损，肠燥便秘，并无力送下大便者；2. 老人、虚人、产后津液不足，血虚肠燥，大便秘结等症。

菟丝子

菟丝子	
性味	甘，温
归经	肝、肾、脾
主治	补肾固精，养肝明目，止泻，安胎
运用	1. 用于肾虚腰痛，阳痿遗精，尿频，带下等症。2. 用于肝肾不足，目失所养而致目昏目暗，视力减退之症。3. 用于脾肾虚泄。4. 用于肝肾不足的胎动不安
药性	**热　补　升　收　润**

菟丝子快速笔记

- 菟丝子为补肾益精的要药，但同时可治阳强不痿，故精不够，同时不举，菟丝子就让它举起来，但用之过多，反而会不举。
- 菟丝子使肾脏细胞再生（治肾阴虚），肾脏发炎、尿毒症可用菟丝子。菟丝子同时可使卵巢的卵子再生（肝之脏象）。所以菟丝子作用在肝肾。
- 肾元重新再生就是要借重女贞子和菟丝子。
- 菟丝子作用类似雌激素，也类似黄体素，菟丝子是治前列腺癌主力药，也是治脱发圣药。
- 阴阳并补之佳品：山茱萸、菟丝子。
- 旋花科植物：牵牛子 + 丁公藤 + 菟丝子。

菟丝子可养肝明目，止泻，安胎，同时也有固摄的作用。菟丝子是补肾益精的要药，可以治疗阳强不痿，精虚不举。阳强不痿是指男性生殖器一旦勃起就消不下来，菟丝子可以使之消；而对于精不足举不起来的，菟丝子可以使之举，但是用多了反而会不举，所以使用要适量，达到效果则停。

菟丝子可以使肾脏细胞再生，治疗肾阴虚，肾脏发炎、尿毒症都可以用。菟丝子同时可使卵巢的卵子再生，这是肝的脏象。所以菟丝子作用在肝肾。

欲令肾元重新再生要用女贞子和菟丝子。从现代医学的角度看，菟丝子既有雌激素作用，也有黄体素作用。菟丝子是治前列腺癌的主力药，也是治疗脱发的圣药。男性才有前列腺，治疗前列腺癌要抑制雄激素，可以用菟丝子使雌激素升高，从而抑制雄激素。

阴阳并补的佳品是山茱萸和菟丝子。

菟丝子是旋花科的植物，其他还有牵牛子、丁公藤。

菟丝子相关药对

- 菟丝子＋盐巴戟天：治疗肾虚腰痛、阳痿遗精、尿频、带下等症。
- 补骨脂＋菟丝子＋葛根：治疗肾精不足引起的闭经，即雌激素不足。
- 枸杞子＋补骨脂＋菟丝子＋淫羊藿：治疗肾虚证。腰膝冷痛、阳痿、遗精、尿频、泄泻。
- 制何首乌＋菟丝子：治疗脱发、掉发。
- 续断＋桑寄生＋菟丝子：1. 肝肾不足，腰酸腰痛，筋骨无力等症；2. 肝肾两亏、冲任虚损，以致月经过多、崩漏带下诸症；3. 胎元不固，有先兆流产征兆者。
- 枸杞子＋菟丝子＋覆盆子＋五味子＋车前子：肾虚遗精，阳痿早泄，小便后余沥不清，久不生育，及气血两虚，须发早白等症。

杜仲

杜仲	
性味	甘，温
归经	肝、肾
主治	补肝肾，强筋骨，安胎
运用	1. 用于肝肾不足的腰膝酸痛、下肢痿软及阳痿、尿频等症。2. 用于肝肾亏虚、下元虚冷的妊娠下血、胎动不安，或习惯性流产等症
药性	**热　补　降　散**

杜仲快速笔记

- 绿豆要带壳才有利尿作用，很多名字里带皮的药可利尿（如茯苓皮、杜仲皮、五加皮、绿豆壳）。
- 妇女产后皮过松（妊娠纹）可用杜仲。
- 腰酸用杜仲，腰痛用续断。
- 治肾虚腰膝酸痛或筋骨无力之要药：杜仲。
- 肝肾亏虚胎漏或胎动之佳品：杜仲。
- 降血压：杜仲、夏枯草、决明子、青葙子、车前子、罗布麻、地龙、青木香、大蓟、小蓟、马兜铃、桑白皮、荠菜、臭梧桐、淫羊藿、山茱萸、豨莶草、山楂。
- 杜仲科植物：杜仲。

杜仲能补肝肾，强筋骨，在治疗腰膝酸软方面特别强，还有安胎的作用。

绿豆带壳才有利尿作用，很多名字里带皮的药都有利尿作用，如茯苓皮、杜仲皮、五加皮、绿豆壳等。

妇女产后皮过松会产生妊娠纹，此时可以用杜仲。

治疗肾虚腰膝酸软或筋骨无力的要药是杜仲，它也是治疗肝肾亏虚胎漏或胎动的佳品，同时还是一个降血压药。

杜仲是杜仲科的植物。

杜仲相关药对

- 钩藤 + 杜仲：治疗高血压头痛、眩晕、失眠。
- 杜仲 + 怀牛膝 + 续断：治疗跌打损伤或肾虚引起的大腿痛、小腿肚痛、脚痛、腰痛、髋部痛、膝盖疼痛等症。
- 怀牛膝 + 杜仲：治疗肾虚腰酸。
- 骨碎补 + 续断 + 杜仲：治疗跌打损伤、筋伤骨折、瘀肿疼痛。
- 杜仲 + 续断 + 桑寄生：肝肾不足的腰膝酸痛，下肢痿软。
- 杜仲 + 续断：1. 肝肾不足，腰酸、腰痛，下肢软弱无力等症；2. 风湿为患，腰膝疼痛等症；3. 妇女冲任不固，崩漏下血，胎动不安，腰痛欲坠等症。此二药与菟丝子合用，善治排卵障碍之不孕症，使子宫内膜孕激素受体含量增加，促进黄体功能。

续断

续断	
性味	苦、甘、辛，微温
归经	肝、肾
主治	补肝肾，强筋骨，止血安胎，疗伤续折
运用	1. 用于肝肾不足，腰痛脚弱、风湿痹痛，及跌打损伤、骨折、肿痛等症。2. 用于肝肾虚弱、冲任失调的胎动欲坠，或崩漏、月经过多等症
药性	**热　补　升　收　润**

续断快速笔记

- 伤科用药→三七、续断、乳香、没药、丹皮、紫根。
- 牙齿牙龈的病变：骨碎补、续断。
- 骨碎补、补骨脂、续断像强力胶把骨头黏在一起，可修补骨头。
- 续断是补益筋骨的要药，破瘀生新、续接筋骨的功能很好。（骨折：续断；筋折：秦艽）
- 腰酸用杜仲，腰痛用续断。
- 续断另有一名称是六汗。

- 川续断科植物：续断。

续断，又名六汗，是伤科常用药，伤科常用药有三七、续断、乳香、没药、丹皮、紫根等。

牙齿、牙龈的病变，除了可以用骨碎补，还可以用续断。

续断是补筋骨的要药，破瘀生新、续接筋骨的功能很好。骨折断用续断，筋折断用秦艽，二者在使用时机上要注意区别。

续断是川续断科的植物。

续断相关药对

- 杜仲 + 怀牛膝 + 续断：治疗跌打损伤或肾虚引起的大腿痛、小腿肚痛、脚痛、腰痛、髋部痛、膝盖疼痛等症。
- 骨碎补 + 续断 + 杜仲：治疗跌打损伤、筋伤骨折、瘀肿疼痛。
- 杜仲 + 续断 + 桑寄生：肝肾不足的腰膝酸痛，下肢痿软。
- 杜仲 + 续断：1. 肝肾不足，腰酸、腰痛，下肢软弱无力等症；2. 风湿为患，腰膝疼痛等症；3. 妇女冲任不固，崩漏下血，胎动不安，腰痛欲坠等症。二药与菟丝子合用，善治排卵障碍之不孕症，使子宫内膜孕激素受体含量增加，促进黄体功能。
- 续断 + 黄精：肝肾不足，精血亏损，以致食欲不振、疲乏无力、腰酸腰痛等症。
- 女贞子 + 续断：1. 妇女隐疾（性不感症）；2. 闭经，证属肝肾两虚者。
- 续断 + 桑寄生 + 菟丝子：1. 肝肾不足，腰酸腰痛，筋骨无力等症；2. 肝肾两亏、冲任虚损，以致月经过多、崩漏带下诸症；3. 胎元不固，有先兆流产征兆者。

阳起石

阳起石	
性味	咸，温
归经	肾
主治	温肾壮阳
运用	肾阳虚的阳痿，宫冷，腰膝冷痹
药性	热　补　升　润

阳起石快速笔记

- 中药中的攻坚药：牡蛎、芒硝、海藻、泽泻、茜草、鳖甲、生硫黄、阳起石、巴豆、生附子、蜈蚣、水蛭、瓦楞子、瞿麦、大戟、甘遂、芫花（咸味的药多有攻坚的效果）。
- 鹿茸是性激素刺激素，可以强精。吃素食的用阳起石，阳起石是矿物质。鹿茸朝天，善通督脉。

- 勃起困难：阳起石、淫羊藿，二者消二氧化碳、补氧气（非补性激素），因体内含氧不足容易早泄。
- 阳起石为补命门壮阳道要药，功能疗阴痿，男女下部虚冷，补不足。素食者壮阳可用。
- 阳起石味咸能软坚，性温，为无毒之阳药。攻坚，治肿瘤的时候很好用。

阳起石是一种矿物，它是一个攻坚药。阳起石是补命门、壮阳道的要药，治疗阴痿、男女下腹虚冷。

素食者壮阳可用阳起石。鹿茸是性激素刺激素，可以强精，食素者不吃鹿茸，则可用阳起石。勃起困难，可用阳起石与淫羊藿，通过消二氧化碳补氧气以治疗。

阳起石味咸能软坚，乃性温且无毒的阳药，在攻坚、攻肿瘤时（如乳房、子宫、卵巢等肿瘤），很好用，是温补性的攻坚药。倪海厦先生常用阳起石。

阳起石相关药对

- 阳起石＋盐巴戟天：治疗肾虚腰痛，阳痿早泄等症。
- 龙骨＋茜草＋阳起石：卵巢癌、子宫癌、子宫颈癌，症见阴道出血、频尿等。

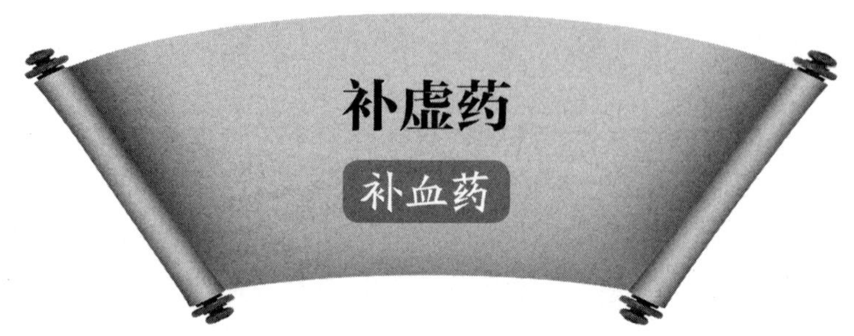

“气虚严重会变阳虚，血虚严重会变阴虚”，妇女以血为本，常常需要补血，事实上，现在男生也要补血，由于不良的生活习惯，例如熬夜、压力大、运动少、饮食不规律等，现代人很多都有血虚，血的质与量皆不好。

【药性寒热补泻分布表】

药性	温热药	平药	寒凉药
补药	当归，熟地黄，龙眼肉	何首乌，阿胶，黄明胶	芍药
平药			
泻药			

【药性升降收散动力分布表】

药性	升性药	平药	降性药
散性药	当归		
平药			
收性药	熟地黄，何首乌	芍药	阿胶，黄明胶，龙眼肉

【药性燥湿分布表】

湿性药	中性药	燥性药
当归，熟地黄，芍药，阿胶，黄明胶	何首乌，龙眼肉	

补血药都是补的，有凉补、有温补、有平补，此外有升有降、有散有收，但都是润剂，因为血是液体，所以补血不能用燥性药。

补虚药_补血药的比较

药名	同	异
当归	补血，以治疗血虚证	活血，调经，止痛，润肠
熟地黄		滋阴，益精，填髓
芍药		调经，平肝止痛，敛阴止汗
何首乌		截疟，解毒，润肠通便
阿胶		补血同时能止血，滋阴润燥
黄明胶		补血同时能止血，滋阴润燥
龙眼肉		补益心脾，养血安神治失眠

补血药的相同点是都可治疗血虚，以下来看它们在功用上的不同处：

当归可活血，调经，止痛，润肠。

熟地黄滋阴，益精，填髓。

芍药可调经，平肝止痛，敛阴止汗，它是一个很好的止痛药。

何首乌可截疟，解毒，润肠通便，有往来寒热时可用之。

阿胶在补血的同时能止血，并且滋阴润燥（其实大部分的补血药都可以润燥）。

黄明胶与阿胶的功能相似，但其实在古代是以黄明胶为主。

龙眼肉补益心脾，养血安神，可治疗失眠。

本书学习的重点就是让大家能掌握药性，分得清什么时候该用热性药，什么时候该用寒性药，以及同类药之间的异同点。

当归

当归	
性味	甘、辛，温
归经	肝、心、脾
主治	补血，活血，调经，止痛，润肠
运用	1. 用于血虚诸证。2. 用于血虚或血虚而兼有瘀滞的月经不调，痛经，经闭等。3. 用于血虚，血滞或寒滞，以及跌打损伤，风湿痹阻的疼痛。4. 用于痈疽疮疡。5. 用于血虚肠燥便秘
药性	**热　补　升　散　润**

当归快速笔记

- 当归配黄芪则补血，配芍药则和血，配大黄则破血。
- 紫云膏（当归、紫草与麻油组成）的主力药是紫草，紫草的根才是药用最好的。
- 小孩疝气首选当归四逆汤加川楝子、小茴香。
- 活化脑细胞使用量用当归、丹参、葛根。

  葛根：增加脑血流量。

  丹参：使脑血管扩张。

  当归：激发人体多余的血液量往脑部流。
- 当归、川芎为血分之主药，川芎不能比当归的剂量还要高，否则后遗症会大出血。川芎不可以单服或久服。欲止血不可用川芎，因为川芎会行血。(佛手散有此二药。)
- 当归作用在五脏六腑的行血，而川芎作用在四肢及表面的行血。
- 治肺脏的纤维化：百合、白及、乳香。
- 治肝脏的纤维化：当归、丹参。
- 当归补血汤中的当归刺激肝脏放血，而黄芪可以刺激血管收缩，推动血的循环。当归味甘而浓，味浓则补血；黄芪味甘而薄，味薄则补气。

- 补血活血，调经止痛，为补血调经之要药：当归。
- 内科补血之佳品：当归。
- 润肠通便：火麻仁、郁李仁、柏子仁、核桃仁、桃仁、决明子、榧子、苏子、冬葵子、瓜蒌、当归、何首乌、黑芝麻、桑椹、肉苁蓉、胖大海、知母、生地黄、锁阳、杏仁。
- 伞形科植物：防风＋羌活＋白芷＋藁本＋胡荽＋柴胡＋独活＋小茴香＋阿魏＋川芎＋前胡＋羊红膻＋当归＋北沙参＋明党参＋蛇床子。

当归除了补血，还能活血。

当归配黄芪可以补血；当归配芍药可以和血；当归配大黄可以破血（活血力太强）。

紫云膏的主力药是紫草，是由紫草加当归与麻油而组成。

小孩疝气首选当归四逆汤加川楝子、小茴香。当归四逆汤是以当归为主力的方剂。

当归、丹参、葛根可以活化脑细胞的使用量，葛根增加脑血流量，丹参使脑血管扩张，当归激发人体多余的血液量流向脑部。

当归、川芎为血分之主药，使用时，川芎的剂量不能比当归的剂量高，否则后遗症会大出血，因为川芎活血，甚至有一点破血的力量。当归作用在五脏六腑的行血，川芎作用在四肢及表面的行血。

治疗肺纤维化用百合、白及、乳香；治疗肝纤维化用当归、丹参。

当归补血汤中，当归刺激肝脏放血，黄芪刺激血管收缩，推动血的循环。当归味甘而浓，味浓则补血；黄芪味甘而薄，味薄则补气。甘味药多是补药，味浓会补到血分，味薄会补到气分。

当归补血活血，调经止痛，为补血调经之要药，妇科药常用到当归。当归也是内科补血之佳品。当归很油，还可以润肠通便。

当归是伞形科植物，与防风、羌活、藁本、柴胡、川芎、北沙参、蛇床子等同科。

当归相关药对

- 当归＋川芎：月经不调，经行腹痛，妇人难产，产后瘀血腹痛等症。
- 黄芪＋当归：劳倦内伤，血虚发热，气血不足。
- 当归＋熟地黄：治疗血虚诸证。
- 大黄＋枳实＋火麻仁＋厚朴＋当归：治疗津血亏虚型便秘。
- 大黄＋枳实＋火麻仁＋厚朴＋当归＋肉苁蓉：治疗老人阴阳两虚型便秘。
- 当归＋丹参＋红花＋赤芍：治疗妇人痛经，闭经。
- 桂枝＋白芍＋当归：治疗左肩膀僵硬。
- 赤芍＋当归＋红花＋苏木＋三七：治疗血瘀证。跌打损伤，局部肿痛。

- 当归＋肉苁蓉：1. 温热病后期，津液亏损，肠燥便秘，并无力送下大便者；2. 老人、虚人、产后津液不足，血虚肠燥，大便秘结等症。
- 当归＋丹参＋王不留行：1. 老年人前列腺增生（肥大），排尿不畅，淋漓不净，小腹拘急等症；2. 妇人血瘀经闭；3. 妇人不孕症，证属胞宫血脉瘀滞者。
- 黄药子＋当归：治疗各种癌症。
- 白术＋当归：治疗脾虚兼血虚便秘。

熟地黄

熟地黄	
性味	甘，微温
归经	肝、肾
主治	补血滋阴，益精填髓
运用	1. 用于血虚萎黄，眩晕，心悸，失眠，月经不调，崩漏等症。2. 用于肾阴不足的潮热骨蒸、盗汗、遗精、消渴等症。3. 用于肝肾精血亏虚的腰膝酸软，眩晕，耳鸣，须发早白等症
药性	热　补　升　收　润

熟地黄快速笔记

- 熟地黄补，生地黄凉心血。生地黄补水分力宏，熟地黄造血力强。生地黄能帮助制造血浆，熟地黄制造血球。
- 盐可解掉熟地黄抑制胃酸分泌（造成滋腻）的这种副作用（盐刺激产生胃酸）。
- 补血滋阴，益精填髓，为补血之要药：熟地黄。
- 玄参科植物：生地黄＋玄参＋胡黄连＋熟地黄。

生地黄经过九蒸九晒的炮制后变成熟地黄，熟地黄会比较补，造血之力强，生地黄凉心血，补水之力宏。补血一般会用到熟地黄，或生地黄、熟地黄一起使用，如四物汤。现代医理研究结果表明，生地黄会增加血量，因为生地黄帮助制造血浆；熟地黄会增加造血功能，因为熟地黄制造血球。

熟地黄会抑制胃酸分泌，造成滋腻，这种副作用可以加盐来处理，盐可以刺激产生胃酸，所以早上吃六味地黄丸、八味地黄丸时，可以用淡盐水送服。

熟地黄补血滋阴，益精填髓，为补血之要药。

熟地黄是玄参科的植物。

熟地黄相关药对

- 麻黄＋熟地黄：治疗肺肾阴虚咳喘。

- 当归＋熟地黄：治疗血虚诸证。
- 生地黄＋熟地黄：1. 热性病之伤阴，低烧不退诸症；2. 阴虚血亏，骨蒸潮热等症；3. 肝肾不足，精亏血少，以致眩晕、心悸、失眠、月经不调、月经稀乏，或崩漏等症；4. 糖尿病，表现为中消者；5. 胎漏下血诸症。
- 熟地黄＋山茱萸：1. 糖尿病；2. 病虚弱，证属阴阳俱虚者；3. 妇女经行量多，虚损难眠，腰酸带下。
- 苍术＋熟地黄：1. 脾胃不健，气血两虚之证；2. 再生障碍性贫血。
- 熟地黄＋细辛：治疗腰痛。
- 熟地黄＋砂仁：1. 血少、津亏、腹胀、纳呆等症；2. 妇人妊娠，胎动欲堕者。

白芍

白芍－芍药	
性味	苦、酸、甘，微寒
归经	肝、脾
主治	养血调经，平肝止痛，敛阴止汗
运用	1. 用于血虚或阴虚有热的月经不调，崩漏等。2. 用于肝阴不足，肝气不舒或肝阳偏亢的头痛、眩晕、胁肋疼痛、脘腹四肢拘挛作痛等。3. 用于阴虚盗汗，营卫不和的表虚自汗证
药性	**寒　补　收　润**

白芍快速笔记

- 当归配黄芪则补血，配芍药则和血，配大黄则破血。
- 肝、脾之寒治之以吴茱萸，其效胜过干姜。治抽筋用吴茱萸亦胜芍药、甘草。
- 神经病变用药：芍药、甘草、炮附子、牛膝、丹皮、川芎。
- 【倪师】心脏病的用药里面绝没有芍药，只要有胸满的症状，张仲景一律去白芍。（芍药是一种收性甚强的药。）
- 桂枝辛散，芍药酸收，一阴一阳，调和营卫。

在《伤寒论》中，芍药常与桂枝搭配使用，桂枝辛散，芍药酸收，一阴一阳，调和营卫。倪海厦先生认为："桂枝强化心脏把血射入动脉的力量，芍药强化静脉把血回收到心脏的力量。"

肝、脾的寒治之以吴茱萸，其效胜过干姜。治抽筋用吴茱萸亦胜过芍药、甘草。芍药、甘草可治抽筋。

神经病变用药包含芍药、甘草、炮附子、牛膝、丹皮、川芎。

倪海厦先生说："心脏病的用药里面绝对没有芍药，只要有胸满的症状，仲景先师一律去掉白芍。"（芍药是一个收性甚强的药。）

白芍相关药对

- 桂枝 + 芍药：治疗外感风寒表虚证。
- 芍药 + 炙甘草：治疗阴血不足之筋脉拘急及腹痛。
- 怀牛膝 + 玄参 + 芍药：治疗大便干。

何首乌

生何首乌 – 赤何首 – 白何首乌 – 何首乌	
性味	甘、苦，平
归经	心、肝、大肠
主治	截疟，解毒，润肠通便
运用	1. 用于血虚而见头晕目眩，心悸失眠，萎黄乏力，及肝肾精血亏虚的眩晕耳鸣，腰膝酸软，遗精崩带，须发早白等。2. 用于体虚久疟，肠燥便秘及痈疽瘰疬等
药性	寒 热 补 升 收

何首乌快速笔记

- 体质比较燥热者的补血药，改善血色素，增加红细胞、血小板：鸡血藤、阿胶、旱莲草、芝麻、何首乌。
- 夜交藤是何首乌的藤，调时差就用合欢皮 + 夜交藤。
- 何首乌 + 蒺藜，这个就是止痒的著名药对。此外，又可以用来治疗白癜风。
- 何首乌含高量卵磷脂能软化血管。
- 补肝肾、益精血，为滋补良药：何首乌。
- 乌须黑发：何首乌、女贞子、黑芝麻。
- 润肠通便：火麻仁、郁李仁、柏子仁、核桃仁、桃仁、决明子、榧子、苏子、冬葵子、瓜蒌、当归、何首乌、黑芝麻、桑椹、肉苁蓉、胖大海、知母、生地黄、锁阳、杏仁。
- 治疟疾：柴胡、青蒿、草果、鸦胆子、槟榔、何首乌、常山。
- 蓼科植物：拳参 + 金荞麦 + 大黄 + 萹蓄 + 虎杖 + 羊蹄 + 首乌藤 + 何首乌。

何首乌是体质偏燥热者的补血药，因为它比较凉，是个寒药。何首乌能改善血色素，增加红细胞、血小板。相同功用的还有鸡血藤、阿胶、墨旱莲、芝麻。

夜交藤是何首乌的藤，夜交藤搭配合欢皮可以调时差。

何首乌加蒺藜是止痒的著名药对，还可以治疗白癜风。

此外，何首乌含高量卵磷脂，能软化血管。

何首乌是补肝肾、益精血的滋补良药。

何首乌、女贞子、黑芝麻可乌须黑发，且具有润肠通便的效果。

何首乌可以截疟。

何首乌是蓼科的植物。

何首乌相关药对

- 制何首乌 + 女贞子：治疗斑秃（油风、鬼剃头）。
- 天花粉 + 芦根 + 生地黄 + 生何首乌 + 麦门冬：治疗消渴证（心烦，口渴，胃口太好，消谷善饥，脉细数。）
- 黄明胶 + 制何首乌 + 三七：治疗血小板减少性紫癜。
- 制何首乌 + 菟丝子：治疗脱发、掉发。
- 何首乌 + 山楂 + 黄精 + 黄芪：治疗胆固醇高，高血脂。
- 何首乌 + 蒺藜：1. 用脑过度，肝肾阴虚，以致头昏、头痛、失眠、记忆力减退等症；2. 高血压、动脉硬化，头晕等。

阿胶

阿胶	
性味	甘，平
归经	肺、肝、肾
主治	补血，止血，滋阴润燥
运用	1. 用于血虚萎黄，眩晕，心悸等症。2. 用于多种出血。3. 用于阴虚证及燥证
药性	寒 热 补 降 收 润

阿胶快速笔记

- 丰胸：王不留行、穿山甲、白通草、鸡血藤、旱莲草、阿胶。
- 体质比较燥热者的补血药，改善血色素，增加红细胞、血小板：鸡血藤、阿胶、旱莲草、芝麻、何首乌。
- 阿胶能滋阴，补水，既能补血又有止血作用（补血小板）。
- 今阿胶为驴皮制作，但在汉代时所用之阿胶是牛皮制作，约同于今日之黄明胶。

现在的阿胶是用驴皮制作的，但汉代的阿胶是用牛皮制作的。汉朝时，牛很贵，驴便宜，现在则相反，驴皮制的是阿胶，牛皮制的是黄明胶。因此，黄明胶比阿胶便宜一些。

阿胶是丰胸的药，丰胸的药还有王不留行、穿山甲、白通草、鸡血藤、旱莲草。

阿胶是适合体质偏燥热者的补血药。

阿胶能滋阴、补水分，还有止血作用，它可以补血小板，使血凝固。

阿胶相关药对

- 阿胶＋黄连：治疗热病伤阴，阴虚火旺之心烦不寐。
- 生地黄＋阿胶：治疗多种出血证，吐血衄血，便血崩漏等。
- 阿胶＋紫菀：1. 肺虚久咳，痰中带血等症；2. 支气管扩张引起的咯血诸症。
- 阿胶＋龟板胶＋鹿角胶：1. 癫痫；2. 虚劳诸不足，症见疲乏无力、失眠多梦、心悸气短、遗精盗汗等；3. 心悸气短，遗精盗汗等；4. 妇人崩中漏下诸症；5. 血小板减少症。
- 阿胶＋仙鹤草：1. 各种心脏病（风湿性心脏病、高血压性心脏病、肺心病）；2. 多种出血性病症（咯血、吐血、衄血、尿血、便血、妇女子宫出血等）。

龙眼肉

龙眼肉	
性味	甘，温
归经	心、脾
主治	补益心脾，养血安神
运用	用于心脾虚损，心血不足的心悸、失眠、健忘等
药性	热　补　降　收

龙眼肉快速笔记

- 龙眼肉、远志、酸枣仁有养心、强健神经及镇静的效能。
- 龙眼肉补血而安神。
- 无患子科植物：荔枝核＋龙眼肉。

龙眼肉可补益心脾，养血安神。归脾汤的主力就是龙眼肉，血虚睡不着时可用龙眼肉补血安神。

龙眼肉、远志、酸枣仁有养心、强健神经及镇静的功效，这三味药可以治疗失眠。

龙眼肉、荔枝都是无患子科植物。

如果怕燥热，龙眼肉可以搭配花旗参一起使用，加一点点花旗参来润燥。花旗参凉润，龙眼肉热补，二者调和，它们是玉灵膏的主要成分。

龙眼肉相关药对

- 鸦胆子＋龙眼肉：1. 阿米巴痢疾；2. 热性赤痢。

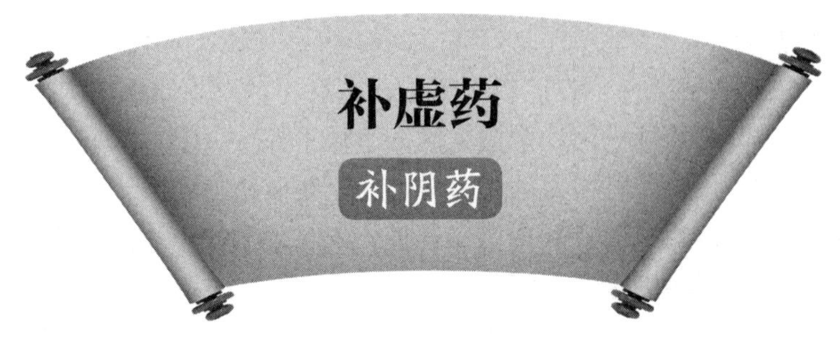

【药性寒热补泻分布表】

药性	温热药	平药	寒凉药
补药		炙甘草，黄精↑，枸杞子，银耳，黑芝麻	麦门冬，百合，天门冬，石斛↑，玉竹↑，女贞子↑，龟板↑
平药			
泻药			

【药性升降收散动力分布表】

药性	升性药	平药	降性药
散性药			麦门冬，百合，天门冬
平药	黄精↑	女贞子↑，黑芝麻	石斛↑，玉竹↑，银耳
收性药	枸杞子	炙甘草	龟板↑

【药性燥湿分布表】

湿性药	中性药	燥性药
炙甘草，麦门冬，百合，天门冬，石斛，玉竹，黄精，枸杞子，银耳，女贞子，黑芝麻，龟板		

血虚严重变成阴虚，阴虚主要指身上的阴液不足，阴虚时用补阴药，所以补阴药都是滋养阴液的。“阴虚发热，阳虚生寒”，因为水液不足时，身体会发热，所以补阴药基本是平性和寒凉药，没有温热药，且能滋补阴液的大多数是润剂。

补虚药_补阴药的比较

药名	同	异
炙甘草	滋养阴液，治阴虚	补脾和胃，益气复脉
麦门冬		润肺，益胃生津，清心除烦
百合		润肺止咳，清心安神
天门冬		清火，生津
石斛		益胃生津
玉竹		生津止渴
黄精		滋肾润肺，补脾益气
枸杞子		补肝肾，明目，润肺
银耳		润肺，养胃，生津
女贞子		补肝肾阴，乌须明目
黑芝麻		补肝肾，益精血，润肠燥
龟板		潜阳，益肾健骨，固经止血，养血补心
沙参		清肺，益胃生津

补阴药比较多，功能都是滋补阴液，但作用点有所不同：

炙甘草补脾和胃，可增加消化道的水液。

麦门冬作用到肺，以润肺为主，对胃也有帮助，益胃生津（生津一般和胃有关），清心除烦。

百合与心有关，清心安神，百合色白入肺，润肺止咳。

天门冬清肺火，生津。

石斛益胃生津。

玉竹生津止渴。

黄精滋肾润肺，补脾益气，会作用到肾。

枸杞子补肝肾的同时还润肺，肝开窍于目，补肝则明目。

银耳润肺，养胃，生津。

女贞子补肝肾阴，乌须明目。黑芝麻补肝肾，益精血，润肠燥，因为黑芝麻是种子药，种子都有润肠的力量，对便秘有帮助。

龟板潜阳，益肾健骨，固经止血，养血补心。

沙参清肺，益胃生津。

以上这些药都是滋补身体的阴液，使之不发热。

炙甘草

炙甘草	
性味	甘，平
归经	心、肺、脾、胃
主治	补脾和胃，益气复脉
运用	用于脾胃虚弱，倦怠乏力，心动悸，脉结代，可解附子毒
药性	寒　热　补　收　润

炙甘草快速笔记

- “太阳无汗代麻黄汤”：苍术三钱，防风二钱，炙甘草一钱（神术散）；易苍术为白术→代桂枝汤（白术散）。

“太阳无汗代麻黄汤”用神术散，即苍术、防风、炙甘草。

倪海厦先生说：“张仲景治病时不用补药，补阴时，小补用炙甘草，中补用大枣、白芍，大补时用人参。”

甘草的甘味令人中满，吃了以后肚子会胀气，但炙甘草相反，可消除胀气。生甘草和炙甘草都能润燥生津，差异在生甘草清热解毒力比较强，炙甘草补中益气及强心的力量比较强。

炙甘草相关药对

- 桂枝＋炙甘草：治疗心阳虚之心悸气短，其人欲两手交叉覆盖，喜按心胸部位。
- 芍药＋炙甘草：治疗阴血不足之筋脉拘急及腹痛。
- 茯苓＋桂枝＋白术＋炙甘草：治疗中阳不足之痰饮。胸胁支满，目眩心悸，短气而咳，舌苔白滑，脉弦滑或沉紧。
- 柴胡＋白芍＋枳实＋炙甘草：治疗肝脾气郁证。胁肋胀闷疼痛，脘腹疼痛，脉弦。
- 茯苓＋桂枝＋白术＋炙甘草＋姜半夏：治疗眩晕证，小便不利，舌苔白腻而滑。
- 白芍＋赤芍＋炙甘草：治疗肾结石、膀胱结石需加的止痛药。
- 干姜＋炙甘草：脾虚寒的大便溏泻。

麦门冬

麦冬－麦门冬	
性味	甘、微苦，微寒
归经	心、肺、胃
主治	养阴润肺，益胃生津，清心除烦
运用	1. 用于肺阴不足而有燥热的干咳痰黏、劳嗽咳血等症。2. 用于胃阴虚或热伤胃阴，口渴咽干，大便燥结等症。3. 用于心阴虚及温病热邪扰及心营，心烦不眠，舌绛而干等症
药性	寒　补　降　散　润

麦冬是治肺痿且虚热的用药，可以润肺补津液，作用在肺。肺与大肠相表里，润肺药也润大肠，所以大便干结可用麦冬。麦冬有一个特点，它与天门冬、生地、熟地一样，都含有很大比例的多糖体，属性黏腻，会造成胃的不适感，此时可用砂仁、陈皮来帮助消化。

麦门冬相关药对

- 天冬＋麦门冬：治疗肺燥咳嗽，热病口渴、便秘及心神不安等。
- 天花粉＋芦根＋生地黄＋生何首乌＋麦门冬：治疗消渴证。心烦，口渴，胃口太好，消谷善饥，脉细数。
- 五味子＋麦门冬：久咳，虚喘，肺痨（肺结核）。
- 天花粉＋芦根＋生地黄＋麦门冬：治消渴。

百合

百合	
性味	甘，微寒
归经	肺、心
主治	养阴润肺止咳，清心安神
运用	1. 用于肺阴虚的燥热咳嗽及劳嗽久咳、痰中带血等。2. 用于热病余热未清之虚烦惊悸，失眠多梦等
药性	寒　补　降　散　润

百合快速笔记

- 治肺脏的纤维化：百合、白及、乳香。

- 治肝脏的纤维化：当归、丹参。
- 柏子仁、酸枣仁、百合都是很好的安神药。郁金、香附是可以疏导情绪压力的药物。
- 百合科植物：葱白＋知母＋重楼＋土茯苓＋芦荟＋薤白＋川贝母＋浙贝母＋韭菜子＋百合＋麦冬＋天冬＋玉竹＋黄精＋大蒜。

百合是治疗心理问题的常用药，能清心安神，《金匮要略》中提到的百合病很多时候都是跟心理状态有关的。

百合是治疗阴虚发热的药，又能够治失眠多梦与虚烦惊悸。

百合、白及、乳香可以治肺的纤维化；当归和丹参可以治肝的纤维化。纤维化是较难复原的病，但是有可以治疗的中药。

柏子仁、酸枣仁、百合都是很好的安神药，失眠的人常用。郁金、香附则是疏导情绪压力的药。

张步桃老师说："麦冬对支气管有修复的作用，百合科的植物几乎都有这种效果。"百合、麦冬、葱、蒜、知母、土茯苓、薤白、川贝母、浙贝母、韭菜子、天冬、黄精都是百合科植物，这一点可以作为临床加减运用的参考。

百合是清凉退热的要药，主润肺宁心，清热止咳，补中益气，治百合病与神志方面的问题，也治肺病、吐血。

百合能增加肺的津液。

百合相关药对

- 百合＋知母：1. 阴虚或温热病后余热未清，以致头昏、心烦不安、失眠，证属心中热郁气扰者；2. 情志不遂，以致精神恍惚、不能自制等症；3. 百合病。

天门冬

天冬－天门冬	
性味	甘、苦，寒
归经	肺、肾
主治	养阴润燥，清火，生津
运用	1. 用于阴虚肺热的燥咳或劳嗽咯血。2. 用于肾阴不足，阴虚火旺的潮热盗汗、遗精，内热消渴，肠燥便秘等
药性	**寒　补　降　散　润**

天门冬是养阴润燥的要药，也能补肾，对遗精有帮助。

天门冬无论内服、外用，都有显著改善肤色的作用。很多中药的保养品或皮肤的美白用品中，都有用到天门冬。

天门冬看起来就像是大颗的麦门冬，二者很相似。

石斛

石斛	
性味	甘，微寒
归经	胃、肾
主治	养阴清热，益胃生津
运用	1. 用于热病伤津之低热烦渴、阴虚虚热不退等证。2. 用于胃阴不足等证
药性	**寒　补　降　润**

石斛快速笔记

- 长期吃降血压药而造成阳痿，可用冬葵子、石斛、麝香、远志、菖蒲。
- 兰科植物：山慈菇 + 白及 + 天麻 + 石斛。

  石斛能养阴清热，益胃生津。

  长期吃降血压药会造成阳痿，这时可用冬葵子、石斛、麝香、远志、菖蒲来治疗。

  石斛口嚼有黏液，所以有修护的作用，是养胃圣药。

  石斛还可以降血糖，令人强壮。石斛是非常好的改善三高的药。

  石斛可以增加口水、消化液。

  天麻、山慈菇、白及、石斛都是兰科的植物。

石斛相关药对

- 柴胡 + 白芍 + 枳实 + 石斛：治疗阴虚证兼有胁肋痛、胃痛，舌质红，脉弦细数。
- 石斛 + 白芍：治疗阴虚胃痛、脘腹灼热者，舌质红而光滑无苔。
- 生地黄 + 玄参 + 石斛：治疗中暑，口渴，舌红，脉细数。
- 生地黄 + 石斛：1. 热性病后期，由于高烧伤阴，以致口干舌燥、烦渴欲饮、津少纳呆、舌红少苔；2. 温热病伤阴，阴虚内热，低烧不退者；3. 胃病日久，阴液不足，胃口不开（食欲不振）者；4. 干燥综合征，症见眼干无泪，口干少津，咽下不适，阴道干涩，影响性生活的和谐等；5. 便秘，属津亏肠燥者。
- 天花粉 + 石斛 + 山药：用于热病口渴，内热消渴。

玉竹

玉竹	
性味	甘，微寒
归经	肺、胃
主治	养阴润燥，生津止渴
运用	1. 用于阴虚肺燥的干咳少痰。2. 用于热病烦渴及消渴等
药性	**寒**

玉竹快速笔记

- 阴虚外感：玉竹。
- 百合科植物：葱白＋知母＋重楼＋土茯苓＋芦荟＋薤白＋川贝母＋浙贝母＋韭菜子＋百合＋麦冬＋天冬＋玉竹＋黄精＋大蒜。

玉竹，又叫葳蕤，可养阴生津，健脾补气，并且美颜。很多滋阴药都可以美颜，如天门冬、玉竹。此外，玉竹有一个特点是可以止痛，去肌肉的痛，治咽喉不利、喉咙发炎。咽喉一带肌肉紧缩疼痛，吃玉竹便会舒服。在感冒时，在阴虚时，或阴虚的人有外感时，会用玉竹。

玉竹属于百合科的植物。

黄精

酒黄精 – 黄精	
性味	甘，平
归经	脾、肺、肾
主治	滋肾润肺，补脾益气
运用	1. 用于肺燥干咳少痰、阴虚劳嗽久咳等。2. 用于脾胃虚弱证。3. 用于肾虚精亏的头晕，腰膝酸软，须发早白及消渴等
药性	寒　热

黄精快速笔记

- 黄精含有卵磷脂令神经休息。菖蒲令呼吸量增加而镇静。远志吸收钙质而能镇静。黄芪、柴胡则是治自律神经失调而阳虚嗜睡。
- 平补气阴之佳品：山药、黄精。
- 百合科植物：葱白＋知母＋重楼＋土茯苓＋芦荟＋薤白＋川贝母＋浙贝母＋韭菜子＋百合＋麦冬＋天冬＋玉竹＋黄精＋大蒜。

黄精的特点是含有卵磷脂，可以让神经休息。人一直神经紧绷疲劳时，可以用黄精。菖蒲增加呼吸量而能镇静，远志吸收钙质而能镇静，黄芪、柴胡则是治自律神经失调而阳虚嗜睡，这些都可以改善精神方面的问题。

黄精作用在肺、脾、肾，治疗肺阴虚、肾阴虚，可以增加含氧量。

黄精可以去除脂肪，常吃黄精可调整体态。此外，黄精是平补气阴的佳品之一，另一个是山药，黄精和山药既能补脾气又能滋阴。

黄精也是百合科的植物。

黄精相关药对

- 何首乌 + 山楂 + 黄精 + 黄芪：治疗胆固醇高，高血脂。
- 续断 + 黄精：肝肾不足，精血亏损，以致食欲不振、疲乏无力、腰酸腰痛等症。

枸杞子

枸杞子	
性味	甘，平
归经	肝、肾
主治	补肝肾，明目，润肺
运用	1. 用于肝肾不足的腰酸遗精，及头晕目眩，视力减退，内障目昏，消渴等。2. 用于阴虚劳嗽
药性	寒　热　补　升　收　润

枸杞子快速笔记

- 地骨皮是茄科植物枸杞子的根皮（其果实为枸杞子）。
- 明目退翳：秦皮、青葙子、密蒙花、谷精草、蝉蜕、熊胆、赤芍、石决明、珍珠母、紫贝齿、枸杞子、木贼。
- 茄科植物：锦灯笼 + 地骨皮 + 洋金花 + 华山参 + 枸杞子。

枸杞是茄科植物，其果实是枸杞子，其根皮是地骨皮。

枸杞子的现代医学研究表明它可以破坏骨髓里的黄骨髓，以制造红骨髓，令造血旺盛。（黄骨髓是活力已经减弱的骨髓）枸杞子的补血机理是增加血浆而非血球，要增加血球要用地黄等药。

枸杞子可以令骨头坚硬。

男性不育、女性不孕，要补肾固精时常用五子衍宗丸强精，其组成是兔丝子、覆盆子、枸杞子、五味子、车前子。

枸杞子还可以明目退翳，增加眼睛的水液，有一个很有名的丸药叫杞菊地黄丸。

枸杞子相关药对

- 菊花 + 枸杞子：治疗肝肾不足之头昏眼花，眼睛干涩。
- 枸杞子 + 补骨脂 + 菟丝子 + 淫羊藿：治疗肾虚证，腰膝冷痛，阳痿，遗精，尿频，泄泻。
- 枸杞子 + 菟丝子 + 覆盆子 + 五味子 + 车前子：肾虚遗精，阳痿早泄，小便后余沥不清，久不生育，及气血两虚，须发早白等症。

银耳

银耳	
性味	甘，平
归经	肺、胃
主治	滋阴润肺，养胃生津
运用	1. 用于阴虚肺燥或虚劳久咳，干咳痰少，痰中带血等。2. 用于热病伤津或素体虚弱，胃阴不足，口渴咽干等
药性	**寒　热**

银耳是白木耳，很滋润，可以养肺、养胃，防燥热生痰，是适合秋天的食疗材料。

女贞子

女贞子	
性味	甘、苦，凉
归经	肝、肾
主治	补肝肾阴，乌须明目
运用	肝肾阴虚的目暗不明，视力减退，须发早白，腰酸耳鸣及阴虚发热
药性	**寒**

女贞子快速笔记

- 乌须黑发：何首乌、女贞子、黑芝麻。
- 木犀科植物：秦皮＋连翘＋女贞子。

女贞子补肝肾之阴，乌须明目，适宜老人家食用。

女贞子、旱莲草可滋补阴血，治脉微弱，可以使肾脏的黑色精华往上集中，使头发变黑，皮肤变白，消雀斑，在人体老化的过程中，有助于保持青春。

何首乌、女贞子、黑芝麻可乌须黑发。

女贞子是木犀科的植物。

女贞子相关药对

- 女贞子＋墨旱莲：治疗肝肾阴亏之须发早白。
- 制何首乌＋女贞子：治疗斑秃（油风、鬼剃头）。
- 女贞子＋续断：1. 妇女隐疾（性不感症）；2. 闭经，证属肝肾两虚者。
- 苦参＋女贞子：各种癌症，放疗、化疗过程中有骨髓抑制和免疫抑制毒副反应诸症。

黑芝麻

黑芝麻	
性味	甘，平
归经	肝、肾、大肠
主治	补肝肾，益精血，润肠燥
运用	1. 用于肝肾精血不足的头晕眼花，须发早白等。2. 用于血虚津亏的肠燥便秘
药性	寒　热

黑芝麻快速笔记

- 乌须黑发：何首乌、女贞子、黑芝麻。
- 润肠通便：火麻仁、郁李仁、柏子仁、核桃仁、桃仁、决明子、榧子、苏子、冬葵子、瓜蒌、当归、何首乌、黑芝麻、桑椹、肉苁蓉、胖大海、知母、生地黄、锁阳、杏仁。
- 脂麻科植物：黑芝麻。

黑芝麻是一种日常食物。过去，许多道长身上背着葫芦，有事没事从中倒出两丸“仙丹”吃，其实大部分就是黑芝麻丸，是将黑芝麻去皮以后，九蒸九晒制成的。黑芝麻滋润，可以补充植物性蛋白质和脂肪，还可以补肾乌发，所以每天服用黑芝麻可使头发不过早变白。黑芝麻是一种植物的种子，可润肠通便。黑芝麻是脂麻科的植物。

黑芝麻相关药对

- 肉苁蓉 + 黑芝麻：1. 习惯性便秘，证属血虚阴亏者；2. 温热病后期，津液亏损，肠燥便秘者。
- 桑叶 + 黑芝麻：1. 阴虚血燥，头晕目眩，视物不明，大便干燥等症；2. 发须早白，脱发等症；3. 久咳不愈。

龟板

醋龟板 – 醋龟甲 – 龟板胶 – 龟板	
性味	甘、咸，寒
归经	肝、肾、心
主治	滋阴潜阳，益肾健骨，固经止血，养血补心
运用	1. 用于阴虚内热，阴虚阳亢及热病阴虚风动等证。2. 用于肾虚骨痿，小儿囟门不合等。3. 用治阴虚血热，冲任不固的崩漏、月经过多等。4. 用于心虚惊悸，失眠，健忘
药性	寒　补　降　收　润

龟板是一种动物药，它是乌龟的壳。

龟板大补肾阴，富含钙质，可以造血，补血，还可潜阳。

龟板常常与鳖甲放在一起比较，二者都是补肾药，但鳖甲偏泻，能抑制性欲，可补水、退烧、泻火；龟板补性偏强，可强化性欲，治缺钙而骨质疏松，并可养血补心，治心虚惊悸、失眠、健忘等有关心的问题。

龟板是潜阳的。

龟板相关药对

- 醋龟板 + 醋鳖甲：肝风内动及阴虚阳亢之头晕头痛。
- 阿胶 + 龟板胶 + 鹿角胶：1. 癫痫；2. 虚劳诸不足，症见疲乏无力、失眠多梦、心悸气短、遗精盗汗等；3. 心悸气短，遗精盗汗等；4. 妇人崩中漏下诸症；5. 血小板减少症。
- 醋龟板：1. 用于阴虚内热，阴虚阳亢及热病阴虚风动等证；2. 用于肾虚骨痿，小儿囟门不合等；3. 用治阴虚血热，冲任不固的崩漏、月经过多等；4. 用于心虚惊悸，失眠，健忘。
- 龟板胶 + 鹿角胶：真元亏损，经血不足证。阳痿遗精，两目昏花，腰膝酸软，久不孕育。

北沙参

北沙参	
性味	甘、微苦，微寒
归经	肺、胃
主治	养阴清肺，益胃生津
运用	1. 用于肺阴虚的肺热燥咳，干咳少痰，或痨嗽久咳，咽干音哑等。2. 用于胃阴虚或热伤胃阴，津液不足的口渴咽干、舌质红绛，或胃脘隐痛、嘈杂、干呕等
药性	寒　补　散　润

北沙参快速笔记

- 伞形科植物：防风 + 羌活 + 白芷 + 藁本 + 胡荽 + 柴胡 + 独活 + 小茴香 + 阿魏 + 川芎 + 前胡 + 羊红膻 + 当归 + 北沙参 + 明党参 + 蛇床子。
- 桔梗科植物：半边莲 + 桔梗 + 党参 + 南沙参。

沙参养肺阴、胃阴，归肺、胃二经。临床上需要补津液时，常用沙参。声音沙哑、口渴、口干都可以用到沙参。这里说的沙参是北沙参，它是伞形科的植物，南沙参则是另一种药，是桔梗科的植物。

北沙参相关药对

- 北沙参 + 天花粉：治疗消渴证、糖尿病。口渴，口干，舌红舌干，脉细数。
- 南沙参 + 北沙参：1. 热性病之伤津口干舌燥、舌红少苔，或舌光无苔等症；2. 肺虚有热，咳嗽不已等症；3. 胃阴不足，食欲不振者；4. 干燥综合征。

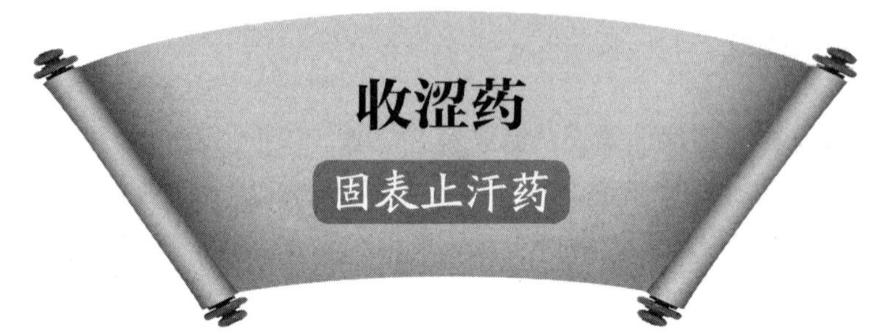

收涩药分成三个部分，第一个是固表止汗药，它是收汗的；第二个是敛肺涩肠药，它是使大便正常，不狂泻的；第三个是固精缩尿止带药，它是与泌尿生殖系统有关的一类收涩药。

【药性寒热补泻分布表】

药性	温热药	平药	寒凉药
补药	炮附子 ☀	麻黄根 ☂	浮小麦
平药			
泻药			

【药性升降收散动力分布表】

药性	升性药	平药	降性药
散性药			
平药			
收性药	炮附子 ☀	麻黄根 ☂	浮小麦

【药性燥湿分布表】

湿性药	中性药	燥性药
麻黄根	浮小麦	炮附子

固表止汗药性味甘平收敛，入肺、心经，肺主皮毛，汗孔、毛孔的开合跟肺有关，汗为心之液，在《黄帝内经》里已经说得很清楚，所有能够止汗的药物都跟心、肺两经有关。

敛肺涩肠药性味酸涩收敛，入肺、大肠经，因为肺与大肠相表里，所以能涩肠，也能够收敛肺气。

固精缩尿止带药性味酸涩收敛，入肾、膀胱经，肾经固精，膀胱经缩尿。

麻黄根、浮小麦和炮附子是临床常用的三个止汗药。当然如补气药里的黄芪也是止汗药，所以止汗药不止这三个，只是这三个较常用。这三个止汗药都是补药，没有泻药，主要是汗在泻的时候，要用这些药把汗收回来。

炮附子温补，麻黄根平补，浮小麦是凉药，没有散性的，主要是收性药。

收涩药 _ 止汗药的比较

药名	同	异
麻黄根	行肌表，调卫分，顾护腠理而固表止汗	冬日咳嗽
浮小麦		骨蒸劳热
炮附子		回阳救逆，助阳补火，散寒止痛

从功用上来看，这三个药的相同之处是行肌表，调卫分（卫分就是体表），顾护腠理而固表止汗，让人不再一直流汗。以下是它们的不同点：

麻黄根除了止汗以外，冬日咳嗽时也会用到。

浮小麦用于骨蒸劳热，也就是阴虚发热到骨头都觉得不舒服。

炮附子的作用就多了，它可以回阳救逆，助阳补火，散寒止痛，重点要注意的是它的止痛作用。

麻黄根

麻黄根	
性味	甘，平
归经	肺
主治	收敛止汗
运用	用于自汗，盗汗
药性	寒　热　补　收　润

麻黄根快速笔记

- 四季咳嗽用药建议：
  - 春季：旋覆花、款冬花。
  - 夏天：麦冬、五味子、人参。
  - 秋天：麻黄、黄芩。
  - 冬天：麻黄根、干姜。
- 麻黄科植物：麻黄＋麻黄根。

  麻黄根就是麻黄的根，麻黄本身是发汗的，但它的根正好相反，是止汗的。

在四季咳嗽里面，冬天咳嗽会用到麻黄根和干姜。

白天不自主流汗叫自汗，晚上不自主流汗叫盗汗。当一个人也没有运动，也没有吃热面、热汤的时候，却在流汗，这个是汗流不止，要固表。

麻黄根相关药对

- 麻黄根 + 浮小麦：1. 体虚多汗，自汗诸症；2. 阴虚有热，盗汗等症。

浮小麦

浮小麦	
性味	甘，凉
归经	心
主治	止汗，益气，除热
运用	1. 用于自汗，盗汗。2. 用于骨蒸劳热
药性	寒

浮小麦快速笔记

- 炒浮小麦或炒麦芽：治失眠。生的浮小麦或生麦芽，可以使乳汁分泌增加，且令人容易清醒。(浮小麦：小麦质轻而浮于水者。)
- 盗汗、自汗治之以粥甚好，可用浮小麦、大枣、粳米煮粥。
- 禾本科植物：芦根 + 竹叶 + 淡竹叶 + 薏苡仁 + 玉米须 + 麦芽 + 稻芽 + 白茅根 + 竹茹 + 天竺黄 + 浮小麦 + 糯稻根须。

浮小麦其实就是小麦质轻而浮于水者，也就是当把小麦放到水里面，有些会浮上来，把这些浮起来的小麦收起来就是浮小麦。

生的浮小麦或生麦芽，可以促进乳汁分泌，而炒的浮小麦或炒麦芽，可以治疗失眠。

自汗、盗汗者，可用浮小麦、大枣、粳米煮粥吃。

小麦是禾本科的植物。

浮小麦相关药对

- 麻黄根 + 浮小麦：1. 体虚多汗，自汗诸症；2. 阴虚有热，盗汗等症。
- 黄芪 + 浮小麦：表虚自汗诸症。

炮附子

炮附子－黑顺片	
性味	辛、大热；有毒
归经	心、脾、肾
主治	回阳救逆，助阳补火，散寒止痛
运用	1. 用于亡阳证。2. 用于虚寒性的阳痿宫冷，脘腹冷痛，泄泻，水肿等症。3. 用于寒痹证。本品辛散温通，有较强的散寒止痛作用
药性	**热　补　升　散　燥**

炮附子快速笔记

- 炮附子温肾阳、固表；生附子通一切经络、温里寒。
- 生附子温心阳，补命门火；炮附子温肾阳。
- 生则泻之，生附子泻寒、泻阴实。熟则补之，炮附子补阳虚。
- 神经病变用药：芍药、甘草、炮附子、牛膝、丹皮、川芎。

炮附子具有回阳救逆的作用，可以治疗寒性的阳痿宫冷、脘腹冷痛、泄泻、水肿等。炮附子有一个特点就是治疗虚寒泄泻，这种腹泻的人服用四逆汤后，他的腹泻就会渐渐停止。

炮附子也是一个散寒止痛的药。

生附子和炮附子的比较

药名	同	异
生附子	补阳，散寒，止痛	通一切经络，温里寒；温心阳，补命门火
炮附子		炮附子温肾阳，固表

炮附子和生附子都具有补阳、散寒、止痛的作用。生附子的特点是通一切经络，温里寒，可以温心阳，补命门火。生附子走窜全身经络，往里走，炮附子是到表面固表的，可以温肾阳。它们二者在使用上有些差别。生则泻之，生附子泻寒，泻阴实；熟则补之，炮附子补阳虚。

神经病变的用药有芍药、甘草、炮附子、牛膝、丹皮、川芎。炮附子具有止痛的功效。

在临床使用时，我们主要用蒸附片，因为蒸附片的安全性高一些，如果用质量一般的炮附子，其胆巴残留可能超标，可能会造成一定程度的肝组织受损。

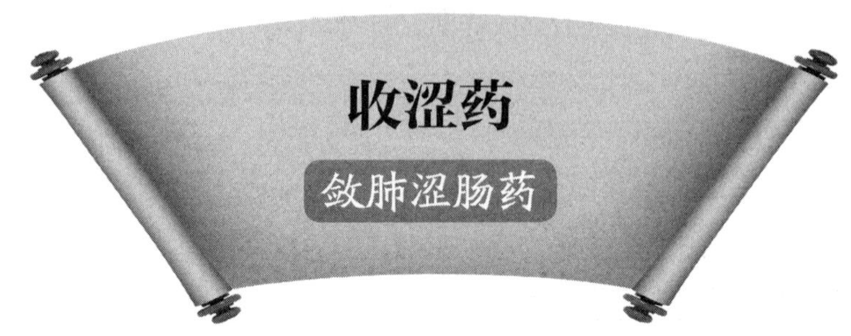

【药性寒热补泻分布表】

药性	温热药	平药	寒凉药
补药	五味子	乌梅	五倍子
平药	赤石脂☀	禹余粮	
泻药		诃子	

【药性升降收散动力分布表】

药性	升性药	平药	降性药
散性药			
平药			
收性药		诃子，赤石脂☀，禹余粮	五味子，乌梅，五倍子

【药性燥湿分布表】

湿性药	中性药	燥性药
五味子，乌梅，五倍子		诃子，赤石脂，禹余粮

敛肺涩肠药具有涩肠止泻和敛肺止咳的作用，敛肺和涩肠药之所以放在一起，是因为肺与大肠相表里，作用在肺就会影响到大肠，作用在大肠就会影响到肺。敛肺涩肠药都具有敛肺止咳喘与涩肠止泻痢的功用，药性上有温有寒，有补有泻，必须根据病机和患者体质的寒热虚实而选择不同的药。燥剂和润剂都有。动力学方面，都是偏降、偏收，没有散性药。

收涩药 _ 敛肺涩肠药的比较

药名	同	异
五味子	敛肺止咳喘、涩肠止泻痢	治津伤、自汗盗汗、遗精滑精、心悸、失眠多梦
乌梅		生津止渴，安蛔止痛
五倍子		治遗精滑精、自汗盗汗、崩漏下血、便血 _ 尿血等出血证
诃子		利咽开音
赤石脂		治崩漏、带下、便血、疮疡不敛
禹余粮		治崩漏、带下

以下是敛肺涩肠药在功用上的不同点：

五味子可以治疗津伤、自汗、盗汗、遗精、滑精、心悸、失眠、多梦，功能特别多。

乌梅可以生津止渴，安蛔止痛。

五倍子的作用也比较多，包括遗精、滑精、自汗、盗汗，以及崩漏下血、便血、尿血等出血证。

诃子除了敛肺涩肠之外，还能利咽开音。喉咙发不出声音的时候，诃子可以让声音发出来。

赤石脂可以治疗崩漏、带下、便血、疮疡不敛。

禹余粮可以治疗崩漏、带下。

五味子

五味子	
性味	酸、甘，温
归经	肺、肾、心
主治	敛肺滋肾，生津敛汗，涩精止泻，宁心安神
运用	1.用于久咳虚喘。2.用于津伤口渴，消渴。3.用于自汗，盗汗。4.用于遗精，滑精。5.用于久泻不止。6.用于心悸，失眠，多梦
药性	热 补 降 收 润

五味子快速笔记

- 四季咳嗽用药建议：
  - 春季：旋覆花、款冬花。
  - 夏天：麦冬、五味子、人参。
  - 秋天：麻黄、黄芩。
  - 冬天：麻黄根、干姜。
- 五味子、柏子仁对甲亢患者有抑制心跳的作用。
- 大人遗精，病机类似小孩子遗尿，所以治疗小孩子尿床，多从大人遗精方向着眼：

  第一组药是入脑、通脑窍的药：远志、菖蒲。

  第二组药是镇静的药：龙骨、牡蛎。

  第三组药是安神的药：柏子仁、远志。

  第四组药是收涩剂：莲蕊须、五味子、山茱萸、益智仁、覆盆子。
- 木兰科植物：辛夷＋厚朴＋五味子。

五味子既能够治遗精、盗汗，又能治滑精、久泻不止，以及心悸、失眠、多梦，所以也是一个安神的药。

在四季咳嗽用药里面，夏季咳嗽的时候，用麦冬、人参、五味子，也就是生脉饮。

五味子和柏子仁有个特殊的用途，即对甲亢患者有抑制心跳的作用。

大人遗精病机类似小孩子遗尿，所以大人遗精和小孩子遗尿在治疗方向上都差不多，主要有四组常用药：

第一组是入脑通脑窍的药：远志、菖蒲。

第二组药是镇静的药：龙骨、牡蛎。

第三组药是安神的药：柏子仁、远志。

第四组药是收涩的药：莲蕊须、五味子、山茱萸、益智仁、覆盆子。

用药的时候可以根据具体情况把这四组药进行排列组合，甚至全部用上。这些药对于大人遗精和小孩子尿床都可以用，当然对于大人尿频、夜尿多也有用。

五味子为治疗肺虚咳逆上气的要药，能敛肺滋肾，祛痰止咳，生津止渴。

麦冬和五味子常常一起用。现代医学研究，麦冬帮助排出二氧化碳，五味子帮助吸收氧气，这二者合起来刚好。

人参、五味子能补外呼吸，也就是肺泡的气体交换；肉桂、黄芪能补内呼吸，也就是组织细胞间的气体交换；于是，当把人参、五味子、肉桂、黄芪都加进去的时候，对整个气的调补就很好。人参、五味子强化肺泡的气体交换，肉桂、黄芪强化组织细胞间的气体交换，一个是外呼吸，一个是内呼吸，二者结合，吐故纳新，就能提高人体各组织含氧量，改善各项生理机能。

五子衍宗丸里也有用到五味子，五子分别是菟丝子、覆盆子、枸杞子、五味子、车前子，它们都补肾固精，用来治疗不孕不育。

五味子属于木兰科的植物，跟辛夷、厚朴是同一科的。

五味子相关药对

- 细辛 + 五味子：治疗寒饮造成的咳喘之症。
- 人参 + 麦冬 + 五味子：治疗热病之气阴耗伤之症。
- 干姜 + 细辛 + 五味子：治疗寒咳之证。痰白清稀或久咳无痰，舌质白淡，舌苔白，脉弦紧。
- 山茱萸 + 人参 + 麦冬 + 五味子：治疗虚汗淋漓，或喘逆，或怔忡，或气虚不足以息。
- 干姜 + 五味子：治疗寒证的久咳气喘，舌淡白苔白滑，脉紧。
- 五味子 + 麦门冬：久咳，虚喘，肺痨（肺结核）。
- 五味子 + 五倍子：1. 自汗、盗汗诸症；2. 肺虚久咳，久喘，多在黄昏时为甚者；注：黄昏之时咳嗽，《丹溪心法》曰“黄昏嗽者，是火气浮于肺，不宜凉药，宜用五味子、五倍子敛而降之”；3. 久泻、久痢诸症（非特异性结肠炎可用）；4. 男子遗精、滑精，女子赤白带下、崩漏诸症；5. 脱肛、子宫脱垂，以及各种内脏弛缓、下垂，均可使用。

- 乌梅＋五味子：1. 自汗、盗汗诸症；2. 糖尿病，尿糖不降者；3. 阴汗湿痒，属阴虚火旺者；4. 过敏性结肠炎，动则腹泻者。
- 酸枣仁＋五味子：神经衰弱，证属阴血不足引起的心神不宁，惊悸失眠，烦躁多汗等。
- 牡蛎＋五味子：1. 神经衰弱，症见烦热汗出，心悸失眠，神魂不安等；2. 甲状腺功能亢进；3. 自汗、盗汗。
- 枸杞子＋菟丝子＋覆盆子＋五味子＋车前子：肾虚遗精，阳痿早泄，小便后余沥不清，久不生育，及气血两虚，须发早白等症。

乌梅

乌梅	
性味	酸、涩，平
归经	肝、脾、肺、大肠
主治	敛肺止咳，涩肠止泻，生津止渴，安蛔止痛
运用	1. 用于肺虚久咳。2. 用于久泻久痢。3. 用于虚热消渴。4. 用于蛔厥腹痛，呕吐
药性	寒 热 补 降 收 润

乌梅快速笔记

- 收敛药：小便太多了，我们可以用益智仁、芡实、覆盆子；流鼻涕、口水多用乌梅、益智仁、覆盆子。
- 安蛔止痛：乌梅。
- 蔷薇科植物：委陵菜＋翻白草＋郁李仁＋木瓜＋石楠叶＋玫瑰花＋绿萼梅＋山楂＋鹤草芽＋地榆＋仙鹤草＋桃仁＋月季花＋苦杏仁＋枇杷叶＋乌梅＋覆盆子＋金樱子。

乌梅丸里的主力药就是乌梅，乌梅是一个很强的收敛药。

小便太多，可以用益智仁、芡实、覆盆子；流鼻涕、口水多，可以用乌梅、益智仁、覆盆子。

乌梅可以收敛不正常的分泌，如鼻涕、口水，且令消化道收缩，治久泻久利，还可以刺激胆囊收缩，多排胆汁。它本身也是一个安蛔止痛，治疗寄生虫的药。

乌梅是蔷薇科的植物，蔷薇科的药有很多，最有名的是玫瑰花、桃仁、月季花、杏仁、枇杷叶、乌梅、覆盆子、金樱子等。

乌梅相关药对

- 乌梅＋诃子：治疗久泻久痢。

- 龙骨 + 牡蛎 + 乌梅：治疗上焦郁热，上热下寒证。心悸失眠，虚热消渴，容易上火。
- 防风 + 乌梅：1. 荨麻疹；2. 过敏性鼻炎；3. 过敏性皮炎、湿疹；4. 哮喘，证属过敏所致者。
- 乌梅 + 五味子：1. 自汗、盗汗诸症；2. 糖尿病，尿糖不降者；3. 阴汗湿痒，属阴虚火旺者；4. 过敏性结肠炎，动则腹泻者。
- 乌梅 + 木瓜：1. 温热病后，气阴两伤，饮食乏味等症；2. 慢性胃病，胃阴受损，以致口干少津、食欲不振、舌红、脉细等；3. 萎缩性胃炎，胃、十二指肠溃疡，胃酸缺乏、食欲不振等症；4. 伤暑霍乱吐泻、小腿肚转筋等症。
- 血余炭 + 乌梅：1. 慢性直肠炎、结肠炎，肠黏膜呈炎症改变、充血、水肿、糜烂、溃疡，大便脓血，腹痛肠鸣，肛门下坠等症；2. 休息痢，症见大便不爽，痢下脓血，肛门下坠，时发时止者。
- 薏苡仁 + 乌梅：子宫肌瘤，卵巢囊肿，盆腔炎性包块等症。

五倍子

五倍子	
性味	酸、涩，寒
归经	肺、大肠、肾
主治	敛肺降火，涩肠止泻，固精止遗，敛汗止血
运用	1. 用于肺虚久咳，肺热咳嗽。2. 用于久泻，久痢。3. 用于遗精，滑精。4. 用于自汗，盗汗。5. 用于崩漏下血、便血、尿血等出血
药性	**寒 补 降 收 润**

五倍子外用可以治疗口疮、口破。

海金沙、五倍子、滑石都是治胆结石的药。

五倍子的功能很多，可以用于肺虚久咳、久泻、久痢，还有遗精、滑精、自汗、盗汗，以及崩漏下血、便血、尿血等出血。

有人说五倍子是漆树科植物，其实不然，它是寄生在漆树科植物上的虫卵，是漆树科植物盐肤木及其同属植物受蚜虫寄生而形成的囊状寄生物虫瘿，经烘焙干燥后所得，所以它本身是动物药，不是植物药，对于这一点我们要特别注意。

五倍子相关药对

- 五味子 + 五倍子：1. 自汗、盗汗诸症；2. 肺虚久咳，久喘，多在黄昏时为甚者；注：黄昏之时咳嗽，《丹溪心法》曰“黄昏嗽者，是火气浮于肺，不宜凉药，宜用五味子、五倍子敛而降之”；3. 久泻、久痢诸症（非特异性结肠炎可用）；4. 男子遗精、滑精，女子赤白带下、崩漏诸症；5. 脱肛、子宫脱垂，以及各种内脏弛缓、下垂，均可使用。

- 海金沙 + 五倍子 + 滑石：治胆结石。

诃子

诃子	
性味	苦、酸、涩，平
归经	肺、大肠
主治	涩肠止泻，敛肺止咳，利咽开音
运用	1. 用于久泻，久痢，脱肛。2. 用于肺虚久咳或久咳失音
药性	寒 热 泻 收 燥

诃子快速笔记

- 声音沙哑、失音者，可用葛根汤 + 蝉蜕、诃子。
- 开音：菖蒲、白通草、蝉蜕、诃子、玄参。
- 失音：诃子、桔梗、胖大海。
- 使君子科植物：使君子 + 诃子。

诃子，也就是诃梨勒（又称诃黎勒）。

声音沙哑、失音者，可以用葛根汤加蝉蜕、诃子。诃子对于失音是有帮助的，所以要开音就可以用诃子。开音的药有菖蒲、白通草、蝉蜕、诃子、玄参。

腹胀排气太多，也就是放屁多时，也可以用诃子。如果患者在治疗其他问题的时候，同时伴有屁多的情况，我们可以在药里加一些诃子，效果很不错。

诃子还有抑制胃酸的作用，故而治疗胃酸过多时也可以用。

失音就是完全发不出声音，一样可以用诃子，另外，桔梗、胖大海也治疗失音。

诃子和使君子都是使君子科的植物。

诃子相关药对

- 乌梅 + 诃子：治疗久泻久痢。
- 诃子 + 陈皮：咽喉不爽，声音嘶哑等症。
- 诃子 + 桔梗 + 甘草：1. 音嘶、音哑诸症；2. 慢性喉炎，喉头结节（息肉）等喉部疾患，均可使用。
- 诃子 + 肉豆蔻：1. 久泻，久痢，证属脾、肾两虚者；2. 糖尿病性腹泻，证属脾虚者。

赤石脂

赤石脂	
性味	甘、酸、涩，温
归经	大肠、胃
主治	涩肠止泻，收敛止血，敛疮生肌
运用	1. 久泻久痢。2. 崩漏，带下，便血。3. 疮疡不敛，湿疹，湿疮
药性	**热　收　燥**

赤石脂相关药对

- 赤石脂 + 禹余粮：1. 伤寒，下痢不止，心下痞硬，利在下焦者；2. 慢性肠炎，慢性痢疾，溃疡性结肠炎，经久不愈者；3. 久泻，久痢，引起脱肛者；4. 便血，属虚寒者；5. 妇女月经过多，崩中漏下，赤白带下，属虚寒者；6. 大肠腑咳（咳嗽），咳而遗矢（屎）者。

禹余粮

禹余粮 – 禹余粮	
性味	甘、涩，平
归经	胃、大肠
主治	涩肠止泻，收敛止血。止带
运用	久泻久痢。崩漏，带下
药性	**寒　热　收　燥**

禹余粮相关药对

- 赤石脂 + 禹余粮：1. 伤寒，下痢不止，心下痞硬，利在下焦者；2. 慢性肠炎，慢性痢疾，溃疡性结肠炎，经久不愈者；3. 久泻，久痢，引起脱肛者；4. 便血，属虚寒者；5. 妇女月经过多，崩中漏下，赤白带下，属虚寒者；6. 大肠腑咳（咳嗽），咳而遗矢（屎）者。
- 血余炭 + 禹余粮：1. 久泻、久痢诸症；2. 慢性肠炎，肠黏膜有损伤者，均宜使用。

赤石脂和禹余粮在《伤寒杂病论》里面是合在一起用的，是一组药对，所以赤石脂、禹余粮常常被放在一起讲。赤石脂、禹余粮皆是土石中之精气，实胃而强肠，让人体的肠道不要一直下利。紫丸里面就有赤石脂和代赭石，其作用是降低其他药物的泻下作用，让人泻得不要太过。

赤石脂能收敛止血，治崩漏、带下和严重便血，所以有严重便血时，常会用到赤石脂。赤石脂是一个无毒的矿物类药。

禹余粮也是土石中的精气，实胃而强肠，也是一样，能治疗久痢、久泻与崩漏、带下。禹余粮、赤石脂都是属于矿物类的药。

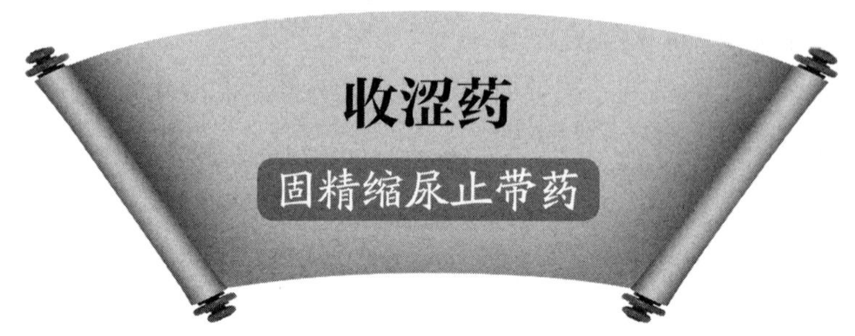

【药性寒热补泻分布表】

药性	温热药	平药	寒凉药
补药	山茱萸，覆盆子，海螵蛸☀	桑螵蛸☂，莲子，芡实	
平药			
泻药			荷叶

【药性升降收散动力分布表】

药性	升性药	平药	降性药
散性药	荷叶		
平药			
收性药	桑螵蛸☂，海螵蛸☀	覆盆子	山茱萸，莲子，芡实

【药性燥湿分布表】

湿性药	中性药	燥性药
山茱萸，覆盆子，桑螵蛸		莲子，荷叶，芡实，海螵蛸

固精、缩尿、止带是比较相近的概念，固精的药通常也能缩尿和止带，因为都是利用向上提升的功效。从药性来看，常用的固精缩尿止带药中，温热药、寒凉药、补药、泻药都有，特殊之处在于其中多是收性的药，只有荷叶是散性的。

收涩药_固精缩尿止带药的比较

药名	同	异
山茱萸	酸涩收敛，入肾、膀胱经。固精、缩尿、止带	治崩漏下血、大汗不止
覆盆子		补肝肾不足，疗目暗不明
桑螵蛸		治肾虚阳痿
莲子		治虚烦，失眠，惊悸
荷叶		治夏日暑湿、血热出血
芡实		补脾虚，止泻
海螵蛸		制胃酸，收湿敛疮

固精缩尿止带药的相同点是酸涩收敛，入肾、膀胱经。下面来看它们在功用上的区别：

山茱萸可治崩漏下血，大汗不止。

覆盆子可治肝肾不足，目暗不明。

桑螵蛸可治肾虚阳痿。莲子可治疗虚烦、失眠、惊悸，还能清心，所以能治疗一些神志上的问题。

荷叶可治夏日暑湿、血热出血。我推测荷叶的散性让它可以将暑湿透过出汗发散，水液从汗水出去，达到缩尿的作用。

芡实可治脾虚泄泻。

海螵蛸可抑制胃酸，并且收湿敛疮。

山茱萸

山茱萸	
性味	酸、涩，微温
归经	肝、肾
主治	补益肝肾，收敛固涩
运用	1. 用于肝肾亏虚之头晕目眩，腰膝酸软，阳痿等。2. 用于遗精滑精，遗尿尿频。3. 用于崩漏下血，月经过多。4. 用于大汗不止，体虚欲脱证
药性	热　补　降　收　润

山茱萸快速笔记

- 大人遗精，病机类似小孩子遗尿，所以治疗小孩子尿床，多从大人遗精方向着眼：
  第一组药是入脑、通脑窍的药：远志、菖蒲。
  第二组药是镇静的药：龙骨、牡蛎。
  第三组药是安神的药：柏子仁、远志。
  第四组药是收涩剂：莲蕊须、五味子、山茱萸、益智仁、覆盆子。
- 补益肝肾之要药：山茱萸。
- 阴阳并补之佳品：山茱萸、菟丝子。
- 降血压：杜仲、夏枯草、决明子、青葙子、车前子、罗布麻、地龙、青木香、大蓟、小蓟、马兜铃、桑白皮、荠菜、臭梧桐、淫羊藿、山茱萸、豨莶草、山楂。
- 山茱萸科植物：山茱萸。

山茱萸能补益肝肾，收敛固涩。

大人遗精，病机类似小孩子遗尿，所以治疗小孩子尿床，多从大人遗精方向着眼。以下有几个药对可以参考：入脑、通脑窍的远志、菖蒲；镇定的龙骨、牡蛎；安神的柏子仁、远志；收涩的莲蕊须、五味子、山茱萸、益智仁、覆盆子。

山茱萸在各种地黄丸家族中都有用到。八味地黄丸中，补肾、补脾、补肝的是地黄、山药、山茱萸，泻肾、泻脾、泻肝的是泽泻、茯苓、丹皮。

山茱萸有救脱之功，比人参、白术、黄芪更强，可称救脱圣药。

山茱萸不独补肝，全身气血阴阳将散者，皆能收敛之。

山茱萸、菟丝子是阴阳并补的佳品。

山茱萸也是降血压药。

山茱萸是山茱萸科的植物。

山茱萸相关药对

- 山茱萸 + 人参 + 麦冬 + 五味子：治疗虚汗淋漓，或喘逆，或怔忡，或气虚不足以息。
- 山茱萸 + 人参 + 麦冬 + 茯苓：治疗肝肾阴虚，上盛下虚造成的咳嗽（尤其久咳），口干、咽干，舌质红，脉细数。
- 山茱萸 + 龙骨 + 牡蛎：虚汗淋漓，或喘逆，或怔忡，或气虚不足以息。
- 山茱萸 + 人参 + 麦冬 + 龙骨 + 牡蛎：治疗虚汗淋漓，或喘逆，或怔忡，或气虚不足以息。
- 山茱萸 + 人参 + 龙骨 + 牡蛎：治疗虚汗淋漓，或喘逆，或怔忡，或气虚不足以息。
- 山茱萸 + 牡蛎：1. 自汗，盗汗诸症；2. 男子遗精、滑精，女子带下诸症；3. 糖尿病，尿糖不降者。
- 熟地黄 + 山茱萸：1. 糖尿病；2. 病虚弱，证属阴阳俱虚者；3. 妇女经行量多，虚损难眠，腰酸带下。

覆盆子

覆盆子	
性味	甘、酸，微温
归经	肝、肾
主治	固精缩尿，益肾养肝
运用	1. 用于肾虚不固之遗精滑精，遗尿尿频。2. 用于肝肾不足，目暗不明
药性	热

覆盆子快速笔记

- 收敛药：小便太多了，我们可以用益智仁、芡实、覆盆子；流鼻涕、口水多、流鼻涕用乌梅、益智仁、覆盆子。

- 大人遗精，病机类似小孩子遗尿，所以治疗小孩子尿床，多从大人遗精方向着眼：
  第一组药是入脑、通脑窍的药：远志、菖蒲。
  第二组药是镇静的药：龙骨、牡蛎。
  第三组药是安神的药：柏子仁、远志。
  第四组药是收涩剂：莲蕊须、五味子、山茱萸、益智仁、覆盆子。
- 蔷薇科植物：委陵菜＋翻白草＋郁李仁＋木瓜＋石楠叶＋玫瑰花＋绿萼梅＋山楂＋鹤草芽＋地榆＋仙鹤草＋桃仁＋月季花＋苦杏仁＋枇杷叶＋乌梅＋覆盆子＋金樱子。

小便太多可以用益智仁、芡实、覆盆子；流鼻涕、口水多用乌梅、益智仁、覆盆子。覆盆子能收小便和口水。所谓“覆盆急收”，当夜尿多，用了覆盆子后，可把装夜尿的盆子翻转不用，如此记忆。

覆盆子是治疗遗尿、遗精的药，同时是补肾固精的药，五子衍宗丸的组成便含覆盆子。

覆盆子是蔷薇科植物，玫瑰花、乌梅、枇杷也是。

覆盆子相关药对

- 枸杞子＋菟丝子＋覆盆子＋五味子＋车前子：肾虚遗精，阳痿早泄，小便后余沥不清，久不生育，及气血两虚，须发早白等症。

桑螵蛸

桑螵蛸	
性味	甘、咸，平
归经	肝、肾
主治	固精缩尿，补肾助阳
运用	1. 用于遗精滑精，遗尿尿频。2. 用于肾虚阳痿
药性	寒　热　补　升　收　润

桑螵蛸是荤药，它是螳螂结在树上的卵鞘。

桑螵蛸能生津，更有固阳的作用，可以治遗精，也可以治阳痿早泄，是男科常用药。

桑螵蛸相关药对

- 桑螵蛸＋海螵蛸：1. 下元不固，小便频数，小便失禁；2. 小儿遗尿；3. 男子遗精、早泄诸症；4. 女子崩漏、带下诸症；5. 中老年人前列腺肥大诸症。

莲子

莲子	
性味	甘、涩，平
归经	脾、肾、心
主治	补脾止泻，固涩止带，益肾固精，养心安神
运用	1. 用于脾虚泄泻，食欲不振。2. 用于肾虚遗精，滑精。3. 用于带下证。4. 用于虚烦，失眠，惊悸
药性	**寒 热 补 降 收 燥**

莲子快速笔记

- 睡莲科植物：莲子 + 芡实。

莲子结在莲蓬里面，也就是莲花的子，它可以养心安神治烦躁。莲子心比较苦，苦入心，心火偏旺时，可用莲子心和黄连一起降心火，使心火不旺。

莲子和芡实是睡莲科的植物。

莲子也是常用的一种食材，药食同源。

莲子相关药对

- 芡实 + 莲子：1. 脾虚泄泻，久久不愈者；2. 脾虚湿盛，白带绵绵等症；3. 肾虚精关不固，梦遗、滑精等症；4. 肾虚小便频，小便失禁等症。

荷叶

荷叶	
性味	苦、辛、微涩、凉
归经	脾、肝、心
主治	清香升散，消暑利湿，健脾升阳，散瘀止血
运用	1. 夏日暑湿证。2. 血热出血证
药性	**寒 泻 升 散 燥**

荷叶快速笔记

- 开窍醒脑：远志、菖蒲，再加上活血化瘀的丹参、田七、荷叶，以及降血压、脑压的钩藤。

荷叶本身有活血化瘀之功，还可以清五志之火——生地清心肾火、侧柏叶清肺火、艾叶清脾胃火、荷叶清肝火。

现代医学研究表明荷叶能刺激下视丘（下视丘在藏象学上属于肝，荷叶入肝）的饮食调节中枢，所以荷叶可以消积满，荷叶煮水可以治疗肚子胀气的肥胖症，是治疗肥胖的一个药，减肥茶里面往往会放荷叶。荷叶消油脂，有些很油的糕饼就会用荷叶垫底。

荷叶不仅有引药上行的作用，还有化瘀的功效。

睡莲与莲花的差别是睡莲的叶子贴在水面上，没有引药上行的作用；莲花的叶子是被梗支撑到水面之上，所以它会把药性往上带。张锡纯先生说："用荷叶者，以善引诸凉药之力直达脑中以清脑膜之炎也。"这是非常特殊的。

荷叶相关药对

- 滑石＋甘草＋荷叶：1. 夏季受暑，头昏头胀，胸闷不舒，食欲不振，全身无力，大便溏泻，小便黄少等症；2. 尿血诸症。

芡实

芡实	
性味	甘、涩，平
归经	脾、肾
主治	补脾止泻，益肾固精，除湿止带
运用	1. 用于脾虚腹泻。2. 用于肾虚遗精滑精，遗尿，白浊。3. 用于带下证
药性	寒 热 补 降 收 燥

芡实快速笔记

- 收敛药：小便太多了，我们可以用益智仁、芡实、覆盆子；流鼻涕、口水多，用乌梅、益智仁、覆盆子。
- 睡莲科植物：莲子＋芡实。

芡实又叫鸡头米。

小便太多可以用益智仁、芡实、覆盆子。

芡实还可以除湿止带。能收涩小便，就能止带，因为妇女带下分泌物太多是由于脾胃不好，没有办法固涩。带下与遗尿、遗精是同一治疗思路。

芡实可以治疗因消化液分泌太多而致的阴实。当消化液分泌太多，人会一直拉肚子，这是因为肠道里面有太多的水液，此时可以用芡实来收敛止泻。

芡实与莲子都是睡莲科的植物。

芡实相关药对

- 山药 + 芡实：脾胃虚弱，食欲不振。
- 山药 + 芡实 + 茯苓：治疗脾虚下利。
- 芡实 + 莲子：1. 脾虚泄泻，久久不愈者；2. 脾虚湿盛，白带绵绵等症；3. 肾虚精关不固，梦遗、滑精等症；4. 肾虚小便频，小便失禁等症。
- 金樱子 + 芡实：1. 脾肾两虚，慢性泄泻诸症；2. 肾气不固，男子遗精，女子赤、白带下诸症。

海螵蛸

海螵蛸	
性味	咸、涩，微温
归经	肝、肾
主治	固精止带，收敛止血，制酸止痛，收湿敛疮
运用	1. 用于遗精，带下。2. 用于崩漏下血，肺胃出血，创伤出血。3. 用于胃痛吐酸。4. 湿疮，湿疹，溃疡不敛
药性	热 补 升 收 燥

海螵蛸是乌贼的骨，味咸、微温、无毒，可以通经络、补肝、养血、制胃酸、收湿敛疮。海螵蛸的特点是它制胃酸的力量很强。

海螵蛸相关药对

- 海螵蛸 + 浙贝母：1. 胃脘疼痛，日久不愈，烧心泛酸，诸药不效者；2. 慢性胃炎，胃、十二指肠溃疡，症见胃脘疼痛，烧心泛酸，大便稀溏者。
- 桑螵蛸 + 海螵蛸：1. 下元不固，小便频数，小便失禁；2. 小儿遗尿；3. 男子遗精、早泄诸症；4. 女子崩漏、带下诸症；5. 中老年人前列腺肥大诸症。
- 海螵蛸 + 茜草：1. 崩漏，证属由崩而漏，由漏而崩，循环往复者（功能性子宫出血诸症可用）；2. 妇女带下绵绵，久久不愈者。

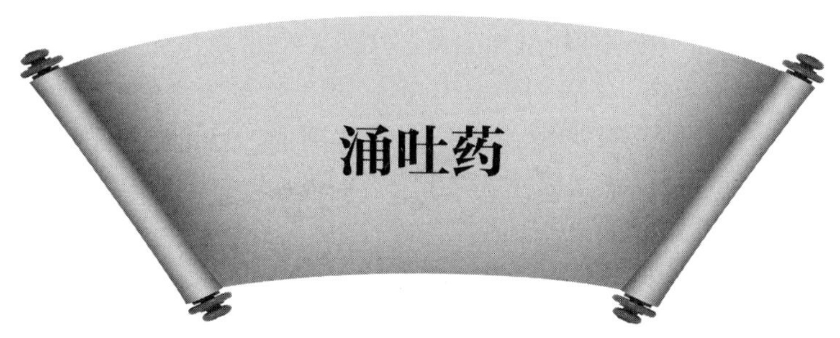

涌吐药

中医里最有名的三个治法是汗、吐、下，吐在以前的中医也是一个重要的治病手段。现在呢，由于各种原因，涌吐药一般用得比较少，尤其是让患者吐不是一件令人愉快的事情，但是我们还是要了解涌吐药，在临床上确有需要的时候，还是要用。

【药性寒热补泻分布表】

药性	温热药	平药	寒凉药
补药			
平药			
泻药			蜀漆☀，瓜蒂☀，藜芦☀

【药性升降收散动力分布表】

药性	升性药	平药	降性药
散性药	蜀漆☀，瓜蒂☀，藜芦☀		
平药			
收性药			

【药性燥湿分布表】

湿性药	中性药	燥性药
		蜀漆，瓜蒂，藜芦

瓜蒂、藜芦和蜀漆是三个常用的涌吐药，它们的药性分布非常极端，都是偏寒凉，也都是升散药，因为要吐就得往上走。

涌吐药的比较

药名	同	异
蜀漆	促使呕吐以去胃脘、胸膈所积之毒物、宿食、痰涎	治疗疟疾
瓜蒂		祛湿退黄
藜芦		疗疥癣秃疮

在功能上来看，相同之处是瓜蒂、藜芦和蜀漆都是促使呕吐，来去除胃脘、胸膈所积的毒物、宿食、痰饮；相异之处是蜀漆可以用来治疟疾，瓜蒂可以祛湿退黄并治疗黄疸，藜芦可以治疗疥癣秃疮。

涌吐药有很多，瓜蒂、藜芦和蜀漆是比较常用的。我的老师倪海厦先生说：“用海水或是很咸很咸的盐水，大量喝下去会吐，这在葛洪先生的《肘后备急方》里也有记载。”

接下来，我们来看瓜蒂、藜芦和蜀漆的各论。

蜀漆

常山－蜀漆	
性味	苦、辛，寒；有毒
归经	肺、心、肝
主治	涌吐痰涎，截疟
运用	1. 用于胸中痰饮。2. 用于疟疾
药性	**寒　泻　升　散　燥**

蜀漆是祛痰截疟的要药，主祛老痰积饮，治新久诸疟，也就是有疟疾的时候可以用，并且能引痰上行使吐，下行使下，逐水消肿，杀虫，疗蛊。

现在，蜀漆一般用常山苗代替，主要是常山苗比较容易取得，而且比较温和。

蜀漆治疗心脏上方有浊痰而感刺痛，也就是在心脏真正有实邪堵塞的时候用到。

瓜蒂

瓜蒂	
性味	苦，寒；有毒
归经	胃
主治	涌吐痰湿，祛湿退黄
运用	1. 用于痰热壅滞，宿食停滞证。2. 用于湿热黄疸，湿家头痛
药性	**寒**

瓜蒂快速笔记

- 葫芦科植物：天花粉＋丝瓜络＋冬瓜皮＋葫芦＋南瓜子＋瓜蒌＋罗汉果＋绞股蓝＋瓜蒂＋木鳖子。

  瓜蒂是瓜的蒂，越甜的瓜，蒂越苦，用之取吐力量大。

  服瓜蒂吐不止的时候，用半夏止吐。当然也可以用小半夏汤，也就是半夏和生姜来止吐。

仲景先师之催吐方最强烈的就是瓜蒂散。

瓜蒂是葫芦科植物。

藜芦

藜芦	
性味	辛、苦，寒；有毒
归经	肺、胃、肝
主治	涌吐风痰，杀虫疗疮
运用	1. 用于中风，癫痫，喉痹。2. 用于疥癣秃疮
药性	寒

藜芦为催吐的要药，主风痰上塞，用于吐一切恶物，此药光闻起来就能让人打喷嚏，还可以治风癫，外用治疮疥杀虫。

倪师治疗帕金森或痉挛抖动或癫痫这种抖动停不下的问题，会用藜芦甘草汤，因为藜芦可以把血脉神经筋脉上的痰都排掉。当然，手指臂肿动，痰在经脉，也可以用藜芦祛痰。肿动的动，是指震颤发抖。

现代医学研究认为藜芦可以刺激延脑的呕吐中枢而造成呕吐，其呕吐力量很强，平常用起来患者很不舒服，但真正有需要的时候是很好用的。

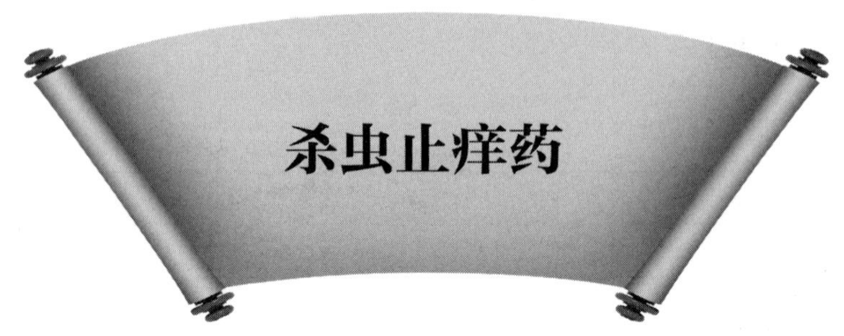

杀虫止痒药

虫造成的痒在病因学上称为不内外因。平时人被蜜蜂或其他虫咬到，因为虫的体液和人体内含的蛋白质是不一样的，所以当虫的体液进入人体，人体的免疫物质马上会和它战斗，局部皮肤就会痒。另外还有一部分痒甚至痛是因为寄生虫寄居于人体内。

【药性寒热补泻分布表】

药性	温热药	平药	寒凉药
补药	硫黄☀，蛇床子		
平药	大蒜		
泻药	雄黄☀	露蜂房	

【药性升降收散动力分布表】

药性	升性药	平药	降性药
散性药	硫黄☀，蛇床子，大蒜		雄黄☀，露蜂房
平药			
收性药			

【药性燥湿分布表】

湿性药	中性药	燥性药
	露蜂房	雄黄，硫黄，蛇床子，大蒜

很多人认为止痒用冰敷，事实上，止痒药是以温热药为多，此外，它们的药性没有收性，因为越收会越痒。

杀虫止痒药的比较

药名	同	异
雄黄	攻毒疗疮，杀虫止痒	治痈肿疔疮，湿疹，疥癣，虫蛇咬伤
硫黄		治疥癣、湿疹、肾虚寒喘，阳痿，虚冷便秘
蛇床子		治寒湿带下、湿痹腰痛、阳痿、宫冷不孕
露蜂房		治痈疽、瘰疬、癣疮、风湿痹痛、牙痛
大蒜		治肺痨，百日咳，泻痢

杀虫疗疮药的相同功用是攻毒疗疮，杀虫止痒。以下来看它们的差异之处：

雄黄用于痈肿疔疮、湿疹、虫蛇咬伤，很多时候都是外敷用。

硫黄用于疥癣、湿疹、肾虚寒喘、阳痿、虚冷便秘。

蛇床子用于寒湿带下、湿痹腰痛、阳痿、宫冷不孕，也是补阳药。

露蜂房用于痈疽、瘰疬、癣疮、风湿痹痛、牙痛，所以露蜂房还可以止痛。

大蒜用于肺痨、百日咳，泻痢。

杀虫止痒药如硫黄、雄黄都是很强的药。

雄黄

雄黄	
性味	辛，苦，热；有毒
归经	心、肝、胃
主治	解毒，杀虫
运用	1. 用于痈肿疔疮，湿疹，疥癣，虫蛇咬伤。2. 用于虫积腹痛
药性	热

雄黄快速笔记

- 雄黄、朱砂类的药物含汞量比较高，用量宜轻。

雄黄是有毒的药。雄黄与朱砂类的药的含汞量比较高，用量宜轻，一般内用较少，因为有毒性，如果医师没能熟练掌握药量的话，有时候会有危险。

雄黄为蚀疮杀虫要药，为外科要药，亦可内服。雄黄性热有毒，普通内服数分（中病即止），所以需要比较有经验的医师来操作，外用则无定量。蚀于肛者，雄黄熏之。倪师有讲过："在瓦片上烧雄黄，要捂住口鼻。雄黄的烟一上来，肛门破损处或肛瘘的地方就能得到修补。"

雄黄一般用得不多，毕竟有毒的药内用还是比较难。

雄黄相关药对

- 青黛 + 雄黄：1. 各类癌症；2. 慢性粒细胞白血病 _ 血癌。

硫黄

生硫黄 – 硫黄 – 石硫黄	
性味	酸，大热；有毒
归经	肾、大肠
主治	外用解毒杀虫止痒；内服补火壮阳通便
运用	1. 用于疥癣，湿疹，皮肤瘙痒。2. 用于肾虚寒喘，阳痿，虚冷便秘
药性	热

硫黄除了外用，内用也比较多。我个人认为使用硫黄只要不是太过量，效果还是很好的。

“诸热药皆燥，唯硫黄热而不燥。”

张锡纯：“硫黄制熟则力减，少服无效，多服又有燥渴之弊，服生硫黄少许，即有效而无他弊也（硫黄无毒，有毒即其热，故生用）。”

张锡纯：“按硫黄之性，温暖下达，诚为温补下焦第一良药，而生用之尤佳，惟其性能润大便（本草谓其能使大便润，小便长，医以为轻泻药），于大便滑泻者不宜，故辅以赤石脂之黏腻收涩，自有益而无弊矣。”

也就是说，硫黄是补下焦的药，如果有阳痿或虚冷便秘，硫黄效果很好，而如果大便湿度高，加点赤石脂就很好。

在问止中医，我们有一个很有名的制剂，叫金液丹，它就是硫黄的制剂，在临床上收效无数，它是补阳的，阳虚严重的时候最好用，用量少，价钱不高，收效广。

硫黄相关药对

- 麻黄 + 硫黄：治疗水肿，全身水肿。

蛇床子

蛇床子	
性味	辛、苦，温
归经	肾
主治	杀虫止痒，祛风燥湿，温肾壮阳
运用	1. 用于阴部湿痒，湿疹，疥癣。2. 用于寒湿带下，湿痹腰痛。3. 用于阳痿，宫冷不孕
药性	热

蛇床子快速笔记

- 病毒或湿热引起的阴道炎：黄柏、百部、苦参子、蛇床子、连翘（除臭的部分：土茯苓、百部）。
- 伞形科植物：防风 + 羌活 + 白芷 + 藁本 + 胡荽 + 柴胡 + 独活 + 小茴香 + 阿魏 + 川芎 + 前胡 + 羊红膻 + 当归 + 北沙参 + 明党参 + 蛇床子。

蛇床子一般是外用，但是内用也很好。

病毒或湿热引起的阴道炎，可以用黄柏、百部、苦参、蛇床子、连翘，需要除臭的话，可以用土茯苓、百部。

蛇床子是治疗阴道炎时很重要的一个药，在经方里有蛇床子的坐剂，蛇床子可以在沐浴的时候用。

蛇床子是皮肤病的良药，可外用和内服。

蛇床子有消灭阴道滴虫的作用，将单一味蛇床子制成塞剂或洗剂，有极佳的止痒作用，是用于妇女阴痒的一个重要方法。

蛇床子内服有温肾壮阳的作用，可以用于阳痿、不孕等症，所以医生在帮助男、女怀孕的时候，常常会用到蛇床子。

蛇床子是伞形科的植物。

露蜂房

制蜂房 – 露蜂房 – 蜂房	
性味	甘，平
归经	肝、胃
主治	攻毒杀虫，祛风止痒，祛风止痛
运用	1. 用于痈疽，瘰疬，癣疮。2. 用于风湿痹痛，瘾疹瘙痒，牙痛
药性	**寒　热**

露蜂房的形状就像女性的乳房，所以露蜂房可以打通乳腺，是催乳、通乳、去陈乳的良方，当乳房不通、乳房有乳汁久留结成的硬块，可以用露蜂房来去除。倪海厦先生在《人纪》里提道："露蜂房就像一个乳房，它是中药以形来推断其功用的一个表现。"

露蜂房同时也是解毒、杀虫的药，可以治附骨痈疽、瘰疬、恶疮、惊痫、癫疾，以及杀肠中寄生虫，兴肠道，总之，露蜂房的运用非常多。

露蜂房相关药对

- 淫羊藿 + 露蜂房：冲任不调，形盛气虚之月经不调、月经淋漓不止、畏寒乏力者。
- 僵蚕 + 露蜂房：乳房问题如乳癖、乳核、乳腺增生、乳房硬块等。

大蒜

大蒜	
性味	辛，温
归经	脾、胃、肺
主治	解毒杀虫，消肿，止痢
运用	1. 用于痈肿疮毒，疥癣。2. 用于肺痨，百日咳，泻痢。3. 用于钩虫、蛲虫证
药性	**热　升　散　燥**

大蒜快速笔记

- 百合科植物：葱白 + 知母 + 重楼 + 土茯苓 + 芦荟 + 薤白 + 川贝母 + 浙贝母 + 韭菜子 + 百合 + 麦冬 + 天冬 + 玉竹 + 黄精 + 大蒜。

大蒜是一个食物，外用或内服均有良好的解毒、杀虫、消肿作用。多吃大蒜对我们的身体是有帮助的。

大蒜是百合科的植物。

大蒜药用可以治疗皮肤病、肺痨、百日咳、泻痢、打虫，效果都非常好。

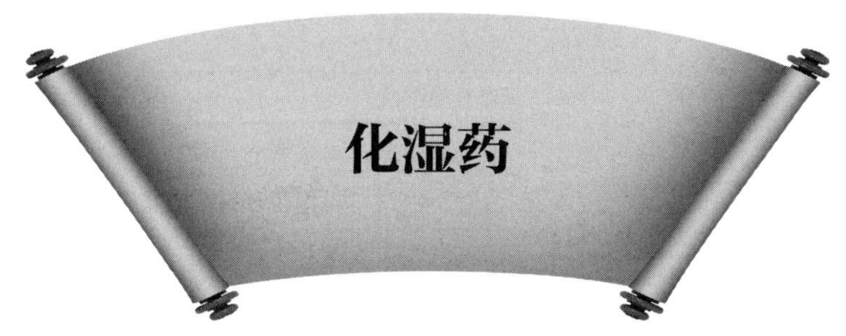

化湿药

化湿药很多时候又被称为芳香化湿药。前面有讲过祛风湿药、利水胜湿药，那些是直接把水排出去的，但化湿药不一样，它是让水慢慢消退。水、湿、饮、痰，这是人体内津液运化不利逐渐凝结的4个阶段。水和湿相对比较弥散，而痰饮较为凝结。

化湿药与一般的祛湿药或祛风湿药的差别在于“化湿药主要作用于中焦脾胃”。

【药性寒热补泻分布表】

药性	温热药	平药	寒凉药
补药	砂仁，白豆蔻☀		
平药	草豆蔻，草果		
泻药	藿香☀，苍术☀，厚朴		

【药性升降收散动力分布表】

药性	升性药	平药	降性药
散性药	苍术☀	砂仁	藿香☀，厚朴，白豆蔻☀，草豆蔻，草果
平药			
收性药			

【药性燥湿分布表】

湿性药	中性药	燥性药
		藿香，苍术，厚朴，砂仁，白豆蔻，草豆蔻，草果

化湿药皆气味芳香，性偏温燥，以化湿运脾为主要作用。从药性表可以看到，化湿药都是温热药、燥性药、散性药，没有收性药，都是行气比较强的、散性比较强的药。常用的化湿药有藿香、苍术、厚朴、砂仁、白豆蔻、草豆蔻、草果。

化湿药的比较

药名	同	异
藿香	气味芳香，性偏温燥，以化湿运脾为主要作用	治暑湿呕吐
苍术		治湿滞中焦、风湿痹痛、外感夹湿
厚朴		治湿阻中焦、肠胃积滞、痰饮喘咳
砂仁		治脾胃虚寒吐泻、气滞胎动
白豆蔻		化湿行气止呕
草豆蔻		化湿行气止呕
草果		燥湿散寒，除痰截疟

以下是这些常用化湿药在功能上的差异：

藿香治疗暑湿呕吐。

苍术治疗湿滞中焦、风湿痹痛、外感夹湿。

厚朴治疗湿阻中焦、肠胃积滞，有宽肠胃的作用，痰饮咳喘都可以用。

砂仁治疗脾胃虚寒吐泻、气滞胎动，这是它特殊的使用时机。

白豆蔻和草豆蔻可以化湿行气止呕。

草果燥湿散寒，除痰截疟，对祛痰饮有帮助。

它们的性质很相近，但有补，有泻，有升，有降，在运用的时候，要注意选择，比如砂仁、豆蔻偏补，苍术、厚朴偏泻。

藿香

藿香	
性味	辛，微温
归经	脾、胃、肺
主治	化湿，解暑，止呕
运用	1. 用于湿滞中焦证。2. 用于暑湿证及湿温证初起。3. 用于呕吐
药性	**热　泻　降　散　燥**

藿香快速笔记

- 香气重的药能刺激平滑肌收缩，行气力强。

  名字带香字的药比较：

  - 木香：消除子宫胀气、大肠胀气、小腹胀气、胸闷胀气。
  - 檀香：增加含氧量，作用在呼吸道。
  - 沉香：去秽止泻，作用在大肠。
  - 降香：使心脏的冠状动脉扩张，治疗狭心症。

  - ◆ 藿香：治霍乱、肠胃道感冒。
  - ◆ 丁香：胃寒呕逆之要药。
  - ◆ 香附：胃寒呕逆之要药。
- 芳化湿浊的要药：藿香。
- 唇形科植物：紫苏＋香薷＋荆芥＋薄荷＋夏枯草＋黄芩＋藿香＋丹参＋益母草＋泽兰＋紫苏子。

  香气重的药能刺激平滑肌收缩，行气力强。以下将带“香”字的药做个比较：
  - ■ 木香可消除子宫胀气、大肠胀气、小腹胀气、胸闷胀气。
  - ■ 檀香可增加含氧量，作用在呼吸道。点檀香可以帮助头脑冷静。
  - ■ 沉香去秽止泻，作用在下焦大肠。
  - ■ 降香使心脏的冠状动脉扩张，治疗狭心症。
  - ■ 藿香治霍乱、肠胃道感冒。
  - ■ 丁香、香附是胃寒呕逆之要药，消化道运动失衡呕吐时可用。

藿香相关药对

- 藿香＋佩兰：1. 夏日受暑，湿阻中焦，暑气熏蒸，运化失职，以致头昏、头胀、胸闷脘满、恶心呕吐、食欲不振，甚则腹痛、泄泻等症；2. 急慢性肝炎，由湿浊蕴结，阻碍脾胃，以致脘腹胀满，食欲不振，口甜口腻，口臭，舌苔浊腻等；3. 长夏湿温初期，身热不扬，凛寒无汗或微汗，头晕重胀，胸脘痞满，口不渴或渴不多饮等症；4. 暑疖、湿疹、鼻渊、鼻臭，由暑湿秽浊阻于中焦，蕴于皮肤、清窍所致；5. 慢性胃病，癌症放疗、化疗，以及术后伤阴，食欲不振或毫无食欲等症。
- 紫苏＋藿香：1. 脾胃不和，气机不畅，湿滞中阻，以致胸腹满闷、纳食不化、嗳气呕吐等症；2. 夏日伤暑，呕吐泄泻等症；3. 小儿泄泻。

苍术

苍术	
性味	辛、苦，温
归经	脾、胃
主治	燥湿健脾，祛风湿，发表
运用	1. 用于湿滞中焦证。2. 用于风湿痹痛。3. 外感表证夹湿
药性	热　泻　升　散　燥

苍术快速笔记

- 强化肝脏功能的菊科植物：苍术、白术、莴苣、红凤菜、牛蒡、蒲公英。

- 治痛风三药：苍术、黄柏、牛膝。欲破坏痛风石→用威灵仙（内含秋水仙素）（威灵仙治痛风和诸骨哽）。
- 苍术加泽泻可以解酒。另一药对是柴胡、郁金（用于解酒，清肝脏之毒）。
- 水肿用白术或苍术，散皮肤之间的风水，去组织之间的湿气。白术偏上半身，苍术偏下半身。
- 尿酸性关节炎：苍术、黄柏、牛膝（三妙散）（+薏苡仁：四妙散）。
- 《玉楸药解》曰："白术守而不走，苍术走而不守，故白术善补，苍术善行。"
- 风湿性关节炎水肿：加术附汤→苍术可以三钱，附子二钱。
- 五郁之法：香附开气郁，苍术除湿郁，川芎行血郁，栀子清火郁，神曲消食郁。
- 燥湿止痒药：苍术、黄柏、苦参。
- 苍术对于脱肛有收敛作用。
- "太阳无汗代麻黄汤"：苍术三钱，防风二钱，炙甘草一钱（神术散）；易苍术为白术→代桂枝汤（白术散）。
- 治湿阻中焦之要药：苍术。
- 菊科植物：苍耳子+鹅不食草+牛蒡子+菊花+蒲公英+野菊花+漏芦+千里光+青蒿+豨莶草+雪莲花+佩兰+苍术+茵陈+木香+鹤虱+小蓟+大蓟+艾叶+红花+刘寄奴+旋覆花+紫菀+款冬花+白术+墨旱莲。

白术和苍术的比较

药名	同	异	物种
白术	均能健脾、燥湿，治疗脾失健运、湿浊中阻	健脾益气为主，偏补。补脾力强。利尿、止汗	菊科多年生草本植物白术的根茎
苍术		苦温燥湿为主，偏泻。运脾力强。发汗解表	菊科植物茅苍术或北苍术的根茎

苍术、白术常一起谈论，此处也做个比较：

二者都是菊科植物，但属种不一样，苍术是矛苍术或北苍术的根茎，白术是白术的根茎。苍术、白术都有健脾、燥湿的作用，治疗脾失健运、湿阻中焦，两者在功用上的差别在于白术是健脾益气为主，偏补，补脾力强；苍术是苦温燥湿为主，偏泻，运脾力强。白术多用于利尿、止汗，苍术多用于发汗、解表。

菊科植物多能强化肝脏的功能，如：苍术、白术、莴苣、红凤菜、牛蒡、蒲公英。

治疗痛风有 3 个药很好，分别是苍术、黄柏、牛膝，欲破坏痛风石则加威灵仙。

苍术加泽泻可解酒，另一个解酒药对是柴胡和郁金，是清肝毒解酒的，这 4 味药便组成解酒药的重要结构。

水肿用白术或苍术，散皮肤之间的风水，去组织之间的湿气。白术偏上半身，苍术偏下半身。

尿酸性关节炎（即痛风）可用苍术、黄柏、牛膝，是三妙散的组成，再加薏苡仁是四妙散。

《玉楸药解》曰："白术守而不走，苍术走而不守，故白术善补，苍术善行。"风湿性关节炎水肿可用术附汤，即苍术三钱、附子二钱。

五郁有气郁、湿郁、血郁、火郁、食郁，郁是积聚、堵塞之意，分别用香附开气郁，苍术除湿郁，川芎行血郁，栀子清火郁，神曲消食郁。

燥湿止痒药有苍术、黄柏、苦参，可用于皮肤病。

苍术对于脱肛有收敛作用。

"太阳无汗代麻黄汤"，用苍术三钱、防风二钱、炙甘草一钱，这是神术散的组成，有些人心脏不好、心悸严重，不宜用麻黄时可用此替代。本方易苍术为白术，便是白术散的组成，可代桂枝汤。

苍术是治湿阻中焦之要药。

苍术相关药对

- 苍术 + 黄柏：治疗湿热痹证，如痛风等局部红肿疼痛。
- 苍术 + 厚朴：治疗脾胃湿阻证。脘腹胀满、嗳气泛酸、纳差、口淡无味、肢体困重、倦怠喜睡、腹泻、舌苔白腻、脉缓。
- 苍术 + 茯苓 + 炮附子：治疗寒湿证的肩背酸痛，腰痛，髋部痛等。
- 苍术 + 炮附子：治疗寒湿证的肩背酸痛，腰痛，髋部痛，膝盖疼痛。
- 葛根 + 苍术 + 炮附子：治疗腰背疼痛。
- 苍术 + 厚朴 + 陈皮：治疗脾胃湿阻证。脘腹胀满、嗳气泛酸、纳差、口淡无味、肢体困重、倦怠喜睡、腹泻、舌苔白腻、脉缓。
- 桂枝 + 苍术：治疗风湿痛，退化性关节炎等。
- 防己 + 黄芪 + 苍术：治疗气虚水肿，全身水肿。
- 桂枝 + 炮附子 + 苍术：治疗全身痹痛。
- 苍术 + 薏苡仁：治疗湿痹，全身疼痛沉重。
- 苍术 + 防己：治疗湿痹，四肢疼痛沉重。
- 桂枝 + 苍术 + 薏苡仁：治疗风湿，全身疼痛，身体沉重，苔白腻。
- 苍术 + 茯苓 + 炮附子 + 白术：治疗寒湿痹痛。膝盖疼痛，腰痛，舌苔白厚腻，脉弦紧。
- 苍术 + 茯苓 + 炮附子 + 薏苡仁：治疗寒湿痹痛。全身关节疼痛，舌苔白厚腻，脉弦紧。
- 麻黄 + 苍术：治疗全身水肿，颜面水肿如光镜者。
- 防己 + 薏苡仁 + 苍术 + 白术：治疗风湿痹证，全身沉重疼痛，水肿，小便不利，脚气肿痛，舌苔白而厚腻。
- 茯苓 + 苍术 + 泽泻：治疗水湿内停证。水肿，泄泻，小便不利，膝盖肿，小腹重坠感，腰以下重。
- 茵陈蒿 + 薏苡仁 + 苍术：治疗湿热黄疸、湿重于热证。症见皮肤发黄，形寒发热，食欲减退，大便溏，小便色黄、短少不利，苔腻，脉缓。

- 苍术 + 玄参：1. 糖尿病，表现为血糖增高者，用之可使降低。若伴有胆固醇增高者，用之也可令其降低；2. 慢性肾功能不全，尿蛋白久久不除者；3. 膏淋（小便浑浊，为米泔状），证属脾肾虚弱，不能制约脂液者；年老大便秘结不通，证属脾虚失运，湿邪内困又有肾阴不足者。
- 苍术 + 白术：1. 脾胃不健，纳运无常，以致消化不良，食欲不振、恶心、呕吐等症；2. 湿阻中焦，气机不利，胸脘满闷，呼吸不畅诸症；3. 湿气下注，水走肠间，症见腹胀、肠鸣、泄泻等症；4. 着痹为患，症见痛处重着，肌肤不仁者。
- 苍术 + 熟地黄：1. 脾胃不健，气血两虚之证；2. 再生障碍性贫血。
- 花椒 + 苍术：1. 中宫虚寒，脘腹冷痛，寒湿内蕴，泄泻日久不愈，食欲不振，纳后不消，舌苔白腻厚浊等症；2. 妇女下焦虚寒，寒湿带下等症。
- 苍术 + 防风：1. 水泻（便泄如水之状）、飧泻（又名水谷利，指泄泻完谷不化）诸症；2. 外感风寒，发热无汗等症。
- 辛夷 + 苍术 + 石菖蒲：鼻塞，流清涕。
- 黄芪 + 苍术：治疗气虚兼风湿的问题。

厚朴

厚朴	
性味	苦、辛，温
归经	脾、胃、肺、大肠
主治	燥湿，行气，消积，平喘
运用	1. 用于湿阻中焦证。2. 用于肠胃积滞。3. 用于痰饮喘咳
药性	热 泻 降 散 燥

厚朴快速笔记

- 仲景用枳壳治心下满，用厚朴治腹痛，此为此二药轻重之别所在。
- 厚朴的功能是散结行滞气、润肠，宽肠下气。
- 行气药如木香、陈皮可助打嗝（上行），破气药如厚朴、枳实就会通利大便（下行）。
- 厚朴抑制交感神经，兴奋副交感神经，使肠蠕动→治疗奔豚之气。

厚朴运用很广。

仲景用枳壳治心下满，用厚朴治腹痛，主要是因为此二药的轻重之别，枳壳比较轻，药力往上走。

厚朴的功能是散结行滞气，润肠，宽肠下气，气滞时用之，尤其是肠胃道气滞。如果有便秘也可以用厚朴，这在大承气汤、小承气汤中都有体现。

行气药如木香、陈皮可助打嗝，使气上行；破气药如厚朴、枳实能通利大便，使气下行。

现代医学表明厚朴会抑制交感神经，兴奋副交感神经，使肠蠕动，这是治疗奔豚之气用厚朴的原因。

厚朴相关药对

- 厚朴 + 杏仁：治疗气逆咳喘。
- 大黄 + 枳实 + 火麻仁 + 厚朴 + 当归：治疗血虚津亏之便秘。
- 大黄 + 枳实 + 火麻仁 + 厚朴 + 当归 + 肉苁蓉：治疗老人阴阳两虚型便秘。
- 姜半夏 + 厚朴 + 茯苓 + 生姜 + 苏子：治疗咳喘，一直有痰_白色黏痰，痰白或清稀，苔白腻而滑。
- 姜半夏 + 厚朴 + 茯苓 + 生姜 + 紫苏叶：治疗咳喘，一直有痰_白色黏痰，痰白或清稀，苔白腻而滑。
- 苍术 + 厚朴：治疗脾胃湿阻证。脘腹胀满、嗳气泛酸、纳差、口淡无味、肢体困重、倦怠喜睡、腹泻、舌苔白腻、脉缓。
- 苍术 + 厚朴 + 陈皮：治疗脾胃湿阻证。脘腹胀满、嗳气泛酸、纳差、口淡无味、肢体困重、倦怠喜睡、腹泻、舌苔白腻、脉缓。
- 枳实 + 厚朴 + 木香 + 青皮：治疗脘腹胀满。
- 枳实 + 厚朴：治疗食积气滞，脘腹痞满证。
- 厚朴 + 杏仁 + 茯苓 + 苏子：治疗咳嗽气喘。
- 大黄 + 枳实 + 厚朴：阳明腑实证，大便秘结，谵语潮热，胸腹痞满，舌苔老而黄，脉滑而疾者。

砂仁

砂仁 – 缩砂仁	
性味	辛，温
归经	脾、胃
主治	化湿开胃，温脾止泻，理气安胎
运用	1. 用于湿阻中焦，脾胃气滞证。2. 用于脾胃虚寒吐泻。3. 用于妊娠气滞恶阻及胎动不安
药性	热　补　散　燥

砂仁快速笔记

- 惟急以黄柏之苦以坚肾，则能制龙家之火（朱丹溪语）←封髓丹（黄柏、砂仁、甘草）。

- 玄参色黑入肾，亦名玄参，入肾经，可助肾药治手汗。(手汗：加地黄和玄参。此二者易滋腻，可再加砂仁、陈皮。)
- 补骨脂、砂仁：治胸闷(刺激延脑的呼吸中枢，增加肺活量)。
- 砂仁可以刺激消化液分泌，通三焦，达津液。
- 补骨脂、砂仁是能刺激延脑的呼吸中枢的药对，可增加肺活量，同时可治疗胸闷。
- 治寒湿中阻、脾胃气滞之良药：砂仁。
- 脾胃虚寒吐泻：砂仁。
- 姜科植物：生姜 + 砂仁 + 豆蔻 + 草豆蔻 + 草果 + 干姜 + 高良姜 + 炮姜 + 郁金 + 姜黄 + 莪术 + 益智仁。

砂仁是月桃花的籽，台湾有非常多的月桃花。

朱丹溪说“惟急以黄柏之苦以坚肾，则能制龙家之火”，典型用法就是使用黄柏、砂仁、炙甘草制成封髓丹。

用药会滋腻时，可加砂仁和陈皮平衡，比如在使用玄参和地黄治疗手汗时，便可加砂仁和陈皮。

补骨脂和砂仁都可以治胸闷，刺激延脑的呼吸中枢，增加肺活量。

砂仁可以刺激消化液的分泌，通三焦，达津液。

砂仁的运用非常广。砂仁是治疗湿阻中焦、脾胃气滞的良药，脾胃虚寒吐血也会用到砂仁，此外，它还是气滞胎动时的安胎药。

砂仁相关药对

- 砂仁 + 紫苏叶 + 黄明胶 + 黄芪：治疗习惯性流产。
- 砂仁 + 紫苏叶 + 黄芪：治疗气虚的习惯性流产。
- 砂仁 + 紫苏叶 + 黄明胶：治疗血虚的习惯性流产。
- 砂仁 + 白豆蔻：1. 脾胃虚寒，运化失职，湿浊内蕴，气机不得宣畅，以致纳呆食少、胸闷不舒、脘腹胀痛、反胃、呕逆等症；2. 小儿胃寒消化不良、吐乳等症；3. 鼻鼽、鼻渊，症见病程日久，体质虚弱，鼻黏膜肿胀，色淡红或苍白，或黯淡且湿润者。
- 熟地黄 + 砂仁：1. 血少、津亏、腹胀、纳呆等症；2. 妇人妊娠，胎动欲堕者。

白豆蔻

白豆蔻	
性味	辛，温
归经	肺、脾、胃
主治	化湿行气，温中止呕
运用	1. 用于湿滞中焦及脾胃气滞证。2. 用于呕吐
药性	热　补　降　散　燥

草豆蔻

草豆蔻	
性味	辛，温
归经	脾、胃
主治	燥湿行气，温中止呕
运用	1. 用于寒湿中阻，脾胃气滞证。2. 用于虚寒夹湿久泻
药性	**热　降　散　燥**

白豆蔻和草豆蔻的运用是相近的，都是化湿行气。砂仁与白豆蔻是一个常用药对。

白豆蔻、草豆蔻相关药对

- 砂仁 + 白豆蔻：1. 脾胃虚寒，运化失职，湿浊内蕴，气机不得宣畅，以致纳呆食少、胸闷不舒、脘腹胀痛、反胃、呕逆等症；2. 小儿胃寒消化不良、吐乳等症；3. 鼻鼽、鼻渊，症见病程日久，体质虚弱，鼻黏膜肿胀，色淡红或苍白，或黯淡且湿润者。

草果

草果	
性味	辛，温
归经	脾、胃
主治	燥湿散寒，除痰截疟
运用	1. 用于寒湿中阻证。2. 用于疟疾
药性	**热**

草果快速笔记

- 姜科植物：生姜 + 砂仁 + 豆蔻 + 草豆蔻 + 草果 + 干姜 + 高良姜 + 炮姜 + 郁金 + 姜黄 + 莪术 + 益智仁。

草果善化肉食，能开胃助消化，常用来消肉类的食积。

草果是疟疾用药之一，其他疟疾用药还有柴胡、青蒿、鸦胆子、槟榔、何首乌、常山。

草果气味辛香，也可用于料理。

总结

至此，我们把整个本草学中不同分类的药之间的关系、性味的差别、各自的特殊运用都逐一介绍了。这本《解析本草》是我个人在学习及临床中不断地体验、分析后，整理出的一套内容，因为在本草学方面已经有很多不同的资料，故而我们希望用本书中这套比较容易学习的方法，带给大家不一样的学习路径，令大家学完之后对常用的、重要的中药能够熟练掌握。中药是中医对抗疾病的武器，只有了解得越多越深，使用起来才能更加得心应手。

《解析本草》其实是《国民中医必修课》中本草学的第二部分，第一部分是《居家实用本草学》，讲的是一般民众都可以掌握与了解的部分中草药知识，《解析本草》主要说的是中医生在临床治病中使用的中草药，相对比较专业。希望大家通过对本书的学习，对中药的理解更加深入，医术更上一层楼。

附录

《伤寒论》常用单味药列表

单味药	主治	应用
桔梗	开宣肺气，祛痰排脓，利咽。	1. 用于肺气不宣的咳嗽痰多，胸闷不畅。2. 用于热毒壅肺之肺痈。3. 用于咽喉肿痛，失音。
巴豆	峻下冷积，逐水退肿，祛痰利咽。外用蚀疮。	1. 寒邪食积阻滞肠胃，卒然腹满胀痛，大便不通，气急口噤者。2. 腹水鼓胀。3. 喉痹痰阻及寒实结胸。4. 痈疽，疥癣，恶疮。
浙贝母	清热散结，化痰止咳。	1. 用于风热、痰热咳嗽。2. 用于瘰疬，瘿瘤，疮痈，肺痈等。
茯苓	利水渗湿，健脾安神。	1. 水肿、小便不利。2. 脾虚诸证。3. 心悸，失眠。
半夏	燥湿化痰，降逆止呕，消痞散结，外用消肿止痛。	1. 用于湿痰、寒痰证。2. 用于胃气上逆呕吐。3. 用于胸痹，结胸，心下痞，梅核气。4. 用于瘰疬瘿瘤，痈疽肿毒及毒蛇咬伤等症。
制川乌	祛风除湿，散寒止痛。	1. 用于风寒湿痹，拘急止痛。2. 用于寒湿诸痛。
细辛	祛风解表，散寒止痛，温肺化饮，通窍。	1. 用于外感风寒及阳虚外感证。2. 用于头痛，痹痛，牙痛等痛证。3. 用于寒饮咳喘。
猪苓	利水渗湿。	水肿、小便不利，泄泻，淋浊，带下。
泽泻	利水渗湿，泻热。	1. 水肿、小便不利，痰饮，泄泻。2. 湿热带下，淋浊。
白术	补气健脾，燥湿利水，固表止汗，安胎。	1. 用于脾胃气虚、运化无力的食少便溏、脘腹胀满、肢软神疲等症。2. 用于脾虚失运、水湿内停之痰饮、水肿、小便不利等症。3. 用于脾虚气弱、肌表不固而自汗。4. 用于脾虚气弱、胎动不安之证。
桂枝	发汗解肌，温经通脉，通阳化气。	1. 用于外感风寒表证。2. 用于寒凝血滞的痹证，脘腹冷痛，痛经，经闭等症。3. 用于胸痹，痰饮，水肿及心动悸，脉结代。
人参	大补元气，补脾益肺，生津止渴，安神益智。	1. 用于气虚欲脱、脉微欲绝的危重症候。2. 用于肺气虚弱的短气喘促、懒言声微、脉虚自汗等症。3. 用于脾气不足的倦怠乏力、食少便溏等症。4. 用于热病气津两伤之身热口渴及消渴等症。5. 用于气血亏虚的心悸、失眠、健忘等症。

续表

单味药	主治	应用
炙甘草	补脾和胃，益气复脉。	用于脾胃虚弱，倦怠乏力，心动悸，脉结代，可解附子毒。
干姜	温中散寒，回阳通脉，温肺化饮。	1. 用于脾胃寒证。2. 用于亡阳证。3. 用于寒饮伏肺喘咳。
芫花	泻水逐饮，祛痰止咳，杀虫疗疮。	1. 用于胸胁停饮，水肿，鼓胀。2. 用于咳嗽痰喘。3. 用于痈疽肿毒，秃疮，顽癣。
甘遂	泻下逐饮，消肿散结。	1. 用于水肿，鼓胀，胸胁停饮等证。2. 用于风痰癫痫。3. 用于痈肿疮毒。
大戟	泻下逐饮，消肿散结。	1. 用于水肿，鼓胀，胸胁停饮。2. 用于痈疮肿毒，瘰疬痰核。
枳实	破气消积，化痰除痞。	1. 食积气滞，脘腹痞满证。2. 痰浊阻滞，胸脘痞满证。
柴胡	疏散退热，疏肝解郁，升举阳气，清胆截疟。	1. 用于少阳证，外感发热。2. 用于肝郁气滞，胸胁疼痛，月经不调。3. 用于气虚下陷，久泻脱肛，胃、子宫下垂。4. 用于疟疾。
白芍	养血调经，平肝止痛，敛阴止汗。	1. 用于血虚或阴虚有热的月经不调，崩漏等证。2. 用于肝阴不足，肝气不舒或肝阳偏亢的头痛、眩晕、胁肋疼痛、脘腹四肢拘挛作痛等证。3. 用于阴虚盗汗及营卫不和的表虚自汗证。
附子	回阳救逆，补火助阳，散寒止痛。	1. 用于亡阳证。2. 用于阳虚证。3. 用于寒痹证。
天雄	祛风，散寒，燥湿，益火助阳。	治风寒湿痹，历节风痛，四肢拘挛，心腹冷痛，痃癖癥瘕。
龙骨	镇惊安神，平肝潜阳，收敛固涩。	1. 用于心神不宁，心悸失眠，惊痫癫狂。2. 用于肝阳眩晕。3. 用于滑脱诸证。4. 用于湿疮痒疹、疮疡久溃不愈。
葛根	解肌退热，透发麻疹，升阳举陷，止泻，生津止渴。	1. 用于外感发热，头痛项强。2. 用于麻疹透发不畅。3. 用于热泄热痢，脾虚久泻。4. 用于热病烦渴，内热消渴。
李根皮	清热，下气。	1. 用于消渴心烦。2. 用于奔豚气逆。3. 用于带下。4. 用于齿痛。
生姜	发汗解表、温中止呕，温肺止咳。	1. 用于外感风寒表证。2. 用于多种呕吐证。3. 用于风寒咳嗽。
当归	补血，活血，调经，止痛，润肠。	1. 用于血虚诸证。2. 用于血虚或血虚而兼有瘀滞的月经不调，痛经，经闭等证。3. 用于血虚，血滞或寒滞，以及跌打损伤，风湿痹阻的疼痛证。4. 用于痈疽疮疡。5. 用于血虚肠燥便秘。
川芎	活血行气，祛风止痛。	1. 用于血瘀气滞证。2. 用于头痛。3. 用于风湿痹痛、肢体麻木。
黄芩	清热燥湿，泻火解毒，止血，安胎。	1. 用于湿温暑湿，黄疸泻痢，热淋涩痛。2. 用于肺热咳嗽。3. 用于热病烦渴，寒热往来。4. 用于咽喉肿痛，痈肿疮毒。5. 用于血热出血证。6. 用于胎动不安。

续表

单味药	主治	应用
甘草	益气补中，清热解毒，祛痰止咳，缓急止痛，调和药性。	1. 用于脘腹及四肢挛急作痛。2. 用于药性峻猛的方剂中。3. 用于热毒疮疡，咽喉肿痛及药物、食物中毒等。
水蛭	破血逐瘀消癥。	癥瘕积聚，血瘀经闭，跌打损伤。
虻虫	破血通经，逐瘀消癥。	1. 癥瘕痞块，血瘀经闭。2. 跌打损伤，血瘀肿痛。
桃仁	活血祛瘀，润肠通便，止咳平喘。	1. 用于多种血瘀证。2. 用于肺痈，肠痈。3. 用于肠燥便秘。4. 用于咳嗽气喘。
大黄	泻下攻积，清热泻火，止血，解毒，活血祛瘀，清泻湿热。	1. 胃肠积滞，大便秘结。2. 血热妄行之出血证。3. 热毒疮疡、丹毒及烧烫伤。4. 瘀血诸证。5. 黄疸，淋证。
大枣	补中益气，养血安神，缓和药性。	1. 用于脾虚食少便溏，倦怠乏力等症。2. 用于血虚萎黄及妇女脏躁，神志不安等证。3. 用于药性较峻烈的方剂中，可以减少烈性药的副作用，并保护正气。
海蛤壳	清热化痰，软坚散结，制酸止痛。	1. 肺热、痰火之咳喘。2. 痰核，瘿瘤，瘰疬。3. 利水消肿。
麻黄	发汗解表，宣肺平喘，利水消肿。	1. 用于风寒表实证。2. 用于咳喘实证。3. 用于风水水肿。
石膏	清热泻火，除烦止渴，收敛生肌。	1. 用于气分实热证。2. 用于肺热咳喘。3. 用于胃火牙痛。
杏仁	止咳平喘，润肠通便。	1. 用于咳嗽气喘。2. 用于肠燥便秘。
侧柏叶	凉血止血，祛痰止咳。	1. 用于各种出血证。2. 用于咳嗽痰多证。3. 外敷可治丹毒、痄腮等。
艾叶	温经止血，散寒止痛，调经安胎，祛湿止痒。	1. 用于虚寒性出血证，尤宜于崩漏。2. 用于虚寒性腹痛。3. 用于虚寒性的月经不调及胎动不安。4. 用于泻痢霍乱，妇女带下及湿疹，疥癣。
陈皮	理气健脾，燥湿化痰。	1. 用于脾胃气滞证。2. 用于痰湿壅滞证。
吴茱萸	散寒止痛，疏肝降逆，助阳止泻。	1. 用于寒凝肝脉诸痛。2. 用于呕吐吞酸。3. 用于虚寒泄泻证。
黄明胶	补血，止血，滋阴润燥。	1. 用于血虚萎黄，眩晕，心悸等。2. 用于多种出血证。3. 用于阴虚证及燥证。
牡丹皮	清热凉血，活血散瘀。	1. 用于血热斑疹吐衄。2. 用于虚热证。3. 用于经闭痛经，癥瘕积聚，跌打损伤。4. 用于疮痈，肠痈。

续表

单味药	主治	应用
麦门冬	养阴润肺，益胃生津，清心除烦。	1. 用于肺阴不足而有燥热的干咳痰黏、劳嗽咳血等症。2. 用于胃阴虚或热伤胃阴，口渴咽干，大便燥结等症。3. 用于心阴虚及温病热邪扰及心营，心烦不眠，舌绛而干等症。
紫参	清热解毒，活血理气，止痛。	急慢性肝炎，脘胁胀痛，湿热带下，乳腺炎，疔肿，噎膈，痰喘，瘰疬，骨痛，痈肿，癌肿。
泽漆	利水消肿，化痰止咳，散结。	1. 大腹水肿，四肢面目浮肿。2. 肺热咳嗽及痰饮喘咳。3. 瘰疬，痰核，癣疮。
白前	降气，消痰，止咳。	用于肺气壅实，肺气上逆，咳嗽痰多，或咯痰不爽，胸满喘急等。
黄连	清热燥湿，泻火解毒。	1. 用于湿热中阻、脘痞呕恶，泻痢腹痛。2. 用于热病高热。3. 用于心烦失眠，胃热呕吐。4. 用于痈肿疮毒。5. 用于血热出血证。
乌梅	敛肺止咳，涩肠止泻，生津止渴，安蛔止痛。	1. 用于肺虚久咳。2. 用于久泻久痢。3. 用于虚热消渴。4. 用于蛔厥腹痛，呕吐。
炮附子	回阳救逆，助阳补火，散寒止痛。	1. 用于亡阳证。2. 用于虚寒性的阳痿宫冷，脘腹冷痛，泄泻，水肿等症。3. 用于寒痹证。本品辛散温通，有较强的散寒止痛作用。
花椒	温中止痛，杀虫止痒。	1. 用于脾胃寒证。2. 用于湿疹瘙痒，阴痒，蛔虫腹痛。
黄柏	清热燥湿，泻火解毒。	1. 用于湿热带下，热淋，足膝肿痛，泻痢，黄疸。2. 用于疮疡肿毒，湿疹湿疮。3. 用于阴虚发热，遗精盗汗。
黄芪	补气升阳，益卫固表，利水消肿，托疮生肌。	1. 用于脾胃气虚及中气下陷之证。2. 用于肺气虚及表虚自汗、气虚外感之证。3. 用于气虚水湿失运的浮肿、小便不利。4. 用于气血不足、疮疡内陷的脓成不溃或溃久不敛。5. 用于气虚血亏的面色萎黄、神倦脉虚等症。6. 用于气虚不能摄血的便血、崩漏等症。7. 用于气虚血滞不行的关节痹痛、肢体麻木或半身不遂等症。8. 用于气虚津亏的消渴病。
乌头蜜	祛风除湿，散寒止痛。	1. 用于风寒湿痹，拘急止痛。2. 用于寒湿诸痛。煮法：生乌头30g，600毫升煮成200毫升，大火煮开后转小火煮约一小时。去掉乌头的药渣，再用400毫升的蜂蜜混合200毫升的乌头汤，用小火再煮成400毫升，约再煮一小时，即成为“乌头蜜”。总共煮约2小时。每次用一汤匙乌头蜜（约30毫升）混合其他方子一起煮。
狼牙	收敛止血，截疟，止痢，解毒。	咳血，吐血，崩漏下血，疟疾，血痢，脱力劳伤，痈肿疮毒，阴痒带下。
瓜蒂	涌吐痰湿，祛湿退黄。	1. 用于痰热壅滞，宿食停滞证。2. 用于湿热黄疸，湿家头痛。
赤小豆	利水消肿，解毒排脓，利湿退黄。	1. 用于水肿，小便不利。2. 用于痈疮肿毒。3. 用于黄疸。

续表

单味药	主治	应用
知母	清热泻火，滋阴润燥。	1. 用于气分实热证。2. 用于肺热咳嗽，阴虚燥咳。3. 用于阴虚消渴。4. 用于骨蒸潮热。
山药	益气养阴，补脾肺肾，固精止遗。	1. 用于脾胃虚弱证。2. 用于肺肾虚弱证。3. 用于阴虚内热，口渴多饮，小便频数的消渴病。
葱白	发汗解表，散寒通阳。	1. 用于外感风寒表证。2. 用于阴盛格阳证。
百合	养阴润肺止咳，清心安神。	1. 用于肺阴虚的燥热咳嗽及劳嗽久咳、痰中带血等。2. 用于热病余热未清之虚烦惊悸、失眠多梦等。
皂荚	祛顽痰，开窍通闭，祛风杀虫。	1. 用于顽痰阻肺之咳喘痰多证。2. 用于痰涎壅盛，关窍闭阻之证。
白矾	外用解毒、杀虫、止痒；内服化痰、止血、止泻。	1. 用于湿疹，湿疮，疥癣。2. 用于久泻，久痢。3. 用于便血，崩漏及创伤出血。4. 用于风痰所致之昏厥，癫痫，癫狂等。5. 可用于脱肛、子宫脱垂、湿热黄疸等病证。
淡竹叶	清热除烦，利尿。	1. 用于热病烦渴。2. 用于口舌生疮，尿赤淋浊。
防风	祛风解表，胜湿止痛止痉。	1. 用于外感表证。2. 用于风寒湿痹证。3. 用于破伤风。
苦参	清热燥湿，杀虫，利尿。	1. 用于湿热之泻痢、黄疸、带下。2. 用于皮肤瘙痒，疥癣，麻风。3. 用于小便涩痛。
苦酒	散瘀解毒，下气消食，开胃气，散水气。	1. 心腹血气病，产后血晕，癥结痰癖，黄疸痈肿。2. 口舌生疮，损伤积血，谷鱼肉菜姜诸虫毒。
鸡子白	清咽开音，益气。	咽喉痛。
蒲灰	收涩、止血、行血化瘀、利尿通淋。	止一切出血，崩带泄精。
滑石	利尿通淋，清热解暑，祛湿敛疮。	1. 热淋，石淋。2. 暑热烦渴，湿温初起。3. 收湿敛疮。
生地黄	清热凉血，养阴生津。	1. 用于热入营血证。2. 用于吐血衄血，便血崩漏，热毒湿疹。3. 用于热病口渴，内伤消渴，肠燥便秘。
大豆黄卷	解表祛暑，清热利湿。	湿温暑证，具有透发解表，化除水湿，治疗外感内湿，发热烦燥，胸闷不舒，身重体痛者。
白蔹	清热解毒，消痈敛疮。	1. 用于疮痈肿痛或溃久不敛。2. 用于水火烫伤。
蜀漆	涌吐痰涎，截疟。	1. 用于胸中痰饮。2. 用于疟疾。
云母	纳气坠痰，止血敛疮。	为利尿消毒药，治淋疾及妇人带下。又治慢性肠炎、小儿下痢、猩红热等。外用治火伤、刀伤、湿疹等糜烂症。
蜘蛛	消炎，解毒，疗疮消瘰。	治瘰疬，疔疮，蜂蝎蜇伤。

续表

单味药	主治	应用
蜂蜜	补中缓急，润燥，解毒。	1. 用于中虚脘腹疼痛。2. 用于肺虚燥咳及肠燥便秘。3. 用于乌头类毒药之解毒。
猪肤	清热养阴，利咽，止血。	下痢，咽痛，吐血，衄血，月经不调，崩漏。
雄黄	解毒，杀虫。	1. 用于痈肿疔疮，湿疹，疥癣，虫蛇咬伤。2. 用于虫积腹痛。
灶心土	温中止血，温胃止呕，温脾止泻。	1. 用于脾气虚寒出血。2. 用于虚寒性呕吐，反胃及妊娠恶阻。3. 用于脾胃虚寒之脘腹疼痛，久泻不止。
䗪虫	逐瘀，破积，通络，理伤。	1. 用于癥瘕积聚。2. 用于血滞经闭。3. 用于产后瘀血腹痛。4. 用于跌打损伤。5. 用于痈肿。6. 用于木舌。7. 用于重舌。
土瓜根	泻热，生津，破血，消瘀。	治热病烦渴，黄疸，热结便秘，或小便不利，经闭，癥癖，痈肿。
厚朴	燥湿，行气，消积，平喘。	1. 用于湿阻中焦证。2. 用于肠胃积滞。3. 用于痰饮喘咳。
芒硝	泻下，软坚，清热。	1. 用于实热积滞，大便燥结。2. 用于口疮，咽痛，目赤及疮痈肿痛。3. 外敷尚可回乳。
葶苈子	泻肺平喘，利水消肿。	1. 用于痰涎壅盛咳喘。2. 用于胸腹积水实证。
饴糖	益气补中，缓急止痛，润肺止咳。	1. 用于中虚里急，脘腹疼痛。2. 用于肺虚干咳少痰。
瓜蒌	清热化痰，利气宽胸，散结消痈，润燥滑肠。	1. 用于痰热咳喘。2. 用于胸痹，结胸等。3. 用于肺痈、肠痈、乳痈等。4. 用于肠燥便秘。
五味子	敛肺滋肾，生津敛汗，涩精止泻，宁心安神。	1. 用于久咳虚喘。2. 用于津伤口渴，消渴。3. 用于自汗，盗汗。4. 用于遗精，滑精。5. 用于久泻不止。6. 用于心悸，失眠，多梦。
旋覆花	降气化痰，降逆止呕。	1. 用于痰饮壅肺或痰饮蓄结证。2. 用于噫气，呕吐。
茜草	凉血止血，活血通经。	1. 用于血热夹瘀之出血证。2. 用于血瘀经闭，跌打损伤，风湿痹痛。
防己	祛风湿，止痛，利水消肿。	1. 用于风湿痹证。2. 用于水肿，小便不利，脚气肿痛。
栀子	泻火除烦，清热利湿，凉血解毒。	1. 用于热病烦闷。2. 用于湿热黄疸。3. 用于血热出血。4. 用于热毒疮疡。
淡豆豉	解表，除烦。	1. 用于外感表证。2. 胸中烦闷，虚烦不眠。3. 护胃和中。
火麻仁	润肠通便。	用于肠燥便秘。
白头翁	清热解毒，凉血止痢。	用于热毒血痢。

续表

单味药	主治	应用
秦皮	清热解毒，燥湿止痢，清肝明目。	1. 用于热毒泻痢，湿热带下。2. 用于目赤肿痛，目生翳障。
竹茹	清化热痰，开郁除烦，清胃止呕。	1. 用于肺热咳嗽。2. 用于痰火内扰之心烦失眠。3. 用于胃热呕吐。
白薇	清虚热，清热凉血，利尿通淋，解毒疗疮。	1. 用于阴虚发热，产后虚热。2. 用于温病热入营血。3. 用于热淋，血淋。4. 用于疮痈咽痛，毒蛇咬伤。
红花	活血通经，祛瘀止痛。	1. 用于血瘀痛经，经闭，产后瘀滞腹痛等症。2. 用于癥瘕积聚，跌打损伤，心腹损伤，心腹瘀阻疼痛等症。3. 用于血热瘀滞，斑疹紫暗。
茵陈蒿	清利湿热，利胆退黄。	1. 用于黄疸。2. 用于湿温，湿疮，湿疹。
蛇床子	杀虫止痒，祛风燥湿，温肾壮阳。	1. 用于阴部湿痒，湿疹，疥癣。2. 用于寒湿带下，湿痹腰痛。3. 用于阳痿，宫冷不孕。
诃子	涩肠止泻，敛肺止咳，利咽开音。	1. 用于久泻，久痢，脱肛。2. 用于肺虚久咳或久咳失音。
猪膏	润肠消瘀。	脏腑枯涩，大便不利，燥咳，皮肤裂。
血余炭	收敛止血，化瘀利尿。	1. 用于体内外各种出血证，如衄血、咯血、吐血、崩漏、便血、尿血、血淋、外伤出血等。2. 小便不利。
酸枣仁	养心益肝，安神，敛汗。	1. 用于心悸失眠。2. 用于体虚多汗。
炒酸枣仁	养心益肝，安神，敛汗。	心悸失眠，体虚多汗。
鸡屎白	利水，泄热，祛风，解毒。	1. 治鼓胀积聚，黄疸，淋病，风痹，破伤中风，筋脉挛急。2. 治中风失音，淡（痰）逆，消渴，破石淋，利小肠余沥，敷疮痍，灭瘢痕。
盐	助水脏，平血热。	治目痛赤涩，吐血溺血，齿舌出血，坚骨固齿。
醋鳖甲	滋阴潜阳，软坚散结。	1. 用于阴虚发热，阴虚阳亢，阴虚风动等证。2. 用于癥瘕积聚，疟母等。
射干	清热解毒，利咽祛痰。	1. 用于咽喉肿痛。2. 用于痰痈咳喘。
鼠妇	破血瘀，消癥瘕，利尿。	1. 产妇尿秘。用鼠妇七个，熬过，研为末，酒送服。2. 撮口脐风。用鼠妇捣烂，绞取汁少许灌取。3. 风牙疼痛。用鼠妇、巴豆仁、胡椒各一枚，共研为末，加饭做成丸子，如绿豆大。棉裹一丸咬住，涎出吐去。有奇效。
石韦	利尿通淋，清肺止咳，凉血止血。	1. 热淋，石淋，血淋。2. 肺热咳喘。3. 血热出血证。
瞿麦	利尿通淋。	用于热淋。

续表

单味药	主治	应用
凌霄花	破血通经，凉血祛风，止血。	1. 血瘀经闭，月经不调，癥瘕积聚。2. 风热痒疹。
蜂巢	攻毒杀虫，祛风止痒，祛风止痛。	1. 用于痈疽，瘰疬，癣疮。2. 用于风湿痹痛，瘾疹瘙痒，牙痛。
赤硝	泻下，软坚，清热。	1. 用于实热积滞，大便燥结。2. 用于口疮，咽痛，目赤及疮痈肿痛。3. 外敷尚可回乳。
蜣螂	定惊，破瘀，通便，攻毒。	惊痫，癫狂，癥瘕，腹胀便结，血痢，痔漏，疔毒。
粳米	补中益气，健脾和胃，除烦渴，止泻痢。	1. 用于烦躁口渴。2. 用于赤痢。3. 用于伤暑发热。
熟地黄	补血滋阴，益精填髓。	1. 用于血虚萎黄，眩晕，心悸，失眠，月经不调，崩漏等症。2. 用于肾阴不足的潮热骨蒸、盗汗、遗精、消渴等症。3. 用于肝肾精血亏虚的腰膝酸软，眩晕，耳鸣，须发早白等症。
山茱萸	补益肝肾，收敛固涩。	1. 用于肝肾亏虚之头晕目眩，腰膝酸软，阳痿等。2. 用于遗精滑精，遗尿尿频。3. 用于崩漏下血，月经过多。4. 用于大汗不止，体虚欲脱证。
肉桂	补火助阳，散寒止痛，温经通脉。	1. 用于肾阳虚证。2. 用于寒凝血滞的脘腹冷痛，寒湿痹痛，胸痹，寒疝腹痛。3. 用于寒凝血滞的痛经，经闭。4. 用于阴疽。
升麻	发表透疹，清热解毒，升举阳气。	1. 用于发热头痛，麻疹透发不畅。2. 用于热毒所致多种病证。3. 用于中气下陷所致脱肛，子宫脱垂，崩漏不止。
紫苏叶	发汗解表，行气宽中，解鱼蟹毒。	1. 用于外感风寒证。2. 用于脾胃气滞证。3. 用于食鱼蟹中毒。
小麦	养心益脾，除烦止渴，利小便。	妇女脏躁，喜悲伤欲哭。慢性泄泻，虚寒痢。烦热不安，消渴口干。小便不利而有热者。
冬瓜子	清肺润肺，化痰，排脓消痈，利水。	1. 用于痰热咳嗽。2. 用于肺痈、肠痈。3. 用于白浊、带下、脚气、水肿、淋证。
蛴螬	活血行气。	主治恶血血瘀，痹气，破折血在胁下坚满痛，月闭，目中淫肤，青翳白膜。
紫菀	润肺下气，化痰止咳。	用于咳嗽有痰。
款冬花	润肺下气，止咳化痰。	用于多种咳嗽。
椒目	治水肿胀满，痰饮喘逆。	椒目治喘，似于水气之喘更为得宜，他如相火上逆之喘，反为禁药，盖其补命门之阳，与椒谅无大异也。

续表

单味药	主治	应用
代赭石	平肝潜阳，重镇降逆，凉血止血。	1. 用于肝阳上亢，头晕目眩。2. 用于呕吐，呃逆，噫气等证。3. 用于气逆喘息。4. 用于血热吐衄，崩漏。
天花粉	清热生津，消肿排脓。	1. 用于热病口渴，内热消渴。2. 用于肺热咳嗽或燥咳。3. 用于痈肿疮疡。
牡蛎	平肝潜阳，软坚散结，收敛固涩。	1. 用于肝阳上亢，头晕目眩。2. 用于痰核，瘰疬，癥瘕积聚等症。3. 用于滑脱诸证。4. 用于胃痛泛酸。
赤芍	清热凉血，祛瘀止痛。	1. 用于血热之斑疹、吐衄。2. 用于经闭痛经，癥瘕积聚，跌打损伤，疮痈肿痛。3. 用于目赤肿痛。
商陆	泻下利水，消肿散结。	1. 用于水肿，鼓胀，大便秘结，小便不利。2. 用于疮痈肿毒。
海藻	消痰软坚，利水消肿。	1. 用于瘿瘤，瘰疬，睾丸肿痛。2. 用于脚气浮肿及水肿。
王不留行	活血通经，下乳，消痈，利水通淋。	1. 用于血瘀痛经，经闭等。2. 用于产后乳汁不下或乳痈等。3. 用于热淋、血淋、石淋等。
蒴藋细叶	去湿除风。	1. 风湿冷痹。2. 寒湿腰痛。3. 脚气胫肿内痛。4. 浑身水肿，坐卧不得。5. 头风眩晕。6. 产后恶露不尽。
桑白皮	泻肺平喘，利水消肿。	用于肺热咳喘、水肿。
米粉	止汗。	治大汗出。
苍术	燥湿健脾，祛风湿，发表。	1. 用于湿滞中焦证。2. 用于风湿痹痛。3. 外感表证夹湿之证。
通草	利尿通淋，下乳。	1. 用于湿热淋证。2. 用于产后乳汁不通或乳少。
鸡子黄	镇心，安神，益气。	除热火。止疳痢。
西洋参	补气养阴，清火生津。	1. 用于阴虚火旺、肺失清肃的喘咳痰血证。2. 用于热病气阴两伤之烦倦、口渴。
酒白芍	养血调经，平肝止痛，敛阴止汗。	1. 用于血虚或阴虚有热的月经不调、崩漏等。2. 用于肝阴不足，肝气不舒或肝阳偏亢的头痛、眩晕、胁肋疼痛、脘腹四肢拘挛作痛等证。3. 用于阴虚盗汗，及营卫不和的表虚自汗证。
戎盐	助水脏，平血热。	治目痛赤涩，吐血溺血，齿舌出血，坚骨固齿。
冬葵子	利水通淋，下乳，润肠通便。	1. 淋证，水肿。2. 产后乳汁不下，乳房胀痛。3. 肠燥便秘。
薏苡仁	利水渗湿，健脾止泻，清热排脓，除痹。	1. 水肿、小便不利。2. 脾虚泄泻。3. 肺痈，肠痈。4. 湿痹筋脉拘挛。
藜芦	涌吐风痰，杀虫疗疮。	1. 用于中风，癫痫，喉痹。2. 用于疥癣秃疮。
玉竹	养阴润燥，生津止渴。	1. 用于阴虚肺燥的干咳少痰。2. 用于热病烦渴及消渴等。

续表

单味药	主治	应用
天冬	养阴润燥，清火，生津。	1. 用于阴虚肺热的燥咳或劳嗽咯血。2. 用于肾阴不足，阴虚火旺的潮热盗汗、遗精，内热消渴，肠燥便秘等证。
党参	补中益气，生津，养血。	1. 用于中气不足的食少便溏、四肢倦怠等症。2. 用于肺气亏虚的气短咳喘、言语无力、声音低弱等症。3. 用于热伤气津、气短口渴之证。4. 用于气血两亏的面色萎黄、头晕、心悸等症。
赤石脂	涩肠止泻，收敛止血，敛疮生肌。	1. 久泻久痢。2. 崩漏，带下，便血。3. 疮疡不敛，湿疹，湿疮。
薤白	通阳散结，行气导滞。	1. 胸痹证。2. 肠胃气滞，泻痢后重。
人尿	滋阴降火，止血消瘀。	治阴虚发热，劳伤咳血，吐血，衄血，产后血瘀，血晕，跌打损伤，血瘀作痛。
猪胆汁	化痰，止咳，平喘，益肺，补脾，润燥。	治消渴、便秘、黄疸、百日咳、哮喘、泄泻、痢疾、目赤、喉痹、痈肿。
败酱草	清热解毒，消痈排脓，祛瘀止痛。	1. 用于肠痈，肺痈，疮痈。2. 用于产后瘀阻腹痛。
禹余粮	涩肠止泻，收敛止血，止带。	1. 久泻久痢。2. 崩漏，带下。
连翘	清热解毒，消痈散结，疏散风热。	1. 疮痈肿毒，瘰疬结核。2. 外感风热，温病初起。
辛夷	发散风寒，宣通鼻窍。	1. 用于风寒头痛鼻塞。2. 用于鼻渊头痛。